全国名老中医殷克敬

实用特定穴精析

主　编　殷克敬

副主编　王强虎

　　　　王瑞辉　李敏

中国中医药出版社

·北 京·

图书在版编目（CIP）数据

全国名老中医殷克敬实用特定穴精析 / 殷克敬主编 .—北京：
中国中医药出版社，2020.7
ISBN 978 – 7 – 5132 – 6220 – 0

Ⅰ . ①全⋯　Ⅱ . ①殷⋯　Ⅲ . ①针灸疗法—穴位　Ⅳ . ① R224.2

中国版本图书馆 CIP 数据核字（2020）第 076282 号

中国中医药出版社出版

北京经济技术开发区科创十三街 31 号院二区 8 号楼
邮政编码　100176
传真　010–64405750
保定市中画美凯印刷有限公司印刷
各地新华书店经销

开本 710×1000　1/16　印张 20.25　字数 299 千字
2020 年 7 月第 1 版　2020 年 7 月第 1 次印刷
书号　ISBN 978 – 7 – 5132 – 6220 – 0

定价　95.00 元
网址　www.cptcm.com

社 长 热 线　010-64405720
购 书 热 线　010-89535836
维 权 打 假　010-64405753

微信服务号　zgzyycbs
微商城网址　https://kdt.im/LIdUGr
官 方 微 博　http://e.weibo.com/cptcm
天猫旗舰店网址　https://zgzyycbs.tmall.com

如有印装质量问题请与本社出版部联系（010-64405510）

《全国名老中医殷克敬实用特定穴精析》
编委会

主　编　殷克敬

副主编　王强虎　王瑞辉　李　敏

编　委（按姓氏笔画排序）

　　　　王强虎　王瑞辉　李　敏　殷克敬

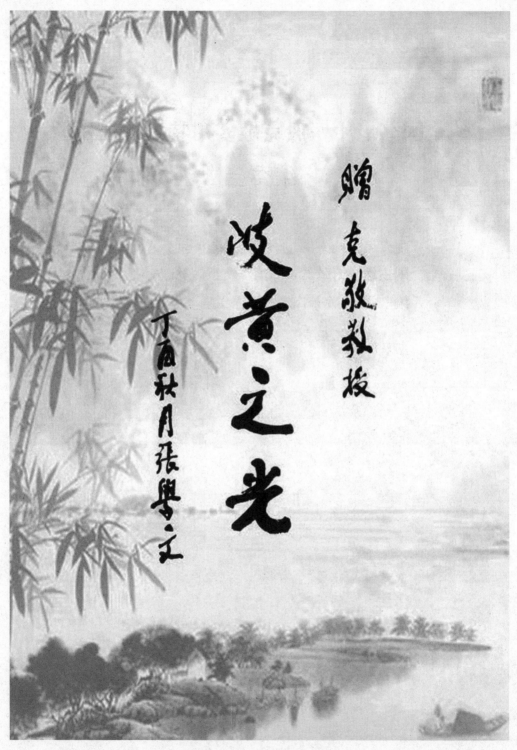

赠

克敬教授

攻黄之光

丁酉秋月张学文

国医大师张学文教授题字

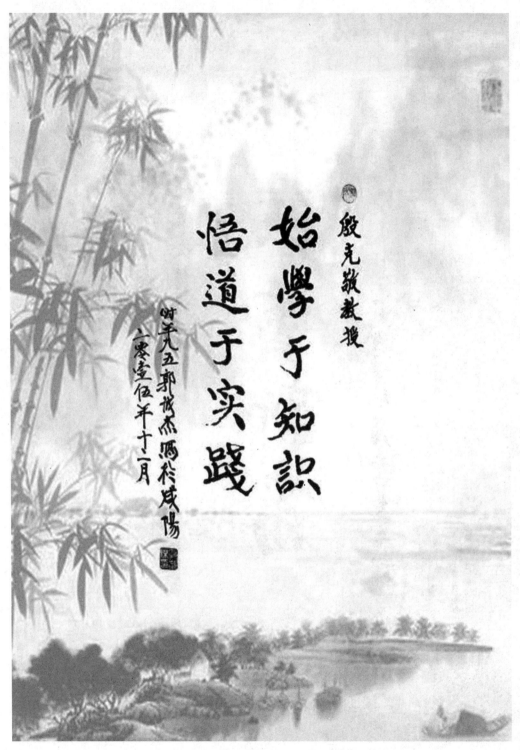

殷光敬教授

始學于知識
悟道于实踐

时年九五郭诚杰馮於咸陽
二零壹伍年十一月

国医大师郭诚杰教授题字

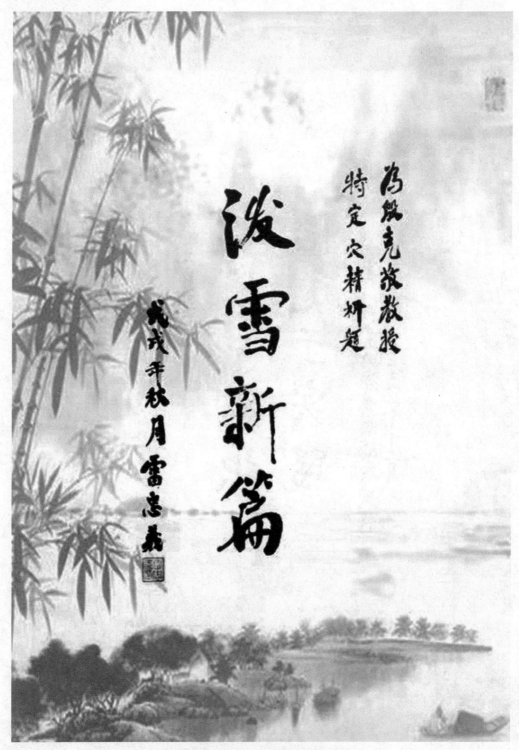

为殷克敬教授
特定穴精研题

浚雪新篇

戊戌年秋月 雷忠义

国医大师雷忠义主任医师题字

石 序

　　三秦大地，药王故里，中医药文化历史悠久，内涵厚重。灿烂的中医药文化蕴含着优秀文化的精髓。浓郁的中华民族传统文化气息与生命科学融合，诠释着生命科学的奥义。随着世界医学事业的飞速发展，也将中医药文化推向了一个崭新的高度；中医药的发展首先要薪火相传继承，传承是中医药发展的生命力所在，没有传承，发展将成为无水之源、无木之本。名老中医药专家的学术思想和经验更是我们中华民族优秀文化遗产的组成部分，临床经验则是中医药文化传承的载体，其发展是集前贤的医论与临床实践而成。

　　国家级名老中医药师承导师殷克敬教授在中医针灸方面执业教学行医半个多世纪，历来主张"医可有派，医不守派；治可有方，治不泥方"。他仁医精诚，博采众长，精勤不倦，积累了丰富的专业理论知识和实践经验。殷教授虽近80高龄，依然精神矍铄，奋斗在临床、教学第一线，其精研经典，博采前贤，厚积薄发，敦厚存诚，躬耕杏林，尽责求精，著作等身，悟道授业。他用生命之火，点亮了一个个被病痛困扰的生命，其仁术懿行成为中医同道和杏林学子的楷模。

　　继《急症针灸治疗学》《医灯续传——内难针灸译注》等著作之后，殷克敬教授又一部医家上乘之作《实用特定穴精析》问世。特定穴是指十四经脉中具有特殊含义、特殊治疗功效，并有特定称号的腧穴，在针灸临床选穴方面，能执简驭繁，起到提纲挈领的作用。此书是著者数十年来从事中医针灸教学及临床实践经验的结晶，是在课堂讲稿的基础上整理编写而成。阅读此书可以加深对特定穴从源到流的理解，其中言论、见解绝非"刍言"，实为至理名言。在中医针灸临床上，可以帮助我们启迪思维。书将付梓，问序于我，在此聊赘数语，以志大医之诚心，济世之善念云尔是为序。

岁次己亥榴月于天津

编写说明

　　特定穴是指十四经脉中具有特殊含义、特殊功效、特殊治疗作用并有特定称号的腧穴。它的"特"不仅体现在非常广泛的临床应用，还体现在其具有博大精深的理论内涵。特定穴共分为五输穴、原穴、络穴、郄穴、八脉交会穴、下合穴、背俞穴、募穴、八会穴、交会穴等大类，著者又将马丹阳天星十二穴与孙思邈十三鬼穴归入。特定穴的数量不但在针灸腧穴中占有很大比例，更是腧穴的精华部分，临床应用非常广泛，治疗效果极为显著，是针灸临床治疗疾病的首要选穴。它宗经益述、据典承元，拓展了对经脉之气运行的认识，形成了中医理论中腧穴学的核心内容价值。在临床实践中，能执简驭繁，精穴疏针，疗效显著，在针灸临床选穴中起到提纲挈领的殊效。

　　国医大师雷忠义教授为本书题字"泼雪新篇"。我校医古文专家炎继明教授解释说：在古籍诗文中也常见"汤沃雪""汤泼雪""滚汤泼雪"等词语，其意是开水浇冰雪，即刻融化，比喻事情容易解决。如西汉·刘安《淮南子·兵略训》云："若以水灭火，若以汤沃雪。"唐·李善注："沃雪，言易也。"明·李贤《秋夜》诗中言："向来杂虑汤泼雪，不知东方之既白。"南宋·张锐撰《鸡峰普济方》中有"泼雪丸"，比喻药到病除，疗效显著。马丹阳天星十二穴治杂病歌有"治病如神灵，浑如汤泼雪"之句，这也说明特定穴的临床应用疗效的卓著。

　　本书分为上、下两篇。上篇以十二大类特定穴为纲（增加了临床常用的马丹阳天星十二穴和孙真人十三鬼穴为十二大类），系统阐述了它们的核心内涵，诠释了各类特定穴从源到流、据典宗经的发展规律，体会到经脉之气的运行和交会方式，对进一步理解腧穴的本质、功效有一定的意义。特定穴在经络腧穴理论中有极为重要的地位，本书拓展了对经脉之气的认识，并立足实践，从临床应用出发，论述了各特定穴的功能、主治。在整理中，我们体会到，针灸学科只有不断深入学习中医经典，深刻领悟其内涵精髓，并与临床实践相结合，才能在继承中创新发展。后附验案举隅，以便加深理解。下篇分别详述了十四经脉中十二大类特定穴的腧穴定位、解剖、主治、刺灸法、临床应用及现代研究，以便读者临床参效应用，后附歌诀，方便记忆。

本书理论阐述充分，突出实用，紧密结合临床，可供中医类专业本科生及研究生学习使用，也可供临床工作者应用参考。通过对特定穴的学习，将会对中医博大精深的科学内涵和丰厚的传统文化底蕴有更深的感知和认识，启迪我们从不同的思维视角扩大知识结构，服务于临床，正是"善言宗典，必利于今"。

此书是笔者在数十年讲稿的基础上整理而成。有助于启迪、拓宽思维，变化出新，验案可供医者借鉴。书稿整理工作虽勤勤勉勉，但因学力所限，不尽之处以求教智者。

书将付梓之际，承蒙中国工程院院士、国医大师石学敏教授作序；著者恩师、国医大师张学文教授，国医大师雷忠义主任医师为本书题字勉励。特别要提出的是，我的中医针灸领路人——国医大师、联合国教科文组织人类非物质文化遗产的中医针灸代表传承人郭诚杰教授，其生前在我整理书搞时予以指导并题字，在此一并感谢！

殷克敬

庚子年春月

目　录

上篇　特定穴概论

下篇　特定穴临床应用

上篇 特定穴概论

特定穴是十四经脉中具有特殊治疗作用的腧穴，它的"特"体现在特定的名称、特殊深刻的理论底蕴、特有的内涵精髓、特殊的功效和特有的广泛治疗作用。通过对特定穴的精析，更能了解经穴理论、经气运行规律以及经脉的交会相通方式与特点。据典宗经的进一步了解经穴性能的本质和上下左右呼应的特殊密切关系，更能体现中医经络理论的博大精深的整体观内涵和浸渍着历代医家先贤的智慧结晶，为临床精选穴位提供了有力的依据。

一、五输穴

（一）五输穴的渊源

中医用阴阳五行概括宇宙的万事万物，阴阳五行理论确立，是人类自然科学史上伟大的创举。自然界的周期运动突出表现在空间（五方）结构，时间（春、夏、长夏、秋、冬）结构，植物的五化（生、长、化、收、藏）；五行是描述自然界循环周期运动，维持动态平衡的稳定系统，五行的生克制化，也是一个环环相连、立体的、多维的宇宙生命关系网，这种变化在人体经络脏腑中是天人相应，刚柔相济，神韵天成，本于自然的变化。经络系统是一个疏而不漏的网络，腧穴则是这个纵横交织网络上的一个一个纽结。五输穴是十二经脉中分布在肘、膝关节以下的五个特定穴，其分布特点是每条经脉五输穴都是从四肢末梢依次井、荥、输、经、合顺序向肘、膝方向部位排列，每经脉五穴，十二经脉共六十穴。古代医家认为五输穴是经脉之气出入的门户，是气血流注的驿站，是阴阳交会的枢纽，在调和阴阳、疏通经脉、运行气血、反映病候、扶正祛邪等方面都有重要的作用。历代针灸医家都非常重视，正如《灵枢·九针十二原》云："二十七气所行，皆在五输也。"就是说十二经脉、十五络脉运行的气血皆汇聚于五输穴。按时选穴的子午流注针法，是以五输穴作为基础来选穴。

五输穴《灵枢·九针十二原》："黄帝曰：愿闻五脏六腑所出之处。岐伯曰：五脏五输，五五二十五输；六腑六输，六六三十六输。经脉十二，络脉十五，凡二十七气以上下，所出为井，所溜为荥，所注为输，所行为经，所入为合，二十七气所行，皆在五输也。"说明人体脏腑十二经脉、十五络脉这二十七气上下循行出入都流注于肘、膝关节以下的五输穴。五输穴与五行的配属关系最早见于《灵枢·本输》篇。该篇论述了各经脉五输穴的名称、位置和五行属性等，唯独未论及手少阴心经五输穴。"心出于中冲，中冲，手中指之端也，为井木；溜于劳宫，劳宫，掌中中指本节之内间，为荥；注于大陵，大陵，掌后两骨之间方下者也，为输；行于间使，间使之道，两筋之间，三寸之中也，有过则至，无过则止，为经；入于曲泽，曲泽，肘内廉下陷者之中也，屈而得之，为合。手少阴也"。经文所述实为手厥阴心包经的五输穴，未叙述手少阴心经的五输穴，对此在《灵枢·邪客》篇作释："黄帝曰：手少阴之脉独无输，何也？岐伯曰：少阴，心脉也。心者，五脏六腑之大主也，精神之所舍也，其脏坚固，邪弗能容也，容之则心伤，心伤则神去，神去则死矣。故诸邪之在于心者，皆在于心之包络。包络者，心主之脉也，故独无输焉。"对于手少阴心经五输穴未予记载，而代之以心包经五输穴，认为心与心包络本属一体，其气相通；心包络为心之外卫，且心为脏腑之大主，不应受邪，心有病由心包络代其受邪。《难经》补充完善了阴阳各经五输穴的五行配属关系，在《灵枢》的基础上，按五行相生关系，把五输穴各配以五行，并结合十天干来阐述阴阳配属不相同的道理是阴阳结合、刚柔相济。如《难经·六十四难》中说："《十变》又言，阴井木，阳井金；阴荥火，阳荥水；阴输土，阳输木；阴经金，阳经火；阴合水，阳合土。"即阴经五输属性从木开始，阳经五输穴属性从金开始，依次井、荥、输、经、合按五行相生关系排列。至晋·皇甫谧撰《针灸甲乙经》时，在归纳《黄帝内经》《难经》基础上，对五输穴进行了补充，不仅指出五输穴的具体位置，又补充了各穴操作方法，填补了手少阴经的五输穴，"少冲者，木也……手少阴脉所出也，为井……少府者，火也……手少阴脉所溜也，为荥……神门者，土也……手少阴脉所注也，为输……灵道者，金也……手少阴脉所行也，为经……少海者，水也……手少阴脉所入也，为合"。自此使十二经脉五输穴才完备。这是古代医家将诸多的人体腧穴进行归纳，经过大量的临床实践总结出的一组特定穴，临床应用可以达到执简驭繁，以少带多的效果。由于疗效卓著，至今仍被广泛应用。

（二）五输穴的概念及分布规律

十二正经在四肢肘、膝关节以下各有井、荥、输、经、合五个腧穴，总称五输穴。

五输穴首见于《灵枢·九针十二原》："五脏五输，五五二十五输，六腑六输，六六三十六输，经脉十二，络脉十五，凡二十七气以上下。所出为井，所溜为荥，所注为输，所行为经，所入为合，二十七气所行，皆在五输也。"《灵枢·本输》详载十一条经脉的五输穴，唯缺手少阴五穴。在《针灸甲乙经》中，十二经的五输穴记载始完备。

五输穴是古人将人体气血在经脉的运行分布情况，以物比类的方法，用自然界的水流动向比喻经脉气血流注，由小到大，由浅入深的过程；根据流注由浅出、成流、灌注、通行、深入的特点，说明气血运行的过程中经过的部位，用井、荥、输、经、合标出。

1. 井

指泉水初出。杨上善注解《黄帝明堂经》云："太古人未有井时，泉源出水之处则称为井。"杨玄操注解《难经》曰："……泉水初出之处名之曰井，井者主出之意也。"张介宾《类经》解释："所出为井，脉气由此而出，如井泉之发，其气正深也。"说明井是水之源头，人体经脉之气从四肢末端本部始发。

2. 荥

指小水逐成大流。《说文解字》："荥，绝小水也。"杨上善注解《黄帝明堂经》云："水溢为荥。"杨玄操注解《难经》曰："泉水既生，留停于近，荥迂未成大流，故名之曰荥，荥者，小水之状也。"《类经·井荥经合数》："所溜为荥。急流曰溜，小水曰荥，脉出于井而溜于荥，其气尚微也。"说明脉气始出不久，其势尚小，犹如荥泽之水，涓涓始流，未成大溪。

3. 输（俞）

《说文解字》："输，委输也。"《类经·井荥经合数》："所注为俞。注，灌注也。俞，输运也。脉注于此而输于彼，其气渐盛也。"今统作输。说明输是脉气所注输的地方，脉气注此而输彼，如同水流注入较深的部位。

4. 经

杨上善注解《黄帝明堂经》云："经，常也，水大流注，不绝为常，血气流注此，徐行不绝，为常之也。"杨玄操注解《难经》曰："经历而成渠径，径者经也。"《类经·井荥经合数》云："所行为经。脉气大行，经营与此，其正盛也。"脉气流行经过之处像水流一样行经而常。

5. 合

杨上善注解《黄帝内经太素》云："如水出井以至海为合。"杨玄操注解《难经》曰："经行既达，合会于海，故名之曰合，合者会也。"《类经·井荥经合数》说："所入为合。脉气至此，渐为收藏，而入合于内也。"说明脉气逐渐汇合，注入内脏，犹如水流汇合深入于大海。

这是古代医家以物比类之法，比喻人体经络气血如同自然界水流动向，从始出、微流、行经、灌注、汇合深入的过程，在临床取穴应用上有很重要的意义。

（三）五输穴与五行配属关系

五输穴与五行的配属始见于《灵枢·本输》，指出"阴井木，阳井金"，即阴经的井穴属木、阳经的井穴属金。《难经·六十四难》据此补全了阴、阳各经五输穴的五行属性，即阴经的井、荥、输、经、合分属木、火、土、金、水（表1-1），阳经的井、荥、输、经、合分属金、水、木、火、土（表1-2），五输穴与脏腑、五行、天干配属（表1-3）。

表1-1 六阴经五输穴与五行配属表

经脉名称	井（木）	荥（火）	输（土）	经（金）	合（水）
手太阴肺经（金）	少商	鱼际	太渊	经渠	尺泽
足少阴肾经（水）	涌泉	然谷	太溪	复溜	阴谷
足厥阴肝经（木）	大敦	行间	太冲	中封	曲泉
手少阴心经（火）	少冲	少府	神门	灵道	少海
足太阴脾经（土）	隐白	大都	太白	商丘	阴陵泉
手厥阴心包经（相火）	中冲	劳宫	大陵	间使	曲泽

表1-2 六阳经五输穴与五行配属表

经脉名称	井（金）	荥（水）	输（木）	经（火）	合（土）
手阳明大肠经（金）	商阳	二间	三间	阳溪	曲池
足太阳膀胱经（水）	至阴	足通谷	束骨	昆仑	委中

经脉名称	井（金）	荥（水）	输（木）	经（火）	合（土）
足少阳胆经（木）	足窍阴	侠溪	足临泣	阳辅	阳陵泉
手太阳小肠经（火）	少泽	前谷	后溪	阳谷	小海
足阳明胃经（土）	厉兑	内庭	陷谷	解溪	足三里
手少阳三焦经（相火）	关冲	液门	中渚	支沟	天井

表1-3　五输穴与脏腑、五行、天干配属表

五输穴	脏（五行）	阴干	腑（五行）	阳干
井	肝（木）	乙	大肠（金）	庚
荥	心（火）	丁	膀胱（水）	壬
输	脾（土）	己	胆（木）	甲
经	肺（金）	辛	小肠（火）	丙
合	肾（水）	癸	胃（土）	戊

此外，根据《难经·六十九难》"虚者补其母，实者泻其子"的理论，五输穴按五行属性以"生我者为母，我生者为子"的原则进行选穴，即虚证选用母穴，实证选用子穴，这就是临床上所称的补母泻子法。如用本经补母泻子法治肺经病，肺属金，虚则取太渊（土），实则取尺泽（水），余以此类推。也可以按阴阳相合、刚柔相济的关系，将阴井乙木与阳井庚金配合起来，成为子午流注按时取穴及合日互用开穴规律的理论基础。

（四）五输穴的应用

五输穴是十二经脉之气出入之所，具有治疗十二经脉、五脏六腑病变的作用，故在全身腧穴中占有极其重要的位置，临床应用非常广泛。

1. 按五输穴的主治特点应用

《灵枢·邪气脏腑病形》云："荥输治外经，合治内腑。"说明荥穴、输穴多治疗与经脉有关的病证，而合穴多治内腑病证。《灵枢·顺气一日分为四时》曰："病在脏者，取之井；病变于色者，取之荥；病时间时甚者，取之输；病变于音者，取之经；经满而血者，病在胃及以饮食不

节得病者，取之于合。"指出疾病发生在五脏时可取井穴；疾病变化呈现于面色时，可取荥穴；病情时轻时重时，可取输穴；疾病影响声音发生变化时，可取经穴；若经脉满盛，病在胃腑及饮食所伤而得的，可取合穴治疗。

《难经·六十八难》补充说："井主心下满，荥主身热，输主体重节痛，经主喘咳寒热，合主逆气而泄。"这主要是从五输配五行属性结合五脏六腑的功能来说明五输穴的主治功效。即阴经井穴治疗肝的病变，荥穴治疗心的病变，输穴治疗脾的病变，经穴治疗肺的病变，合穴治疗胃的病变。近代对五输穴的应用有所发展，认为井穴多用于各种急救，荥穴多用于各种热病，输穴多用于肢节酸痛及五脏病变，经穴多用于气喘咳嗽，合穴多用于脏腑疾患。详见表1-4。

表1-4　五输穴主治特点

五输穴	主治病证特点
井穴	醒脑、开窍，用于急救，治疗神识昏迷、心下烦闷、急惊气绝、人事不省
荥穴	清泻脏腑之热，主治本经热证
输穴	主体重节痛，用于关节病变
经穴	用于寒热、喘咳、咽喉病证
合穴	主脏腑病，治疗与本经所属脏腑有关的病变

2. 按五行生克关系应用

《难经·六十九难》说："虚者补其母，实者泻其子。"在应用上如：肺金虚弱，补其母经脾土，为培土生金法；脾土虚弱，补其母脏心火，为益火补土法；心火虚弱，补其母脏肝木，为养木生火法；肾水虚弱可补母脏肺金，为金水相生法；肝木虚弱，可补其母脏肾水，为滋水涵木法。如果肺金亢盛，可泻其子脏肾水，为调水抑金法；但肾少实证，肝肾同源，可泻肝经水穴；脾土亢盛，可泻子脏肺金，为宣肺理土法；心火亢盛泻子脏脾土，为泻火清土法；肾水泛滥，可泻子脏肝木，为泻木利水法；肝木奋亢，可泻子脏心火，为泻火疏木法。《难经》提出的"虚则补其母，实则泻其子"，确能有效地指导临床应用，但实践应用中必须灵活掌握，在辨证的基础上，对每个脏腑有疾病时，还应结合治其发病的脏腑；也应辨证了解脏腑的虚实程度，是气虚、血虚、阴虚、阳虚，还是气血俱虚、阴阳俱虚等等，还需兼顾其他脏腑的虚实，灵活运用。五输穴按五行属性以生我者母、我生者子的原则进行选穴，临床上称"补母泻子"法，或称"子母补泻"取穴法。实践应用分为"本经子母补泻"法和"异经子母补泻"法。

（1）"本经子母补泻"法：即选用病变经脉上的五输穴进行补泻治疗。例如足厥阴经肝经实证、热证，宗"实则泻其子"的原则，肝属木，取本经荥火穴行间泻之；肝之虚证，宗"虚则补其母"的原则，取肝经合水穴曲泉。例如手太阴肺之实证，可取本经合水穴尺泽泻之；虚证，可取本经输土穴太渊补之。余以此类推。

（2）"异经子母补泻"法：是按十二经脉与五行的配合关系，以选取病变的子经子穴或母经母穴进行治疗的方法。例如手太阴肺经实证，可取足少阴肾经的合穴阴谷泻之；因肺经属金，金生水，肾经属水，阴谷穴亦属水。肺的虚证，可取脾经输土穴太白补之；脾属土，土生金，太白穴亦属土。另外，也可用表里经的子母穴补泻。如手太阴肺经与手阳明大肠经相表里，肺实证，可取相表里的大肠经子穴二间穴，二间穴属荥水泻之；肺虚证，可取相表里的大肠经母穴曲池穴，曲池穴属合土补之。

本法也可结合五行相克原理应用，《素问·五运行大论篇》云："气有余，则制己所胜而侮所不胜。"故当补本经所胜和所不胜的腧穴或补所胜及所不胜的他经的同性腧穴。例如：肾经实证，乃水有余，就会克己所胜的火和反侮己所不胜的土，这时须补本经输土穴太溪和荥火穴然谷，或补脾经（土经）的输土穴太白以及心经的荥火穴少府来防治疾病。

《难经·七十五难》指出"东方实，西方虚，泻南方，补北方"的治疗方法。"东方肝也，则知肝实；西方肺也，则知肺虚；泻南方火，补北方水。南方火，火者，木之子也；北方水，水者，木之母也。"东方属木，在五脏以应肝，所以东方实即指肝实证；西方属金，在五脏以应肺，故西方虚即指肺虚证。采用"泻南方，补北方"的治疗原则，就是泻心火和补肾水。《难经·七十五难》对这一治疗原理作了分析"水胜火，子能令母实，母能令子虚，故泻火补水，欲令金不得平木也。经曰：不能治其虚，何问其余。此之谓也。"说明五行之间存在着相互制约的关系，为保持相对平衡，有一行偏胜，则另一行就会来克制。如果"东方实，西方虚"，即肝木实，肺金虚。若西方不虚，何以致东方过实？治疗应折其实而济其虚，即泻火补水法。泻火则夺其子（木）之气，令子（火）盗母（木）之气，以致木虚火衰，火衰则金不受刑，而金气可复。水为金之子，补水者，益其子（金）之气，使子（水）不食于母（金），则金气当旺。且补水亦可制火之过亢，火衰金当益旺。金盛则能制木，而木何实之有？此即"令金得平木也"。盖水为木之母、金之子，所以水胜火，子（水）能令母实，母（水）能令子（木）虚。其关键在于治金，使其不虚，故云："不能治其虚，何问其余。"肝木实，肝木之子为心火，泻南是当然之事；肺金虚，土能生金，按理当补其脾土，现不补土而补肾水，因为这是两种不同病证，本病属心肝之火有余，肺肾之阴不足，所以泻南补北，正符合"损有余，益不足"，协调阴阳平衡的原则。如果是肺虚脾弱，则应当用补土生金之法。所以"子能令母实，母能令子虚"，这不但是指疾病的病理机转，而且是治疗机理的说明。比如，木火刑金之咳嗽吐血，是因水亏木旺，上刑肺金之故。比如：木火刑金之咳嗽吐血，是在治疗上多采用泻火补水之法，每每获效。如果采用补土生金之法，是不能解决问题的，所以这是由于病因和病理机制的不同原因。见表1-5、表1-6。

表1-5 十二经脉生克补泻取穴表

时辰	经脉	泻	补
寅	手太阴经	尺泽	太渊
卯	手阳明经	二间	曲池
辰	足阳明经	历兑	解溪
巳	足太阴经	商丘	大都
午	手少阴经	神门	少冲
未	手太阳经	小海	后溪
申	足太阳经	束骨	至阴
酉	足少阴经	涌泉	复溜

时辰	经脉	泻	补
戌	手厥阴经	大陵	中冲
亥	手少阳经	天井	中渚
子	足少阳经	阳辅	侠溪
丑	足厥阴经	行间	曲泉

表 1-6　泻南补北法配穴一览表

病理	特征	疗法方针		配穴	
				阴经	阳经
肝实肺虚	脾土无病	补水	水经	复溜（金）	至阴（金）
		泻火	火经	神门（土）	小海（土）
心实肾虚	肺金无病	补木	木经	曲泉（水）	侠溪（水）
		泻土	土经	商丘（金）	历兑（金）
脾实肝虚	肾水无病	补火	火经	少冲（木）	后溪（木）
		泻金	金经	尺泽（水）	二间（水）
肺实心虚	肝木无病	补土	土经	大都（火）	解溪（火）
		泻水	水经	涌泉（木）	束骨（木）
肾实脾虚	心火无病	补金	金经	太渊（土）	曲池（土）
		泻木	木经	行间（火）	阳辅（火）

3. 按时选用五输穴

天人相应是中医整体观念的重要内容，经脉的气血运行和流注也与季节和每日时辰的不同有密切的关系。《难经·七十四难》云："春刺井，夏刺荥，季夏刺俞，秋刺经，冬刺合。"这实质上是根据季节选取五输穴。手足三阴经的五输穴均以井木为始，与一年的季节顺序相应来选取五输穴。子午流注纳子法是根据一日之中十二经脉气血盛衰开合时间来选取不同五输穴。

还可用子午流注配穴，结合人体气血循行随着时间在经脉内的盛衰特点，用干支时辰来推算的取穴方法（表 1-7）。以十天干的奇数为阳，偶数为阴，根据阳日阳时开阳穴，阴日阴时开阴穴的原则作为取穴依据，如遇逢时不开穴，可用合日互用或 142530 法开穴应用（殷克敬，针灸时间医学，人民卫生出版社，2007）。

表 1-7　疾病依时选穴表

时辰	经脉	取穴
子时 23-1	足少阳胆经	足临泣
丑时 1-3	足厥阴肝经	太冲
寅时 3-5	手太阴肺经	太渊
卯时 5-7	手阳明大肠经	三间
辰时 7-9	足阳明胃经	陷谷
巳时 9-11	足太阴脾经	太白
午时 11-13	手少阴心经	神门
未时 13-15	手太阳小肠经	后溪
申时 15-17	足太阳膀胱经	束骨
酉时 17-19	足少阴肾经	太溪
戌时 19-21	手厥阴心包经	大陵
亥时 21-23	手少阳三焦经	中渚

　　《灵枢·顺气一日分为四时》篇记载："病在脏者，取之井；病变于色者，取之荥；病时间时甚者，取之输；病变于音者，取之经；经满而血者，病在胃及饮食不节得病者，取之合。"明确指出疾病发生在五脏时取井穴；疾病变化显于面色取荥穴，阳虚则苍白，阳气盛则红赤；病情时轻时重取输穴；疾病影响声音变化可取经穴；若经脉满盛，病在胃腑及饮食所伤而得者，取合穴。

　　时间性疾病多与营气的运行有关，每天 12 个时辰，营气分别运行12 条经脉，不论何病，只要发病或加重固定在某一个时辰，这个时辰营气流注哪一条经脉，就在这条经脉上取穴治疗。每条经脉各有诸多穴位，每穴位的作用特点不同，可以选取井、荥、输、经、合中的某穴治疗。

　　"病在脏者，取之井"，井穴位于四肢末端，是脉气所出，犹如树木之根。《灵枢·根结第五》云："奇邪离经，不可胜数，不知根结，五脏六腑，折关败枢，开合而走，阴阳大失，不可复取，九针之玄，要在终结，故能知始终，一言而毕，不知始终，针道咸绝。"说明"井穴"是脏腑经脉之气所始发的部位，是阴阳经脉脉气相互交接的部位，如若脏腑气机痹阻郁闭于内，不能外达四肢，则昏不知人事、手足厥冷、厥逆，或高热神昏，刺井穴使脉气通达，阴阳经脉之气相接，气血通畅，手足自温，神志可清。

《灵枢·邪气脏腑病形第四》云："荥输治外经。"换句话说，是荥穴、输穴主治外经病。《灵枢·寿夭刚柔第六》又提到："病在阴之阴者，刺阴之荥输。"阴可理解是"内"，也可理解为五脏，所以"阴之阴"就是在内的五脏，也就是病在五脏可取阴经荥输穴来治疗。例如肺属五脏为阴，阴经荥穴属火，输穴属土，肺实证取荥穴鱼际穴，肺虚证取输穴太渊穴。

（五）验案举隅

例1 张某，男，45岁，公交司机。2017年3月18日来诊。

主诉：右侧颈肩部不舒，有时疼痛月余，近日加重，颈部强硬，有时向上臂放散痛，手指麻木。脉沉弦，舌质红苔稍腻。查：椎间孔挤压试验（＋），颈神经根牵拉试验（＋）。MRI示：颈4、5、6椎间盘脱出。

诊断：颈痹（颈椎病–神经根型）。

辨证：瘀血阻滞。

治法：强筋健骨，活血化瘀。

取穴：风池（双）、天柱（双）、后溪（右）、三阳络（右）。

针刺：风池直刺1.2寸，用泻法；天柱穴斜向下刺1.2寸，用泻法；三阳络斜向上刺1.5寸，用泻法；后溪穴透向劳宫刺1.2寸，用泻法；得气后留针30分钟，每3～5分钟行针1次，治疗后疼痛大减，颈部活动轻松，每日治疗1次，针后手法复位。1周治疗后疼痛不舒感基本消失，上臂手指麻木感好转，改隔日治疗1次，坚持治疗半月后，临床基本治愈。

按：本案病例为颈椎间盘突出压迫神经根而致，属中医"筋骨痹"范畴，取风池乃足少阳胆经腧穴，《灵枢·经脉》篇云："足少阳主骨所生病。"天柱穴是经脉根溜注入，足太阳经上入之穴位，《灵枢·经脉》

篇云："足太阳经主筋所生病。"二穴均位于颈部，刺之直捣病所，活血化瘀，理气柔筋；三阳络为手少阳三焦经穴，《灵枢·经脉》篇云："手少阳主气所生病。"按中医理论"初病在经，久病入络"。刺之行气止痛；后溪穴为手太阳经"输穴"，本经木穴，《难经·六十八难》指出："输主体重节痛。"八脉交会穴中后溪通督脉，入络脑，以达柔筋通络止痛之效。

例2　高某，男，40岁，会计。2018年8月9日就诊。

主诉：两月余颈肩部不舒，有时疼痛，牵及右侧上肢麻木，因工作性质经常用电脑伏案工作，两月前因空调对吹而受凉，肩背部疼痛加重，低头时出现后头痛，颈部强硬不舒，除睡眠较差外无其他不舒，脉沉弦，舌质红苔稍腻。查：颈部肌肉僵硬，肩井穴、天宗穴明显压痛，屈颈试验（＋）。MRI示：C3～4、C4～5椎间盘突出，颈椎曲度变直。

诊断：颈痹（颈椎病－神经根型）。

辨证：寒凝血滞。

治疗：祛风通络，逐瘀止痛。

取穴：后溪透劳宫、束骨穴，常规消毒，取1.5寸毫针，得气后捻转泻法，留针30分钟，每3～5分钟行针1次，每日1次，连续10次治疗后颈部肩胛活动自如，右手麻木感减轻，继针7次，诸症消失，临床治愈。

按：颈椎病归属中医颈痹范畴，痹者痹阻不通，"不通则痛"。《灵枢·杂病》篇云："颈痛不可俯仰，刺足太阳，不可顾，刺手太阳也。"后溪穴属手太阳经，束骨穴属足太阳经脉。《针灸甲乙经·卷七·六经受病发伤寒热病第一》载后溪主"肩臑肘臂痛，头不可顾"，束骨主"暴病头痛……项不可顾，髀枢痛"。后溪穴是手太阳经输穴，束骨穴是足太阳经输穴。《难经·六十八难》记载："输主体重节痛。"手、足太阳经两"输穴"相配，以竟全功。

二、原　穴

（一）原穴的概念及分布规律

脏腑原气经过和留止的腧穴，称原穴。十二经在腕、踝关节附近各有一个原穴，又称"十二原"。阴经的原穴即本经五输穴的输穴，阳经则于输穴之外另有原穴。原穴首载于《灵枢·九针十二原》，所指为五脏之原、膏之原、肓之原，都在阴经。即肺之原出于太渊，心之原出于大陵，肝之原出于太冲，脾之原出于太白，肾之原出于太溪，以上诸穴左右各一，再加膏之原鸠尾和肓之原脖胦（气海），共为十二原。

原气又称元气、真气、真元之气。《灵枢·刺节真邪》篇云："真气者，所受于天，与谷气并而充身也。"所有脏腑经脉必得原气始能发挥各自的功能，脏腑经络之气产生要根于原气的滋养温煦。《灵枢·本输》补充了六腑原穴："大肠原过于合谷，胃原过于冲阳，小肠原过于腕骨，膀胱原过于京骨，三焦原过于阳池，胆原过于丘墟。"《难经》则两说兼容，去其膏之原和肓之原，而增补"少阴之原出于兑骨"（即神门）。如此十二经原穴方始完备。见表1-8。

表1-8　十二经原穴表

经脉	原穴
手太阴肺经	太渊
手阳明大肠经	合谷
足阳明胃经	冲阳
足太阴脾经	太白
手少阴心经	神门
手太阳小肠经	腕骨
足太阳膀胱经	京骨
足少阴肾经	太溪

续表

经脉	原穴
手厥阴心包经	大陵
手少阳三焦经	阳池
足少阳胆经	丘墟
足厥阴肝经	太冲

原穴与原气有关。"原"，含本原、真元之义。《难经·六十六难》说："脐下肾间动气者，人之生命也，十二经之根本也，故名曰原（气）。三焦者，原气之别使也，主通行三气，经历于五脏六腑。原者，三焦之尊号也，故所止辄为原。"说明原气导源于肾（包括命门），发源于肾，藏于丹田，是人体生命活动的原动力，也是十二正经维持正常生理功能的根本。原气借三焦之道，贯通运行上、中、下三焦，输布到五脏六腑、头身四肢，通行全身，推动脏腑组织器官一切功能活动，是生命动力的源泉。在十二原穴中五脏的原穴即本经五输穴中的输穴，所谓"阴经之输并于原"。六腑则于输穴之外，另有原穴。《难经·六十二难》对此解释为："三焦行于诸阳，故置一腧，名曰原。"原为三焦的尊号，三焦为原气之别使，又为阳经之府和阳气同气相求，原气为机体生命活动的原动力，原气借三焦与经脉相通，输布全身，调节内外，宣上导下，完成人体气化功能，对促进五脏六腑的生理活动有十分重要的意义，故于输穴之外另有原穴。

（二）原穴与脏腑的关系

《灵枢·九针十二原》曰："十二原者，五脏之所以禀三百六十五节气味也。"说明五脏禀受水谷之气味，精气注于三百六十五节，渗灌全身。又说："五脏有疾者，应出十二原，十二原各有所出，明知其原，睹其应，而知五脏之害也。"五脏的疾病会反映到十二原，而十二原各有所属的内脏，所以通过切循扪按观察十二原的反应情况，就能知道五脏的病变，以此协助诊断。

手太阴肺经原穴太渊，《针灸甲乙经》载："肺胀者，肺俞主之，亦取太渊。"又提到："咳逆烦闷不得卧，胸中满，喘不得息，太渊主之。"孙思邈《备急千金要方》中亦有："肺病其色白，身体但寒无热，时时咳，其脉微迟……季夏刺太渊。"《医宗金鉴》载有太渊能治风痰咳嗽等疾。现代亦有许多学者指出太渊穴对肺系疾病有明显的治疗效果。如1992年中国科技出版社董征的《体表内脏相关论》一书中用客观观察指标选择性地研究了十四经部分穴位对支气管哮喘的特异性影响作用，临床发现肺经太渊穴对呼吸运动有明显的影响。

手少阴心经原穴神门，《素问·刺疟篇》论载："心疟者，令人烦心，甚欲得清水，反寒多不甚热，刺手少阴神门。"《针灸甲乙经》亦有类似记载。《针灸大成》记载神门穴治心烦、心痛、心悸等。临床应用神门穴，可明显改善冠状动脉供血，用于治疗心悸怔忡、不寐、焦虑、心动过速、心动过缓等有明显效果。

足太阴脾经原穴太白，《针灸甲乙经》云："脾胀者，脾俞主之，亦取太白。"还记载："胸胁胀，肠鸣切痛，太白主之。"《备急千金要方》提到太白穴主"腹食不化，膨胀，腹中气大满。"临床应用太白穴为主配合天枢治疗腹胀、脾虚泄泻有明显的效果。

足厥阴肝经原穴太冲，《灵枢·厥病》载："厥心痛，色苍苍如死状，终日不得太息，肝心痛也，取之行间、太冲。"又云："黄疸，热中，善渴，太冲主之。"《备急千金要方》载有："肝病，其色青，手足拘急，胁下苦满，或时眩冒，其脉弦长……季夏刺太冲。"《圣济总录》云："女子漏血，太冲主之。"临床对肝阳上亢之头痛、目疾，以肝郁气滞之疾应用效果显著。

足太阴肾经原穴太溪，《脉经》指出："肾病，其色黑，其气虚弱，吸吸少气，两耳苦聋，腰痛，时时失精，饮食减少，膝以下清，其脉沉滑而迟……季夏刺太溪。"《针灸甲乙经》云："溺黄，少腹热……太溪主之。"《备急千金要方》亦有类似的记载。临床针刺太溪为主，用补法，治疗尿失禁、尿频、阳痿遗精、痛经、不孕等生殖泌尿系疾病等有一定效果。

原穴是脏腑原气经过和留止的部位，从实践中也证明了五脏原穴与五脏之间有密切的相关特异性。六腑的原穴亦应同五脏原穴一样对相应六腑疾病有密切的作用，但《黄帝内经》中很少见到此方面的论述。历代医家虽有论述，但相对较少，临床对六腑疾患的治疗多用合穴，效果明显。

（三）原穴的应用

原穴的临床应用主要表现在诊断和治疗两个方面。根据《灵枢·九针十二原》记载的"五脏有疾也，应出十二原""五脏有疾，当取之十二原"。《难经·六十六难》："五脏六腑之有病者，皆取其原也。"说明五脏六腑有疾病时，往往在相应的原穴部位会出现一定的反应；反之，如果原穴部位出现各种异常的变化，也同样可以推知五脏功能的盛衰，正如《灵枢·九针十二原》说："十二原各有所出，明知其原，睹其应，而知五脏之害矣。"而应用现代的经络测定仪测定原穴，根据所测数据可推断其相应脏腑、气血的虚实，脏腑经络之气的产生有赖于原气的滋养温煦。临床取用原穴能使三焦通达，从而激发原气，调动体内的正气以抗御病邪，主要用来调整脏腑经络的虚实病变。临症选取原穴，能使原气通达三焦，影响气血流注及水液代谢的输布，从而调整脏腑功能，维护正气，抗御外邪的治本之法。《灵枢·九针十二原》篇云："五脏有六腑，六腑有十二原，十二原出于四关，四关主治五脏，五脏有疾，当取十二原。"明确指出五脏有疾患，取相应的原穴来治疗。例如咳嗽、气喘可取肺之原穴太渊；心痛（心绞痛）取手厥阴经原穴大陵；心悸、失眠取手少阴经原穴神门；腹胀、肠鸣取足太阴经太白；胸胁苦满、气厥、手足拘挛、眩晕取足厥阴经太冲；小便频数、阳痿、痛经等取足少阴肾经太溪，均有较好疗效。此外，在腧穴配伍上，原穴往往与相表里经的络穴配伍，称为原络配穴，用以治疗相表里的脏腑之间的疾患。

（四）验案举隅

马某，男，65岁。2018年9月5日来诊。

病史：朋友之父以前血压不稳定，有时心悸胸闷。心电图示：ST段低平。一天前因生气，情志不舒，纳差，今日来诊，询求中医治疗。待诊时突然感胸闷憋气加重，面色苍白，汗出肢冷。舌质红苔腻，脉弦数。

诊断：胸痹。

辨证：胸阳痹阻，气滞血瘀。

治法：取大陵（双）、神庭穴。大陵穴针斜向刺透向内关，指压至阳穴。留针一小时，症状完全消失，以后又连续针神庭，大陵透内关，每日一次，三月后朋友诉再未发作。

按：大陵穴乃手厥阴经原穴，能宁心安神。孙思邈《备急千金方》谓主治"心痛如悬"。现代研究证实，大陵穴针刺可改善心肌功能。透刺内关以达宽胸理气，缓急止痛，振奋心阳；神庭穴安神定志；至阳穴指压可以改善冠状动脉供血，消除胸闷憋气之症。

三、络　穴

（一）络穴的概念及分布规律

《说文解字》云："络，絮也。"《说文解字注》曰："络，联络之言。"络脉在经脉分出的部位各有一个腧穴，称络穴。络穴能联络阴经、阳经的表里经脉，其名称与本经络脉名称相同。经脉表里关系是十二经脉之间最为密切的关系。《素问·血气形志篇》曰："足太阳与少阴为表里，少阳与厥阴为表里，阳明与太阴为表里，是为足阴阳也；手太阳与少阴为表里，少阳与心主为表里，阳明与太阴为表里，是为手之阴阳也。"经脉的表里关系也影响内在的脏腑络穴，具有沟通联络表里经脉的作用。

络穴的内容首载于《灵枢·经脉》。十二正经各有一个络穴，都分布在肘、膝关节以下，加上任脉络穴、督脉络穴和脾之大络，总称十五络穴。《素问·平人气象论篇》还载有"胃之大络"虚里，故又有十六络穴之说。因胃之大络无确切穴位，后世称十五络穴（表1-9）。

表 1–9　十五络穴表

经脉	络穴
手太阴肺经	列缺
手阳明大肠经	偏历
足阳明胃经	丰隆
足太阴脾经	公孙
手少阴心经	通里
手太阳小肠经	支正
足太阳膀胱经	飞扬
足少阴肾经	大钟
手厥阴心包经	内关
手少阳三焦经	外关
足少阳胆经	光明
足厥阴肝经	蠡沟
任脉	鸠尾
督脉	长强
脾之大络	大包

　　络穴首见《灵枢·经脉》篇，不但列举了络穴的名称、联系经脉，还叙述了虚实证候。在十二经脉中各有一个络穴，分布于四肢部位；任脉循行于躯干之前正中，其络穴在胸腹之间的鸠尾穴，联络胸腹部；督脉循行于躯干后正中，其络穴在骶骨下的长强穴，联络腰背部；脾之大络大包穴位于躯干侧，联络胁肋部。共十五个。络穴与络脉关系密切，在阴阳表里经脉之间起着纽带的作用，络穴是经脉表里相通散布传注的穴位。

　　分布特点：十二经脉的络穴均分布于四肢肘膝关节以下部位，任督二脉与脾之大络的络穴分别分布于躯干的前、后、侧方。络脉都是从十二正经别出，络脉、孙络、浮络别出时只有一个主络，越分越细，无数的络脉联络着相表里的经脉，所以络脉只能以分出正经命名。十二经脉中脾、胃两经何以多设一络，明·张景岳在《类经》中明确指出："诸经之络惟一，而脾、胃之络各二，盖以脾胃为脏腑之本，而十二经皆以受气者也。"说明脾胃乃气血生化之源，各条经脉之气血皆来源于此。

脾胃两经多设大络，足见其重要性。脾之大络从分布上看，由胸胁如束带联络全身经脉；从临床主治主症看，《针灸甲乙经》载："脾之大络名曰大包……实则身尽痛，虚则百脉皆纵。"说明脾运行气血，一养四旁，邪气实，经脉瘀滞不通，全身疼痛；正气虚，水谷不充，百骸纵弛无力。生理病理上意义重大。络穴不仅加强了表里经脉在四肢部位经气的联系，同时也沟通了整个躯干部位经气的联系，充分说明了络脉的实际应用范围。

（二）络穴的应用

1. 经脉所过，主治所及

十五络脉有一定的分布路线，也有各自的主治证候，凡在本经脉分布循行路线上疾病或所属经脉的虚实病变，皆可取本经络穴来治疗。如肺经"实"泻列缺，使经气从手阳明经调节疏散；肺经"虚"补列缺，使经气从手阳明经来补充。临床常单用列缺穴治疗偏头痛。手厥阴心包络内关，八脉交会通阴维脉，主治心胸疾患。手太阳小肠络支正，主治耳鸣、耳聋、牙痛。临床用于治上牙痛、上肢麻木，配偏历加电针治疗桡神经损伤。手阳明大肠络偏历配支正治疗手腕下垂；手少阴心络穴通里，主治胸中支满、不能言语。临床常用来治疗舌体麻木疼痛，效佳。手少阳三焦经络穴外关，主治上肢不遂，手足麻木，头项痛，通阳维脉。临床治疗自汗有奇效。足太阳膀胱络穴飞扬，是足太阳经根溜注入的下入穴，治鼻塞、腰痛。临床常用此穴常治腰膝痛，行走困难。足少阳胆经络穴光明，主治目疾、下肢痿痹。临床常用以治偏头痛效佳。足阳明胃经络穴丰隆，主治多痰、下肢痿痹。临床常用治下肢冷痛。足太阴脾之络穴公孙，临床常用以消腹胀效佳，大络大包穴主治浑身痛、乏力，亦可治胸膜炎后胸闷胸痛。足少阴肾经络穴大钟，临床常用治喑哑、足跟痛，效佳。足厥阴肝经络穴蠡沟，临床常用治疝气、阴茎痛，效佳。督脉络穴长强主治脊强、脱肛。任脉络穴鸠尾，临床常用治抑郁、癫痫，针后加火罐。

2. 治疗表里经脉疾病

络穴沟通了阴阳表里经脉，故络穴可以治疗相表里的二条经脉病证。所以在经脉及所属脏腑疾病可取本经络穴，还可取相表里经脉络穴。

3. 络穴治疗慢性疾病

清·叶天士《临证指南医案》云："久痛必入络""久病入络"。对气、血、痰、湿等邪积聚瘀滞常选用络穴治疗。《标幽赋》曰："住痛移疼，取相交相贯之迳。"

4. 络脉疾病

除了沟通相表里的经脉，还有其独特循行线路，与经脉循行有同有殊，有些络脉支脉直接联络脏腑，故可治该脏腑疾病。如足太阴脾络公孙穴支脉直入腹，联络肠胃，所以消腹胀有特效。

5. 原穴络穴配合应用

原络配穴法也称主客配穴法，或称"表里经脉配穴法"，是以原发病的原穴为主，配以相表里经脉的络穴为辅的配穴法，这种配穴法可通达内外，贯穿上下，对内脏与体表疾病皆可取穴治疗，如肺先病影响到大肠，取肺经原穴太渊，配大肠经络穴偏历。依此类推。

（三）验案举隅

例1　李某，男，30岁，公交车司机。2017年3月10日来诊。

病史：颈肩部疼痛，不能转侧1天，1天前午休后自觉颈肩部不舒，疼痛，头不能向左转侧。查：左侧斜方肌紧张，左颈椎4～5棘突旁压痛明显，脉弦紧，舌质红苔薄。

诊断：落枕（经脉瘀阻）。

治则：通经疏络，解痉止痛。

治法：取外关（左）、支正（左），直刺1.2寸，得气后用泻法，配天柱穴（双）斜向下刺1.2寸，得气后用泻法，针后即感颈部转侧疼痛明显减轻，留针30分钟，每3～5分钟行针1次，出针后，颈部活动自如，应针而效，治愈。

按：《标幽赋》云："住痛移疼，取相交相贯之迳。"取外关乃手少阳经络穴；支正，手太阳经络穴。络穴是气血汇聚与转输分流的重要部位。配天柱，乃经脉根溜注入足太阳经脉上入穴位。三穴配合以达行气化滞、解痉止痛之效。

例 2 刘某，男，68 岁，退休干部。2018 年 5 月 13 日就诊。

病史：2017 年 12 月 3 日右侧胸前至背部出现大小不等的小水泡，基底红润，刺痛难忍，经陕西中医药大学第二附属医院皮肤科诊断为"带状疱疹"，静脉注射阿昔洛韦、口服维生素 B_{12}、复方丹参片，外涂阿昔洛韦软膏，经治疗半月后水泡渐渐消失，但留有红斑，阵发性疼痛感仍然存在，疼痛时有加重，夜间疼痛影响睡眠，饮食减少。查：沿胸 5～6 肋间至背部可见水泡消退后的红斑，脉弦数，舌质红苔腻。

诊断：带状疱疹后遗神经痛。

治法：取穴：胸 3、4 夹脊穴，针刺拔罐；右侧大包穴放血拔罐。治疗后患者感到身体轻快，第二天患者来诉治疗当晚睡个好觉。经 3 次治疗疼痛基本消失，10 次治疗后已不痛，仅留色素沉着斑。临床治愈。

按：带状疱疹，中医称"缠腰火丹""蛇丹"等，多由气、血、痰、湿、瘀等邪气聚积而成。按照叶天士言："久痛必入络"，取脾之大络大包穴，配夹脊穴治疗，大包穴乃脾之大络，《针灸甲乙经》载大包主治"实则身尽痛"，刺之放血拔罐可活络逐瘀，疼痛而愈。

四、郄　穴

（一）郄穴的概念及分布规律

郄穴是十二经脉与奇经八脉中阴维、阳维、阴跷、阳跷之脉经气深聚于四肢部位的腧穴。"郄"有空隙之意，是指筋脉肌肉之间的间隙。郄穴首见《针灸甲乙经》卷三，明确指出十二经脉各有一郄穴，加上阴阳跷脉、阴阳维脉各有一郄穴，合为十六郄穴，并且明确指出了它的所属经脉和定位以及主治病证。人体十二经脉加上任、督、冲、带、阴维、阳维、阴跷、阳跷共计二十，为何郄穴只有十六？理解这个问题要先从经脉循行分布的特征而言，十二经脉沿人体纵轴分布，上下肢各有一个郄穴，均在肘、膝关节附近骨节之间；阴维的筑宾穴，阳维的阳交穴，阴跷的交信穴，阳跷的跗阳穴，亦均在下肢骨与骨间隙，而带脉循行横行环循躯干一周，任、督、冲脉均循行于躯干部位，不循行到四肢。郄穴常用于骨间隙、裂缝。只有在骨之间隙，才能充分理解经气深聚急流运行的内涵。十六郄穴分布在四肢肘膝关节，详见表1-10。

表 1-10　十六郄穴表

经脉	郄穴
手太阴肺经	孔最
手阳明大肠经	温溜
足阳明胃经	梁丘
足太阴脾经	地机
手少阴心经	阴郄
手太阳小肠经	养老
足太阳膀胱经	金门
足少阴肾经	水泉
手厥阴心包经	郄门
手少阳三焦经	会宗
足少阳胆经	外丘
足厥阴肝经	中都
阴跷脉	交信
阳跷脉	跗阳
阴维脉	筑宾
阳维脉	阳交

郄穴均分布在人体四肢部位骨与肌肉的间隙处，除足阳明经的郄穴梁丘穴在膝关节以上外，其余均分布在肘膝关节以下部位。郄穴在十二经脉各有一个，分布在各自经脉上，奇经八脉中的阴跷之郄穴为足少阴经交信穴；阳跷脉之郄穴为足太阳经之跗阳穴；阴维脉之郄穴为足少阴经筑宾穴；阳维脉之郄穴为足少阳经之阳交穴，共合十六郄穴。

（二）郄穴的应用

有关郄穴的内容首载于《针灸甲乙经》。郄穴一般多用来治疗本经循行所过部位及所属脏腑比较严重或顽固性疾患，近人则常用于急症。郄穴的应用，阴、阳有别。阴经（包括阴跷脉、阴维脉）的郄穴常用来治疗血症，如孔最治咯血，阴郄治吐血、衄血，中都治崩漏，地机、交信治月经不调等。阳经（包括阳跷脉、阳维脉）的郄穴多用来治疗气形两伤的急性肿痛。气伤痛，形伤肿。如温溜治头痛、面肿，梁丘治胃痛、膝肿，外丘治颈项、胸胁疼痛等。此外，切、循、按、压郄穴，若有疼痛、酸胀和阳性反应，还可以协助诊断相应经脉及脏腑的疾患。

1. 诊断疾病方面

郄穴是急性疾病反应最明显的部位。急性疾病郄穴按压酸胀感最明显，所以郄穴用于寻求病痛脏腑经脉的反应点，了解分析疾病的位置与相关脏腑经脉的病变性质。如心胸有疾可在郄门穴上有明显按压反应；肺与皮肤疾患孔最穴反应明显；心血管疾患阴郄穴反应明显；疝气左养老穴有反应；阑尾炎右养老穴有反应；肝病、高血压、目疾中都穴有反应；妇科病地机穴有反应；消化系疾病梁丘穴有反应；运动障碍及胆道疾患外丘穴有反应；泌尿系统疾病金门穴有反应；肾与骨病水泉穴有反应；大肠及肛门、腹膜有疾患温溜穴有反应；肝胆疾患会宗穴有反应等。

2. 治疗方面

（1）单独应用：郄穴针刺对一些急性疾病可以疏导经气、行气活血、祛瘀止痛、调理脏腑功能。如肺病咯血取孔最；心胸痛取郄门穴；胃痛取梁丘穴；养老治急性腰扭伤；会宗治手臂麻木、胁肋痛；金门治癫痫、小儿惊风；温溜治头痛、面肿；痛经、月经不调取地机穴等等。

从临床实践观察，郄穴治疗疾病，正如《针灸甲乙经》所言："阴经郄穴多用治疗血证，阳经郄穴多治疗痛证。"总之对急性疾病多用郄穴。针刺郄穴激发汇聚之经气，疏通经络，条达气机，使气血和顺，阴阳平衡，达到调理脏腑功能。

（2）配合应用：郄穴与八会穴配合应用称为郄会配穴法。如咳血症，孔最配膈俞穴；气喘，孔最穴配膻中穴；胃脘痛，梁丘穴配中脘穴等等。临症时可根据辨证和所涉及的脏腑经脉灵活配合应用，一般阴经郄穴多用于与血有关的病证，阳经郄穴多用于治疗急性疾病。

（三）验案举隅

例 1　贺某，男，45 岁。2016 年 4 月 16 日来诊。

病史：中午饭后突然感觉胃脘剧烈疼痛如绞，伴恶心呕吐，下午 3 点病情加重，频繁呕吐，为中午未消化食物，急诊来院治疗。查血象白细胞偏高，X 线钡餐透视诊断为胃扭转，患者不愿手术治疗转针灸治疗。患者来诊痛苦面容，头部多汗，上肢厥冷，胃脘部胀满、疼痛拒按，舌质红苔黄腻，脉象弦数。

诊断：胃脘痛。

辨证：气滞血瘀，腹气不通。

治疗：即取穴：梁丘（双）、地机（双）、公孙（双）均用捻转泻法，行针中胃脘部出现抽动，疼痛即刻缓解。患者痛苦状消失，腹部已不拒按。再针天枢，针上拔罐，留针 1 小时，疼痛消失，患者笑容出现，临床治愈。

按：中医认为本案为气滞血瘀，经络不通，腑气不畅，选用郄穴梁丘、地机畅通气血、祛瘀开闭，腑气畅，疼痛止。公孙脾之络，联络胃腑，以消腹胀满；再配大肠募穴天枢，输转脏腑气机，诸穴相合，以竟全功。

例 2　李某，女，49 岁。2017 年 5 月 10 日初诊。

病史：右侧肩部疼痛 1 月余，加重 1 周。患肢上抬外展疼痛明显，穿衣、梳头困难，夜间常疼醒。X 线片示无异常，经服止痛药、外贴活血止痛膏不效。查：右侧肩锁关节压痛明显，上肢外展、上举困难。

诊断：肩周炎。

治疗：取患侧养老、地机、肩髃穴拔罐，养老穴掌放胸前斜刺向上 1.2 寸，地机直刺 1.2 寸，均用泻法。留针 30 分钟，每 3～5 分钟行针 1 次，治疗后上肢上抬外展疼痛明显减轻，经 5 次治疗上肢上抬、外展自如，临床治愈。

按：肩周炎多因气血亏损，或慢性劳损而致，筋脉失养，气滞血瘀，久则筋肉粘连，关节活动受限，形成"冻结肩"。西医认为肩周炎主要是因肌肉、韧带和关节的病理改变，使关节部位发生无菌性炎症而致功能障碍。养老穴乃手太阳经郄穴，手放胸前穴位充分暴露，地机穴乃足太阴经郄穴，按照《黄帝内经》开阖枢对应经络别通取穴，地机穴是脾经郄穴，脾主四肢、主肌肉。郄穴是经脉之气汇聚、输注深居的部位，用以治疗急性疾病和疼痛性疾病，上、下郄穴配合，疏通经气，条达气机，加上拔罐使气血和畅而效。

五、背俞穴

（一）背俞穴的概念及分布规律

脏腑之气输注于背腰部的腧穴，称背俞穴。

背俞穴与相应脏腑气血相贯，内外相应，调节脏腑功能。背俞穴全部分布于背部足太阳膀胱经第一侧线，现临床应用取穴以《灵枢·背腧》中"夹脊相去三寸所，则欲得而验之，按其处，应在中而痛解，乃其输也"为原则，双穴相距三寸，即脊柱后正中线旁开1.5寸取穴，大体上根据脏腑所处位置的高低排列，并主要根据脏腑的名称来命名，如肺俞、心俞等。《素问·长刺节论篇》云："迫脏刺背，背俞也。"说明背俞穴与其相应脏腑位置接近，治疗上对该脏腑具有相对的特异性。

背俞穴的内容首载于《灵枢·背腧》云："五脏之腧，出于背者。"但仅载五脏背俞的名称和位置。至于六腑背俞穴，《素问·气府论篇》只提出"六腑之俞各六"，尚未列具体学名和位置。之后王叔和的《脉经》补充了六腑背俞穴中的大肠俞、小肠俞、胃俞、胆俞、膀胱俞五穴。《针灸甲乙经》又补充了三焦俞。最后由《备急千金方》补出厥阴俞一穴，背俞穴方始完备。是五脏六腑在背腰部两侧各有一特定穴，其排列基本与相应脏腑部位一致。

（二）背俞穴的应用

1. 诊断方面

背俞穴与脏腑的特殊联系，在临床上最能反映五脏六腑的虚实盛衰。当背俞穴局部出现各种异常反应，如结节、陷下、条索状物、压痛、过敏、出血点、丘疹及温度或电阻变化时，往往反映相关脏腑的功能异常。《灵枢·背俞》云："按其处，应在中而痛解，乃其腧也"。如我们可根据按触背俞穴发现圆形结节多见痛症表现；扁平结节多为慢性病；梭形多为气滞血瘀等。

2. 治疗方面

《素问·长刺节论篇》云："迫脏刺背，背俞也。"指背俞穴接近内脏，具有直接治疗作用。《素问·阴阳应象大论篇》说："阴病治阳。"意指背俞穴在临床上主要是治五脏疾患为主，如肺俞治咳嗽、喘息、寒热，脾俞治腹胀、飧泄等。《针灸甲乙经》云："胸中有热，支满不嗜食，汗不出，腰脊痛，肺俞主之。"《备急千金要方》曰："不吐血，唾血，上气咳逆，灸肺俞随年壮。"《千金翼方》亦记载："心里懊恼，彻背痛烦逆，灸心俞百壮。"又云："吐逆不得食，灸心俞百壮。"背俞穴分布于足太阳膀胱经，足太阳经通督脉入络脑，脑为元神之府，神气的虚实盛衰主要通过五体、五官的功能表现出来。所以，《标幽赋》提出："取肝俞与命门，使瞽士视秋毫之末。"瞽士指肝肾阴虚引起的青盲、暴盲患者，"肝开窍于目"肝俞是肝经之气注输于背部的地方，取肝俞以养肝明目，配命门滋养肾阴，共治肝肾阴虚之目疾。《玉龙歌》载："目昏血溢，肝俞辨其虚实。"目昏是肝阴血虚，视物昏花，血溢是目充血，乃肝胆火热上冲，故应辨虚实而治之。肾虚耳鸣耳聋，取肾俞，因"肾开窍于耳"；《针灸大成》有"虚劳羸瘦耳聋肾虚"的记载。背俞穴不仅对脏腑病证有良好的治疗作用，同时也经常用作治疗与之相应的脏腑有关的五体、五官疾患。如肝主筋，开窍于目，故筋挛瘈疭、目视昏糊，取用肝俞、胆俞；脾主肉，开窍于口，若四肢懈怠、肌肉萎软、唇裂等，可选脾俞、胃俞等。背俞穴还可治疗许多脏腑功能失调的疾病，如心脑血管疾病、甲状腺疾病、高血压、糖尿病等。

背俞穴在临床上往往与相应的募穴相配，称为俞募配穴法，用以治疗有关脏腑病证。见表 1–11。

表 1–11　十二背俞穴表

经脉	背俞穴
手太阴肺经	肺俞
手阳明大肠经	大肠俞
足阳明胃经	胃俞
足太阴脾经	脾俞
手少阴心经	心俞
手太阳小肠经	小肠俞
足太阳膀胱经	膀胱俞
足少阴肾经	肾俞
手厥阴心包经	厥阴俞
手少阳三焦经	三焦俞
足少阳胆经	胆俞
足厥阴肝经	肝俞

（三）验案举隅

刘某，女，40 岁，教师，2017 年 6 月 3 日来诊。

病史：右胁下疼痛 1 天，以前素有胃脘不舒，1 天前下午食油腻之物过多，自觉右侧胁下胀满不舒，渐渐加重，疼痛放散右侧背肩部，自服阿莫西林后疼痛稍缓解，即到本院急诊治疗，诊断为胆道感染，经对症治疗症状仍未减轻，遂来康复科治疗。取中脘、内关、足三里穴针刺，针刺后疼痛稍有缓解，留针 10 余分钟后亦然如故，邀余会诊。来诊时右胁下疼痛，并向右肩背放散，口苦口干，恶心，脉弦数，舌苔黄腻。

诊断：胁痛。

辨证：肝胆疏泄失调，气机郁阻不通。

治则：疏肝利胆。

治法：取肝俞（双）、胆俞（双）、胆囊穴（双）针刺，得气后用捻转泻法，针后即刻疼止，留针 1 小时，每 5 分钟行针 1 次，疼痛完全消失，患者自感饥饿，食面包后喝水1杯，再无疼感。

按：急性胆囊炎，归属中医胁痛范畴，多因肝胆疏泄失调，阻碍气机宣泄，郁而化热。背俞穴乃脏腑经气转输之地，元·滑伯仁《十四经发挥》云："脏腑腹背，气相通应"，背俞穴可直接调理脏腑之气机，取肝俞、胆俞以疏肝利胆，疏调肝胆郁滞之气，配取胆囊穴缓解胆囊痉挛收缩，穴位相互配合而奏效。

六、募 穴

（一）募穴的概念及分布规律

脏腑之气结聚于胸腹部的腧穴，称募穴。

有关募穴的内容早在《黄帝内经》中已有记述。《素问·通评虚实论篇》说："腹暴满，按之不下，取手太阳经络者，胃之募也。"《素问·奇病论篇》说："胆虚，气上溢而口为之苦，治之以胆募俞。"但均未指出具体的穴名、位置。《脉经》记述了除心包、三焦以外的十个脏腑募穴。以后《针灸甲乙经》补出了三焦募穴石门，后人又增补膻中为心包的募穴，至此募穴始臻完备。见表1–12。

募穴分布在阴。《难经·六十七难》云："五脏募皆在阴，而俞在阳者，何谓也？然阴病行阳，阳病行阴。故令募在阴，俞在阳。"李东垣在《东垣针法》指出："凡治腹之募，皆为元气不足，从阴引阳，勿误也。"说明募穴适宜治疗脏腑正气不足及内伤久病。汪机在《针灸问对》一书中说："募与俞五脏孔穴之总名也，在腹为阴，谓之募，言经气聚于此也。"后世医家亦认为募穴是募结的意思，指经气结聚于此。

表1–12 十二募穴表

经脉	募穴
手太阴肺经	中府
手阳明大肠经	天枢

经脉	募穴
足阳明胃经	中脘
足太阴脾经	章门
手少阴心经	巨阙
手太阳小肠经	关元
足太阳膀胱经	中极
足少阴肾经	京门
手厥阴心包经	膻中
手少阳三焦经	石门
足少阳胆经	日月
足厥阴肝经	期门

募穴的分布皆位于胸腹部，脏腑之募穴大部分不位于本经脉上。位于任脉的有六个募穴：即心募巨阙穴，小肠募穴在关元，心包募穴是膻中，三焦之募在石门穴，胃之募穴是中脘，膀胱募在中极穴；位于肝经的募穴有两个，即肝募期门、脾募章门穴；位在胆经之募穴有两个，即胆募日月穴、肾募在京门穴；位于胃经的募穴有一个，即大肠经募穴天枢穴；位于肺经募穴一个，即肺募中府穴；位于本脏本腑经脉上的募穴有肺募中府、胆募日月、肝募期门，其余皆不在本经。脏腑募穴只有单穴的是心募（巨阙）、小肠募（关元）、心包募（膻中）、三焦募（石门）、胃募（中脘）、膀胱募（中极），也就是说单穴位于任脉上，余均为双穴。

（二）募穴的应用

1. 诊断方面

募穴可以辅助诊断相应脏腑病证。募穴都分布在胸腹部，其位置大体上与脏腑所在部位相对应，即脏腑位置高的募穴在上，位置低的募穴在下。因为募穴接近脏腑，所以不论脏腑病生于内，亦或邪犯于外，均可在相应募穴上出现异常反应，如压痛、酸胀、过敏等。临床根据这些反应，可以辅助诊断相应脏腑病证。早在《太平圣惠方》中已有记载，如"天枢隐隐而痛者，大肠疽也，上肉微起者，大肠痈也。期门隐隐而痛者，肝疽也，上肉微起者，肝痈也"。明确指出大肠功能异常时，天枢穴会出现隐隐作痛，肝脏发生病变时，其募穴期门也会出现隐隐作痛的现象。在盖国才的《从穴位压痛辨病诊断法》一书中记载，100例肺结核患者，中府穴压痛阳性率91%。临床也发现胃脘痛中脘穴可有反应点，胆囊炎、胆石症日月穴有反应点，肝病在期门穴有反应点，所以脏腑病变时，可在相应募穴上找到结节或皮肤色泽的变化、有压痛点。

2. 治疗作用

募穴在临床上多用于治腑病，《素问·阴阳应象大论篇》说："阳病治阴。"说明募穴对六腑病证有着特殊的疗效，如胃病取中脘，胆病取日月，大肠病取天枢，膀胱病取中极等。募穴位近脏腑，与脏腑之气相通，所以常用来治疗脏腑病证。如《针灸甲乙经》中云："腹胀肠鸣……腹中痛濯濯，冬日重感于寒则泄，当脐而痛……天枢主之。"《备急千金要方·咳嗽第五》亦曰："上气，咳嗽短气，气满食不下，灸肺募五十壮。"又云："呕吐宿汁吞酸，灸神堂，一名胆募百壮。"由于阴阳经络，气相交贯，脏腑腹背，气相通应，阴病行阳，阳病行阴，因此，在治疗时应从阴引阳，从阳引阴，即属于阴性的病证（脏病、寒证、虚证）可以取治位于阳分（背部）的俞穴，属于阳性的病证（腑病、热证、实证）可以取治位于阴分（胸腹部）的俞穴。《针灸聚英》则主张急性病多取俞穴；慢性病多取募穴。《东垣针法》则主张实证多取俞穴；虚证多取募穴。

（三）俞穴与募穴的配伍规律

特定穴中与脏腑之气最直接、最密切的联系，集中体现在背俞穴与腹募穴，两者一前一后，都以脏腑为中心，后通于背俞，前应于腹募，其理论首见于《黄帝内经》，但《针灸甲乙经》中亦有用俞穴、募穴配合治疗脏腑疾病的记载："腹中气胀引脊痛，食饮多而身羸瘦，名曰食亦，先取脾俞，后取季胁（章门）。"俞穴与募穴前后相对，且与脏腑有非常密切的关系。元·滑伯仁在《十四经发挥》一书中说："阴阳经络，气相交贯，脏腑腹背，气相通应。"指出脏腑与俞穴、募穴经气相通，病邪侵袭脏腑，俞穴、募穴均可出现异常反应，并可在其相应部位上施行治疗。俞穴和募穴可以单用，也可以配伍运用，配伍运用称俞募配穴法。募穴如与相应背俞穴联用，常用来治疗相应的脏腑病证。俞募穴均是脏腑之气所输注、结聚的部位，最能反映脏腑功能的盛衰，故都可以用于诊治相应脏腑的疾病。背俞穴、募穴局部出现的各种异常反应如敏感、压痛、结节、凹陷、出血点、丘疹及温度、电阻变化等，常被用来诊察相应的脏腑病证，如肺癌患者肺俞穴常有压痛，气管炎患者膻中穴多有压痛，肾俞穴出现结节、压痛者常可辅助诊断泌尿系统疾病。

　　背俞穴均位于足太阳膀胱经背部第一侧线上，在脏腑后加一俞而命名，其上下的排列基本与脏腑在体腔内的位置相一致，而募穴之名不像背俞穴那样规律，它分布在不同经脉上，多位于任脉，如膻中、巨阙、中脘、石门、关元、中极，或者位于本经上，如中府、日月、期门，也有位于他经之上，如章门、天枢、京门。虽然如此，但从其位置来看，腹募仍然在相对应的脏腑邻近，因而临床背俞、腹募在治疗脏腑疾病时常配合应用。同一脏腑的背俞穴和募穴常配合使用，称"俞募配穴法"，为前后配穴法的代表。如咳喘前取中府，后取肺俞；胃病前取中脘，后取胃俞等。俞募配穴法充分体现了经络调节阴阳的作用。二者一前一后，一阴一阳，相互协调，相辅相成，对调理阴证、阳证俱见的脏腑病变疗效颇著。一般规律是腹募穴偏治腑病、阳证、热证、实证；背俞穴偏治脏病、阴证、寒证、虚证。胸膈以上的背俞穴也可主治外感热证、喘急烦热，胸背引痛等阳性病证；腰脐以下的腹募穴也可主治虚劳羸瘦、遗精、阳痿、崩漏、中风脱证等阴性病证。俞、募之穴是直接与脏腑相联通的部位，滑伯仁在《十四经发挥》一书中提到："阴阳经络，气相交贯，脏腑腹背，气相通应。"《难经·六十七难》说："阴病行阳，阳病行阴。"俞募取穴治疗规律：脏病多取俞，腑病多取募；急病多取俞，缓病多取募；实证多取俞，虚证多取募。

　　俞、募穴是脏腑气血同行的枢纽，也是病邪出入的门户，临床针刺必须遵从"从阳引阴、从阴引阳"之法。《素问·阴阳应象大论篇》云："故善用针者，从阴引阳，从阳引阴。"李东垣说："阴病在阳者，当从阳引阴；阳病在阴者，当从阴引阳。"

俞募穴的应用还可根据临床灵活配伍特定穴，如俞募相合配原固本；俞募兼郄缓急止痛等。见表1-13。

表1-13 俞募穴配合主治

经脉	俞穴	募穴	主治
手太阴肺经	肺俞	中府	肺部疾患如咳嗽、哮喘、咯血等
手阳明大肠经	大肠俞	天枢	大便秘结或泄泻、腹胀肠鸣、水肿等
足阳明胃经	胃俞	中脘	胃脘痛、反酸呕吐、呃逆、消化系统疾患等
足太阴脾经	脾俞	章门	腹胀肠鸣、泻痢、黄疸、水肿、胁肋疼等
手少阴心经	心俞	巨阙	心悸怔忡、胸闷心痛、失眠、惊悸、癫痫等
手太阳小肠经	小肠俞	关元	小便淋漓、遗尿、癃闭、消渴、下腹胀痛等
足太阳膀胱经	膀胱俞	中极	小便不通、尿频尿急、遗尿、五淋等
足少阴肾经	肾俞	京门	肾虚腰痛、月经不调、带下、遗精等等
手厥阴心包经	厥阴俞	膻中	胸闷气短、呼吸困难、惊悸怔忡等
手少阳三焦经	三焦俞	石门	水肿、小便不利等
足少阳胆经	胆俞	日月	胁肋胀满疼痛、呕恶、黄疸等
足厥阴肝经	肝俞	期门	吞酸、呕吐、寒热往来、胁肋疼痛、黄疸等

（四）验案举隅

任某，女，10岁，学生。2018年3月20就诊。

病史：从小尿床至今，曾服药治疗未能奏效（具体不详），多在睡中尿床，醒后方觉，有时一夜尿2～3次，经查身体各功能正常。无隐性脊柱裂。刻诊：面色苍白，欠红润，怕冷，饮食二便可，脉象沉，舌质红苔薄。

诊断：遗尿。

辨证：肾阳不足，下元不固。

治则：温补肾阳。

治法：取穴膀胱俞（双）、中极，针后加罐，委阳（双）、三阴交（双）针刺，每日1次，10次为1个疗程。经治1个疗程后效果明显，每晚自觉醒后小便，巩固治疗10次痊愈。

按：俞穴是脏腑之气输注于背部的腧穴，均分布于足太阳膀胱经上，募穴是五脏六腑之气汇聚于胸腹部的腧穴，俞募穴的功效与各所属脏腑密切相关。本案取膀胱俞与中极，为膀胱之俞募穴，前后贯通，腹背呼应，以振膀胱气化功能，取委阳乃三焦经下合于膀胱经的下合穴，以加强机体气化之功，配取三阴交，健脾补肾。

七、八会穴

（一）八会穴的概念及分布规律

八会穴是脏、腑、筋、脉、气、血、骨、髓八者精气会聚的腧穴。

八会穴首载于《难经·四十五难》："经言八会者，何也？然，腑会太仓，脏会季胁，筋会阳陵泉，髓会绝骨，血会膈俞，骨会大杼，脉会太渊，气会三焦外一筋直两乳内也。热病在内者，取其会之气穴也。"据后世医家注释，其中"太仓"指中脘穴，"季胁"指章门穴，"绝骨"指悬钟穴，"直两乳内"指膻中穴。这八个腧穴，除悬钟、大杼外，还属其他类别的特定穴，其除了各自原有的功能以外，与脏、腑、气、血、筋、脉、骨、髓的生理功能还有着特殊的关系。

《灵枢·经脉》云："人始生，先成精，精成而脑髓生，骨为干，脉为营，筋为刚，肉为墙，皮肤坚而毛发长，谷入于胃，脉道以通，血气乃行。"明确指出经络运行的脉道是先天之精而形成，以后天脏腑之精气而生成，形其外以筋骨，行其内以气血，因而与脏腑、气、血、筋、脉、骨、髓八种精气息息相关，所以八会穴是这八种精气之会。而八会穴的理论首见于《难经·四十五难》，因而凡属脏、腑、气、血、筋、脉、骨、髓这八个方面的疾病，均可取用有关的会穴来进行治疗。

八会穴是根据人体生理情况和穴位的特点而命名。例如："腑会中脘"，脘者胃府也。《难经》云腑会太仓，是中脘的别名，中脘为任脉经穴，是任脉与手太阳经脉、手少阴经脉、足阳明经脉之会穴。中医认为胃属中土，六腑之大源，"六腑皆禀气于胃"，中脘又是胃之募穴，脾与胃又相表里，同为后天之本，手太阴经脉起于中焦（中脘部位），下络大肠，肺与大肠相表里，故肺与大肠与中脘亦有联系；足厥阴肝经循行夹胃旁而上，肝与胆又互为表里，所以肝与胆亦与中脘联系，所以中脘可称六腑之会穴。中医视胃为五脏六腑之海，六腑是出纳消化转输的枢纽，水谷受胃的腐熟消化，五脏六腑才得以水谷精微的资生，胃为全身脏腑器官功能提供了能源，胃如有疾必然影响到全身，中脘是六腑之气汇聚的场所，具有调理腑气，降逆止呕之功。

"脏会章门"，章门是足厥阴经穴，是足厥阴经脉与足少阳经脉交会的穴位。其位置距肝、胆、肾、脾、胰等脏器较近，中医认为肝肾同源，肾为先天之本；章门又为足太阴脾经募穴，脾为后天之本，与胃同为气血生化之源，"五脏取禀于脾"，脾在五脏中有举足轻重的地位。可谓与五脏"盛则同盛，衰则同衰"。《会元针灸学》提出："章门为五脏之气出入交经之门"。《医经理解》说："以喻脏气之会而为章。"有疏肝健脾，调气活血之功。

"筋会阳陵泉"，阳陵泉是足少阳胆经合穴，《备急千金要方·胆腑脉论》云："胆腑者主肝也，肝合气于胆。"胆为腑属阳，肝为脏属阴，肝胆相表里。《素问·六节藏象论篇》说："凡十一脏皆取决于胆。"《会元针灸学》又说："阳陵泉……筋肉环聚，通肝布胁，络胃口下，六阳经筋之连系，化精汁如甘泉，内和脏腑，外润经筋。"达到调气和血，舒筋通络的作用。阳陵泉临床用来治筋病，如半身不遂、拘挛、抽搐、瘫痪、痿痹等，为舒筋壮筋，治疗筋病之要穴。

"血会膈俞""心主血脉""肺朝百脉""脾统血""肝藏血"，心、肺、肝、脾任何一个脏器功能失调，都可以影响气血正常运行，心、肺、肝、脾的经脉在循行上均与隔膜相连。手太阴肺经循行"上膈"，手少阴心经循行"下膈"，足太阴脾经循行"上膈"，足厥阴肝经循行"上贯膈"。膈俞为背俞穴之一，属足太阳经脉。清·陈修园《医学实在易》中云："心主血，肝藏血，心位膈上，肝位膈下，交通于隔膜，故血会膈俞也。"所以《难经》将膈俞定为血之会，可见其代表性。临床上运用膈俞治疗一切血证，对一切血虚证和慢性出血性疾病《难经》有"血病皆灸此为宜"。以达宽中理气、补血调血之效。

"脉会太渊"，太渊穴为手太阴经脉之原穴，太者大之甚，渊乃水之深。唐·王冰注黄帝内经中说："气口者，脉之大要会也，百脉皆朝，故以决生死。"《难经·一难》云："寸口者脉之大会，手太阴脉动也。"明·张世贤《校正图注难经》云："太渊，穴名也近寸口，经云寸口者，脉之大会，手太阴脉动也。"说明太渊穴在寸口，脉气深入留注之处。《会元针灸学》载："太渊者，脉之大会，阴阳之系统，渊源之出入，始于内而标于外，切其脉而知其形色，故名曰太渊。"治之可补肺益气，通调血脉。

"气会膻中"，《灵枢·海论》云："膻中者为气之海。"清·程知《医经理解》曰："膻中，两乳之间，气所回旋之处，故又名上气海，本经有气海，下气海生气之海，上气海宗气之海也。"膻中位上焦，积聚宗气，宗气是大自然清气与脾胃水谷精气结合，行于肺，积于胸中。膻中又为心包经之募穴，心包与三焦互为相表，三焦通行三气，故膻中为气之会，主治一切与气有关之病，如胸闷、呃逆、气喘、乳汁不行、噎嗝等，治之宽胸利膈，降气通络。

"骨会大杼"，大杼为足太阳经穴。"杼"即织机梭子，椎骨两侧横突隆起形如织杼，明·马莳《黄帝内经灵枢注证发微》云："穴在杼骨之端，故名大杼。"明·张世贤《校正图注难经》曰："诸骨自此擎架，往下支生，故骨会于大杼也。"大杼属足太阳膀胱经，膀胱与肾互为表里，肾主骨生髓，髓上聚于脑，大杼穴又为背俞之首，有强筋健骨，益髓通络之效。

"髓会绝骨"，绝骨又名"悬钟"，《难经》明确指出为髓之会穴，绝骨穴属足少阳胆经，肝胆相表里，肝肾同源，肾主骨生髓，髓居骨中，骨赖髓以充养。《灵枢·经脉》篇又云："胆主骨所生病。"临床应用取穴时必取骨绝之处即是。髓有骨髓和脑髓之分，脊髓上通于脑，脑为髓海，形成上有髓海，下有髓会。《灵枢·海论》云："髓海不足，则脑转耳鸣，胫酸眩冒……"明确指出上言脑，下言胫，有壮骨益髓的作用。见表1–14。

表 1-14　八会穴表

八会	穴名	其他类属
脏会	章门	脾募穴
腑会	中脘	胃募穴
气会	膻中	心包募穴
血会	膈俞	膀胱经穴
筋会	阳陵泉	胆经合穴
脉会	太渊	肺经输穴
骨会	大杼	膀胱经穴
髓会	绝骨	胆经穴

（二）八会穴的应用

八会穴中，除髓会绝谷（悬钟）、骨会大杼、血会膈俞外，其他五穴均与不同的特定穴相合。如中脘穴为腑之会，又因六腑皆禀于胃，所以中脘穴又是胃之募穴；太渊穴是脉之会穴，又因肺主气，肺朝百脉，所以太渊又是肺之原穴；膻中为气之会穴，又因胸为气之大宗，心包又居胸中，为化生气血之处，所以又是心包的募穴；章门为脏之会穴，又因五脏皆禀于脾，故章门又是脾之募穴；阳陵泉为筋之所会，属胆经，胆主骨所生病，因而又是胆经下合穴。

八会穴的临床应用一般各以其所关联而取治，如血病取膈俞、气病取膻中、筋病取阳陵泉、脉病取太渊等。此外，《难经·四十五难》又说："热病在内者，取其会之气穴也。"说明这八个穴位还可以用来治疗某些热病，特别是由于脏腑、经脉、气血、骨髓病变而产生的内热。

八会穴分别治疗脏、腑、气、血、筋、脉、骨、髓八类疾病，还可治疗某些热病，正如《难经·四十五难》云："热病在内者，取其会之气穴也。"临床应用可根据其所会，如腑病中急症、热症取中脘穴；章门主要用于脏病中虚实夹杂诸证，尤以肝、脾等疾患；阳陵泉用以疏筋利节，清泄肝胆之热；大杼用于强筋健脑，清热散风；膈俞为治疗血症的主穴，兼治心、肺、肝、脾有关病证；膻中主治一切气病；太渊穴理气、活血、通脉，主治心、肺有关病证；绝骨穴治疗脑、髓疾患，通经活络，如中风偏瘫等症。

（三）验案举隅

例1 李某，女，40岁，农民。2018年6月10日来诊。

病史：胸闷，咽部有异物感月余。1月前因生气而出现胸闷不舒，咽部有异物梗阻感，咳之不出，咽之不下，曾在本院耳鼻喉科检查未见异常，只是咽部红，服消炎药、含润喉片不效来诊。刻下自觉咽喉部有异物梗阻，胸闷，连连呃气后稍有好转，胃脘胀满，纳差，睡眠欠佳，脉沉弦，舌质红苔白腻。

诊断：梅核气。

辨证：情志抑郁，痰凝气滞。

治则：疏肝解郁，理气化痰。

治法：取神庭、内关（双）、公孙（双）、鸠尾（针上加罐），神庭斜向上刺1.2寸，内关直刺1.2寸透外关，公孙直刺1.2寸，鸠尾直刺1.2寸加罐，均用泻法。留针30分钟，每3～5分钟行针1次。

治疗后自觉胸闷及咽部异物感明显减轻，呃气减少，嘱每日1次，1周后诸证消失，临床治愈。

按：取神庭穴安神宁志；鸠尾宽胸理气、解郁；内关、公孙是八脉交会穴，主治胃、心、胸，内关穴宽胸理气，以展胸阳，公孙乃脾之络穴，健脾祛痰，通络化滞，配合应用疏理气机，解郁化滞，宽胸理气，使胸阳舒展，以竟全功。

例2 张某，女性，50岁。2018年8月12日就诊。

病史：左侧偏头痛2周，2周前不明原因左侧偏头痛，逐渐加重，每次持续数分钟渐渐缓解，呈阵发性跳痛，近日来发作较前频繁，自服止痛片似有好转，伴心悸，眠差，有时烦热，余均可。曾于本院神经内科诊治，CT示：头颅部正常。诊断为血管性头痛，服维生素B_1等药效不著来诊。查：血压138～90mmHg，舌质红苔腻，脉弦数，两尺脉弱。

诊断：偏头痛。

辨证：肝阳化风，气滞血瘀。

治则：平肝潜阳，息风止痛。

治法：取穴头维（左）、风池（左）、外关（左）、足临泣（左）。头维穴针斜刺 1.2 寸；风池直刺 1.2 寸；外关直刺 1.0 寸；足临泣斜向上刺 1.2 寸，得气后均用泻法。留针 30 分钟，每 3～5 分钟行针 1 次，针后头痛大减，每日 1 次，针刺 5 次后未再发作，临床治愈。

按：头维穴是足阳明经、手足少阳经和阳维脉的交会穴，四经交会，解郁通经止痛；风池穴足少阳经穴，祛风活血止痛；外关、足临泣是八脉交会穴中一对配穴，能平肝息风、潜阳止痛，邪去络通，瘀祛痛止。

例3 武某，女，50 岁。2018 年 7 月 10 日来诊。

病史：呃逆两天。两天前因生气进食后胸闷不舒，胃气上逆，喉间呃逆不断，不能自控，曾针刺攒竹、内关，针刺时稍可减轻，起针后呃逆又发作。症见：精神苦闷，脉象弦滑，舌质红苔腻。

诊断：呃逆。

辨证：气阻中焦。

治则：解郁降逆，调气宣滞。

治法：取膻中、中脘（针后加罐）、翳风（双）、太冲（双），针刺用泻法，即刻呃逆止，自觉胸心舒畅。留针 30 分钟，每 3～5 分钟行针 1 次，翌日用针时已不呃逆，为巩固疗效再施针 1 次，临床治愈。

按：呃逆，现代称"膈肌痉挛"，因胃气上逆而致，取膻中穴乃气之会穴；中脘穴腑之所会，以宽胸利气，和胃降逆；翳风穴疏调三焦之气；太冲穴乃足厥阴肝经原穴，疏肝利气，降逆止呃。

八、八脉交会穴

（一）八脉交会穴的由来

八脉交会穴，最早记载见于金末元初窦汉卿《针经指南》，原称"交经八穴""流注八穴"，明·徐凤在《针灸大成》一书中首次将其命名"八脉交会穴",是十二正经与奇经八脉交合相通的八个穴位。具体包括:公孙通过足太阴脾经入腹会关元与冲脉相通;内关通过手厥阴心包经起于胸中与阴维脉相通;列缺通过手太阴肺经循肺系喉咙与任脉相通;照海通过足少阴肾经入腹至胸与阴跷脉相通;外关通过手少阳三焦经循行上肩至肩井与阳维脉相通;足临泣通过足少阳胆经循行过季胁与带脉相通;申脉通过足太阳膀胱经与阳跷脉相通;后溪通过手太阳小肠经会大椎与督脉相通。八穴治疗奇经经气异常的病证,正是经脉之气相通的原因。《针经指南·流注八穴序》中说:"交经八穴者,针道之要也,然不知孰氏之所述,但序云:乃少室隐者之所传也,近代往往用之弥验。予少时尝得其本于山人宋子华,以此术行于河淮间四十一年。起危笃患,随手应者,岂胜数哉……近日得之于铜台碑字王氏家,其本悉如旧家所藏……"少室隐者是谁?迄今无可考究,从序中可知窦氏见到此书时,宋子华已经以此术在河淮一带行医四十一年,可见早在窦汉卿以前有关"流注八穴"内容已经流传。窦氏称其书后因战乱遗失,十五年后在铜台碑字王氏家又得一本,与过去那本基本相同,只是有一、二处错误和不清楚的地方。窦氏称"予复试比,此一精捷,疾莫不瘳"。他自己在临床实践应用后有特殊效果,序言中说:"非欲以此而私己之为,盖欲民生,举无痒痌疾痛,痼羸残疾之苦而为之。"乃载于《针经指南》以广天下。窦汉卿在临床对流注八穴广泛用之,《针经指南·定八穴所在》中记载:"公孙穴主治二十七证……内关二穴主治二十五证……足临泣穴主治二十五证……外关二穴主治二十七证……后溪二穴主治二十四证……申脉二穴主治二十五证……列缺穴主治三十一证……照海二穴主治二十九证。"共治病证二百一十三,所以后世称"窦氏八穴"。明·《普济方》《针灸大全》《针灸聚英》等书均载"窦文贞公八法流注"。明·李梴在《医学入门》中云:"八法者,奇经八穴为要,乃十二经之大会也。"又说:"周身三百六十穴,统于手足六十六穴,六十六穴又统于八穴。"充分说明流注八穴之精义所在,也说明窦汉卿在《针经指南》中对八脉交会穴的运用之广确系临床经验的总结,对后世针灸医家影响极大。

八脉交会穴,又称"交经八穴",是正经与奇经脉气相通的重要部位，八脉八穴的交会相通及影响所及部位，根据明·朱橚（周定王）组织编撰的《普济方》内容引录于下：

公孙（通冲脉）、内关（通阴维）合于胸心胃。

足临泣（通带脉）、外关（通阳维）合于目锐眦（耳后颊颈肩缺盆胸膈）。

后溪（通督脉）、申脉（通阳跷）合于内眦、颈（项耳肩膊小肠膀胱）。

列缺（通任脉）、照海（通阴跷）合于肺系喉咙胸膈。

（二）八脉交会穴的概念及与奇经八脉的关系

八脉交会穴是奇经八脉和十二正经脉气相通的八个腧穴，又称交经八穴、流注八穴，分布于四肢肘、膝关节以下。

八穴的记载首见于窦汉卿的《针经指南》，称为"交经八穴"。据说"乃少室隐者之所传也"，得之于"山人宋子华"之手。此后，明代刘纯《医经小学》和徐凤《针灸大全》始称此为八脉交会八穴。这里所说的交会是指脉气的相通，不是指十二正经与八脉交会穴在分布线路上的直接交合。八脉交会穴和奇经八脉的关系如下。

1. 公孙与内关

公孙属足太阴络穴，其络别走足阳明胃脉，通过胃脉"入气街中"与冲脉相通。内关属手厥阴络穴，经脉从胸走手，在胸中与阴维脉相通。

冲脉和阴维脉系通过足太阴脾经、足阳明胃经和足少阴肾经的联属关系，而相合于胃、心、胸部。

2. 足临泣与外关

足临泣属足少阳胆经的输穴，通过足少阳胆经"过季胁"与带脉相通。外关属手少阳络穴，经脉循膊外上肩与阳维脉相通。

带脉和阳维脉系通过手、足少阳经的联属关系，而相合于目锐眦、耳后、肩、颈、缺盆、胸膈部。

3. 申脉与后溪

申脉属足太阳经，为阳跷脉所起之处，故与阳跷脉相通。后溪属手太阳的输穴，通过经脉绕肩胛，交肩上，于大椎穴与督脉相通。

阳跷脉与督脉系通过手、足太阳经的联属关系，而相合于目内眦、项、耳、肩膊。

4. 照海与列缺

照海属足少阴经，为阴跷脉所起之处，故与阴跷脉相通。列缺属手太阴经，通过经脉"从肺系"（喉咙、气管）与任脉相通。

阴跷脉与任脉系通过手太阴、足少阴经的联属关系，而相合于肺系、咽喉、胸膈。

由于正经与奇经八脉的脉气在八穴相通，故这八个腧穴对调节经脉气血盈亏虚实就特别重要。李梴在《医学入门》中说："周身三百六十穴，统于手足六十六穴，六十六穴又统于八穴。"由此表明这八个穴位的重要意义。

流注八穴在临床应用主治范围广，且有独特的疗效，最早记述主治证见《针经指南》八穴共治 213 证，并且列举了八穴逐穴的主治与脏腑关系；明·徐凤在《针灸大全》中又补充为 216 证，并逐证记述了配用的穴位；以后杨继洲在《针灸大成》中又补充了杨氏家传经验 37 证，始成 253 证治，发展了流注八穴的治疗范围。

（三）八脉交会穴的交会相通之理

八脉八穴分为四对，手经四穴与足经四穴上下相配，其配合主要与经脉循行与作用有关。公孙穴为足太阴脾经络穴，脾与胃互为表里，同居中焦，为后天之本，气血生化之源泉，胃主受纳，脾主运化水谷精微；胃主降，脾主升，因而脾胃是气机升降的枢纽；冲脉为十二经脉之海，又为血海，《灵枢·逆顺肥瘦》云："夫冲脉者，五脏六腑之海也……渗诸阳，灌诸精。其下者，注少阴之大络，出于气街……其下者，并于少阴之经，渗三阴；其前者，伏行出跗属，下循跗，入大趾间。"三阴者，太阴也，其脉气向下通于足太阴经，公孙穴为足太阴经之络，别走足阳明经，《素问·痿论篇》曰："阳明者五脏六腑之海。"其生理功能都是维系气血生化；在病理表现上，气机失常，升降失司，逆气就会上冲，正如《难经·二十九难》云："冲之为病，逆气而里急。"

公孙穴理气健脾、和胃降逆、调畅气机等方面，恰与冲脉病机相合。内关穴是手厥阴心包经络穴，心包经脉起于胸中出属心包络，联络上、中、下三焦。《灵枢·经脉》云："是主脉所生病者。"心包代心行令，心之外卫，代心受邪；内关穴具有行气和血、通经止痛的作用，是临床治疗胃、心、胸疾病的要穴。阴维脉有维系、联络全身阴经之作用。《难经·二十八难》云："阴维，起于诸阴交也。"循行上至胸膈，主要病理为气血不通，心胸疼痛。《难经·二十九难》曰："阴维为病苦心痛。"《脉经·平奇经八脉病》中载："诊得阴维脉沉大而实者，苦胸中痛，胁下支满，心痛。"阴维主一身在里之阴，亦主营气。《灵枢·邪客》云："营气者，泌其津液，注之于脉，化以为血。"内关穴理血调气，通脉止痛的作用，恰与阴维脉病机相合。冲脉之气，"夹脐上行，至胸中而散"，阴维脉"上胸膈"，二脉均达胸膈。

足临泣为足少阳胆经"输"穴，《灵枢·经脉》云："胆足少阳之脉，起目锐眦""至肩上""其支者，从耳后入耳中，出走耳前，至目锐眦后"。"其直者，从缺盆下腋，循胸，过季胁。"交带脉、五枢、维道而相互交通。带脉起于季胁，回绕身之一周，如束带；二脉经气密切相交。外关穴为手少阳三焦经之络穴，《灵枢·经脉》云："三焦手少阳之脉，起小指、次指之端……上贯肘，循臑外上肩，入缺盆，布膻中。""其支者，从耳后入耳中，出走耳前，过客主人，前交颊，至目锐眦。"阳维脉起于足跟外侧，沿足少阳经脉上髋部，达胁肋后侧，从腋后上肩，至前额，再到颈后，与督脉相合，循行中通过臑会、天髎与手少阳三焦经相交通。《奇经八脉考》云："阳维……过肩前与手少阳会于臑会、天髎。"《灵枢·经脉》篇记载足少阳之脉至肩上，手少阳之脉循臑外上肩；足少阳之脉起于目锐眦，手少阳之脉至目锐眦。三焦主通行原气，为阳经之府，其气行于诸阳经之间，贯通诸阳经脉；阳维脉起于诸阳之会，维系诸阳经脉而主表，阳维为病，邪在表，主要表现恶寒发热，外关穴主要功能祛除表邪、通调三焦，主病不谋而合。

后溪穴乃手太阳小肠经之"输"穴，其经脉循行起手小指外侧，行上肢外侧上达肩，绕肩胛，交肩上，交会督脉。督脉总督人体一身之阳，阳脉之纲，诸阳之海，其别络自脑下项与手足太阳经脉交会大杼入大椎。太阳为三阳，阳气盛大，与督脉诸阳之纲，其意相似。督脉之病，主要表现为气血不利，脊强反折，腰背强痛，不得俯仰等；后溪为手太阳之"输"，"输主体重节痛"症状表现亦似。申脉为足太阳膀胱经腧穴，《针灸甲乙经》云："申脉为阳跷所生也。"《灵枢·经脉》云："手太阳之脉……出肩解，绕肩胛……至目内眦。""足太阳之脉，起目内眦，……别下贯胛。"《素问·骨空论篇》曰："督脉者……与太阳起于目内眦。"《奇经八脉考》曰："阳跷者……至目内。"手、足太阳经脉与督脉和阳跷脉都是通过经脉会合到达目内眦。

列缺穴是太阴肺经之"络"穴，其经别上缺盆，循喉咙。任脉经循腹里上关元至咽喉，两脉交会，《灵枢·经别》云："手太阴之正……上循喉咙。"《素问·骨空论篇》曰："任脉者，起于中极之下，至咽喉。"两经脉气互相渗灌。照海穴为足少阴肾经腧穴，阴跷脉始生之处；《黄帝内经灵枢注证发微》释："跷脉者，乃足少阴肾经之别脉也，起于然谷下之照海穴"。《奇经八脉考》云："阴跷者，足少阴之别脉，其脉起于跟中，足少阴然谷穴之后，同足少阴循内踝下照海穴。"《针灸甲乙经》曰："照海，阴跷脉所生。"《灵枢·脉度》云："跷脉者，少阴之别，……上出人迎之前。"《灵枢·经脉》云："足少阴之脉……入肺中。"足少阴经脉上行循喉咙，夹舌本。《灵枢·营气》云："督脉……入缺盆，下注肺中。"因而肺系咽喉是手太阴经、足少阴经、任脉、阴跷脉经气会合交通的部位。肺居上焦，具有宣发肃降的作用，水谷精微才得以输布，肺为阴经之首，经脉流注始于肺；任脉为阴脉之海；列缺宣通肺气，通任脉；照海补益肾精，畅通阴跷。

（四）八脉交会穴的应用

八穴分属十二经脉其气相通奇经八脉的穴位，八穴中有四个络穴，即内关、公孙、外关、列缺，分属手厥阴心包经、足太阴脾经、手少阳三焦经、手太阴肺经。络穴具有沟通表里经脉的作用，它既可以治疗本经脉病变，又可以治疗相表里经脉的病变，治疗范围较一般穴位广泛。

八穴中有二个输木穴是后溪、足临泣，是手太阳经、足少阳经之输穴，属木。《难经·六十八难》载："输主体重节痛"，后溪又通督脉，足临泣穴通带脉，治疗范围广泛。

八穴中有二个跷脉穴，即足太阳经申脉、足少阴经照海。《针灸甲乙经》载："照海，阴跷脉所生""申脉，阳跷脉所生"。跷脉是健跷之意，与人体运动相关，主一身之动静、平衡。《难经·二十九难》云："阴跷为病，阳缓而阴急；阳跷为病，阴缓而阳急。"

八穴的应用均为上下相配，内关配公孙，公孙之络入胃肠，内关之络系心包，五行属性一火一土，两络相伍，调气血，畅气机以治胃心胸胁肋疾病。临床常用"冲脉实泻公孙，维脉虚补内关"一补一泻，火土相生，更有相得益彰之妙。列缺配照海，宣发肃降，通调水道，其中照海又通阴跷脉，补肾壮水，经脉之循又达咽喉，两穴相配，一上一下，金水相生相辅相成，宣通肺气，济肾益阴，共治肺、肾、咽喉之病。后溪配申脉，《周易》云："周声相应，同气相求。"同属太阳经脉，经脉互通，同气相求，共同治疗目内眦、颈、项、肩及耳部疾患。外关配足临泣，同属少阳经脉，同气相求，足临泣足少阳经之"输"，外关手少阳经之"络"，一个输注，一个联络，经气上下贯通，合治目外眦、耳、颊、颈、肩部疾患。

明·徐凤在《针灸大全》一书中引载《普济方》时，将八脉交会八穴相通的主治范围编成七言句：

公孙冲脉胃心胸，

内关阴维下总同，

临泣胆经连带脉，

阳维目锐外关逢，

后溪督脉内眦颈，

申脉阳跷络亦通，

列缺任脉行肺系，

阴跷照海膈喉咙。

徐凤在《针灸大全》一书中还按照八脉八穴相通相合的关系，将其组合成父母、夫妻、男女、主客来相互配伍应用，即：

公孙二穴为父，内关二穴为母，

后溪二穴为夫，申脉二穴为妻，

临泣二穴为男，外关二穴为女，

列缺二穴为主，照海二穴为客。

因为公孙穴在八卦中配以乾卦，乾为天，天阳作父，内关为心包经亦称为阴血之母，所以公孙为父穴，内关为母穴，两穴交通；后溪为小肠经丙火穴，申脉为膀胱经壬水穴，火为阳，水为阴，后溪和申脉交合相通，为夫妻相应；足临泣在卦象上是震卦，外关穴是巽卦，震为阳，巽为阴，《周易》中以阴阳先后次序，震为长男，巽为长女，因而将足临泣称男，外关称女，两穴交通；手太阴肺经和任脉在循行中都与肺系咽喉有密切联系，肺与咽喉是呼吸系统的重要部分，人体气血运行推动的源泉，故以肺经列缺为主穴，以相通交会的照海为客穴。所以八脉八穴的交会相通有着极其深奥的意义。

八穴临床应用中，可根据经脉气血的周期盛衰变化在灵龟八法、飞腾八法中取穴应用。正如明·李梴《医学入门·子午八法》一书中载："周身三百六十穴，统于手足六十六穴，六十六穴又统于八穴。"又说："八法者，奇经八穴为要，乃十二经之大会也。"吴崑《针方六集·窦太师标幽赋吴注》二卷云："窦公所指八法，开针家一大法门，能统摄诸病，简易精绝。"八穴临床应用详见《针灸时间医学》。

八脉交会穴中为什么无手足阳明经、手少阴心经、足厥阴经穴？手足阳明经因为有手太阴肺之络穴列缺和足太阴脾经络穴公孙，《灵枢·经脉》云："肺手太阴之脉，起于中焦，下络大肠，还循胃口，上膈属肺。"根据"经脉所过，主治所及"肺络亦能治疗胃肠之疾，无须再设，心包代心受邪，代心行令，手少阴心经不必再设，《金匮要略·脏腑经络先后病脉证》云："见肝之病，知肝传脾，当先实脾。"又云："实脾，则肝自愈。"所以治肝先实脾，也无须再设足厥阴经穴。见表1-15。

表1-15　八脉交会穴表

经属	八穴	通八脉	治疗部位
足太阴	公孙	冲脉	胃、心、胸
手厥阴	内关	阴维脉	
手少阳	外关	阳维脉	目外眦、颊、颈、耳后、肩
足少阳	足临泣	带脉	

续表

经属	八穴	通八脉	治疗部位
手太阳	后溪	督脉	目内眦、颈、耳、肩胛
足太阳	申脉	阳跷脉	
手太阴	列缺	任脉	胸、肺、膈、喉咙
足少阴	照海	阴跷脉	

综上所述，八脉交会穴中有两组配穴是阴经，如公孙与内关、列缺与照海。《素问·五脏别论篇》云："所谓五脏者，藏精气而不泻也，故满而不能实；六腑者，传化物而不藏，故实而不能满也。"因而脏病多虚，腑病多实，治疗上脏病一般偏补，腑病一般偏泻。八脉交会穴两组阴经相配是五行相生配伍，其目的不会伤及五脏精气。

八脉交会中有两组配穴是阳经，即足临泣与外关、后溪与申脉，均为同名阳经，同气相求，经气贯通，提高疗效。

八脉交会穴中有络穴四个，即内关、公孙、外关、列缺，由于络穴的联络表里经作用，扩大了治疗的范围。

《黄帝内经》《难经》之后，针灸理论形态的腧穴治疗经验总结层出不穷，对针灸学术的发展有着标志性的实践意义，作为类穴之一，八脉交会穴应属佼佼者。八脉交会穴总结了上、下肢对应的取穴，找出了共同的主治规律，丰富和发展了针灸选穴配穴的原则方法。李梴在《医学入门·子午八法》卷一提出"此八穴配合定位刺法之最奇者也，是故头痛取足，而应之于手；足病取手，而应之于足；左病取右，而应之以左；右病取左，而应之以右。"

（五）验案举隅

符某，男，40岁，司机。2018年4月26日来诊。

病史：素有颈肩部不舒，近2个月渐渐加重，颈肩部酸胀、疼痛，近一周来颈部活动受限，在本院骨科治疗。颈部磁共振示：颈3～5椎体缘可见骨质增生，椎间盘向后突出，硬膜囊受压。诊断为神经根型颈椎病，患者不愿做微创手术而来我科治疗。查：臂丛神经牵拉试验

（–），双侧霍夫曼征（–）。舌质红苔稍腻，脉沉弦。

诊断：颈痹。

辨证：瘀血阻络。

治则：活血通络。

治法：取颈排刺，后溪、申脉。颈排刺取风池（双）、风府，然后在风池与风府之间左右再针，形成五针排列，均刺 1.2 寸，后溪直刺 1.2 寸透向劳宫，申脉斜刺 1.2 寸，均用泻法。每 3～5 分钟行针 1 次，留针 30 分钟，起针后用正坐端提手法。患者即感肩部酸胀、疼痛消失，不舒感缓解大半，嘱继续治疗尽量减少头低位，继续治疗 5 次，临床治愈。

按：后溪穴乃手太阳经输穴，"输主体重节痛"，通督脉入脑络，督脉为"阳脉之海"，针刺后溪振奋全身阳气，通经止痛；《灵枢·经脉》记载手太阳经"是动则病……不可以顾，肩似拔。"申脉穴位足太阳经，通阳跷脉，二穴同属太阳经穴，即是八脉交会配穴又是同名经配穴，同气相求，上下呼应。《灵枢·杂病》云："项痛不可俯仰，刺足太阳，不可以顾，刺手太阳也。"手足太阳经、督脉、跷脉均达颈脊部位，缓解组织痉挛，温煦气血运行，起到活血化瘀，通经止痛之效，更配颈排刺疏通局部经络，再加手法复位，协同收效。

九、下合穴

（一）下合穴的概念及分布规律

六腑之气下合于足阳经的六个腧穴，称下合穴。下合穴是六腑之气输注出入的部位，强调了这 6 个穴位与六腑之间更为密切的关系。其中足阳明胃经、足太阳膀胱经、足少阳胆经之下合穴均各分布在足三阳经脉上，同时又都为五输穴之合穴；而手阳明大肠经、手太阳小肠经、手少阳三焦经之合穴上出手三阳经，但又设下合穴与足阳经。见表 1–16。

表 1-16　下合穴表

六腑	下合穴
胃	足三里
大肠	上巨虚
小肠	下巨虚
膀胱	委中
三焦	委阳
胆	阳陵泉

下合穴的记载首见于《灵枢》。《灵枢·邪气脏腑病形》提出"合治内腑",《灵枢·本输》记载:"六腑皆出足之三阳,上合于手者也。"即"胃合入于三里,大肠合入于巨虚上廉,小肠合入于巨虚下廉,三焦合入于委阳,膀胱合入于委中,胆合入于阳陵泉"《灵枢·邪气脏腑病形》。胃、胆、膀胱三腑的下合穴,即本经五输穴中的合穴;手三阳经脉均主要循行于上肢,不直接入脏腑,仅作用于上肢、头面部位,相对来说它们合穴对内腑影响不大。而大肠、小肠、三焦在下肢又另有下合穴。《灵枢·本输》又说:"大肠小肠,皆属于胃。"三焦是"太阳之别""入络膀胱"。由于大肠、小肠皆承受从胃腑传化而来的水谷之气,属于胃,故它的下合穴(上巨虚、下巨虚)同在足阳明胃经上。至于三焦的下合穴,因三焦为"决渎之官,水道出焉",与膀胱均为水液之腑,都具有调节水液代谢的作用,故位于足太阳膀胱经。见表 1-17。

表 1-17　古代文献对下合穴之诠释举隅

穴名 诠释 书名	足三里	上巨虚	下巨虚	委阳	委中	阳陵泉
《灵枢经》	为合	大肠属上	小肠属下	三焦下输	为合	为合
《甲乙经》	足阳明之脉所入也为合	足阳明之脉与大肠合	足阳明之脉与小肠合	下焦下辅输也	足太阳之脉所入也,合也	足少阳之脉所入也,为合
《外台秘要》	足阳明之脉所入也,为合	足阳明之脉与大肠合	足阳明之脉与小肠合	—	足太阳脉之所入也,为合	—

诠释书名 \ 穴名	足三里	上巨虚	下巨虚	委阳	委中	阳陵泉
《针灸资生经》	土也	—	足阳明之脉与小肠合	—	足太阳之脉所入也，为合	—
《针灸大成》	足阳明胃脉所入为合土	—	—	三焦下辅输	土也	土也
《针灸集成》	合土也，六腑之合	六腑之合	六腑之合	六腑之合	合土也，六腑之合	合土也，六腑之合

从表上可以看出，只有《针灸集成》一书，认为六穴是六腑之会。六腑在足阳经上各有一个合穴，说明六腑相合于足阳经的腧穴为六合穴，而手三阳经合于足阳经的腧穴为"下合穴"。

手三阳经各有合穴，在足阳经设下合穴，何也？历代医家、医著无明确回答。我们认为，根据经脉循行，手三阳经脉不直接深入脏腑，多循行头面及上肢部位。明·张景岳在《类经》中指出："五脏六腑皆有五输，五输之所入为合……然手三阳经脉复有连属上下，脉气相通者，亦谓之合……手三阳经下合在足也。"阳经脉经气循行在躯干部直入内腑，是治疗腑病的主要经脉，设"下合穴"就有了上下之分。

从脏腑功能上看，足阳明胃经、手太阳小肠经、手阳明大肠经，以及胃、小肠、大肠共同完成饮食的受纳、消化、吸收、排泄等功能。在生理上三者互相资助，在病理上三者必然相互影响，因而将手阳明经与手太阳经下合穴分别设在足阳明胃经的上巨虚、下巨虚穴。三焦与膀胱的关系，《素问·灵兰秘典篇》曰："三焦者，决渎之官，水道出焉；膀胱者，州都之官，津液藏焉，气化则能出矣。"说明三焦与膀胱都能调理水道，主持人体水液代谢。在病理状态又相互影响，导致水液代谢的失常，所以将手少阳三焦下合设在足太阳膀胱经委阳穴。

为什么下合穴可以治疗六腑病？《灵枢·邪气脏腑病形》云："此阳之别于内，属于腑者也。"说明足阳明经、足少阳经、足太阳经三条足阳经脉从六个下合穴别出六条支脉直达六腑；胃经从足三里穴别出直达胃腑，胃经从上巨虚处别出直达大肠腑；胃经从下巨虚处别出直达小肠

上篇　特定穴概论

腑，所以《灵枢·本输》经说："大肠、小肠皆属于胃。"膀胱经从委阳穴处别出直达三焦腑，所以《灵枢·本输》云："三焦者……属膀胱，是孤之腑也。"膀胱经委中穴别出直达膀胱腑；胆经从阳陵泉穴别出直达胆腑。所以下合穴应该是六腑的下合穴，而不能说成是六经的下合穴，这样才能更好理解《黄帝内经》原意的"合治内腑"。

《灵枢·本输》篇云："三焦者，中渎之腑也，水道出焉，属膀胱。"《灵枢·本脏》篇曰："肾合三焦膀胱。"《针灸甲乙经》载有"三焦下输……太阳络也。"说明足太阳膀胱经与手少阳三焦经关系至为密切，三焦功能的"气"特点与膀胱功能的气化作用皆同，正如《灵枢·经脉》篇云："三焦手少阳之脉……是主气。"《灵枢·本输》篇说："三焦下输在足太阳。"《针灸甲乙经》载："太阳之别……入络膀胱，约下焦。"又云："三焦下输……太阳络也。"从临床应用记载，委阳穴偏于治疗小便不利之膀胱病，三焦与膀胱共同调节水液代谢，委阳穴是三焦病的主治穴，设三焦下合于足太阳的膀胱经委阳穴有一定道理。

《灵枢·顺气一日分为四时》载有独言胃者，因胃乃六腑之代表，所谓"胃者，六腑之海"。《灵枢·邪气脏腑病形》记载："小肠病者，小腹痛，腰脊控睾而痛……取之巨虚下廉。"《针灸甲乙经》："溺黄，下廉主之。"《灵枢·邪气脏腑病形》及《针灸甲乙经》均载："大肠病者，肠中切痛而鸣濯濯，冬日重感于寒即泄，当脐而痛，不能久立，与胃同候，取巨虚上廉。"《备急千金要方》亦云："大肠热，肠鸣腹满，夹脐痛，食不化，喘不能久立，巨虚上廉主之。"临床对急慢性腹泻、便秘、肠痛、痢疾等疾均取上巨虚治疗。另外上、下巨虚与冲脉关联。《灵枢·海论》云："冲脉者为十二经之海，其输上在于大杼，下出于巨虚之上、下廉。"《素问·举痛论篇》："冲脉起于关元，随腹直上。"《素问·痿论篇》又说："阳明者，五脏六腑之海，主润宗筋……冲脉者……与阳明合于宗筋，会于气街。"所以设手阳明大肠经、手太阳小肠经之下合在上、下巨虚。

依据上述，六腑包括胃、膀胱、胆、小肠、大肠、三焦。足三阳是胃、膀胱、胆，各自经脉有其合穴，不需再设下合穴。而另外三腑小肠、大肠、三焦，虽有合穴均在上肢，而设下合穴，综上引经据典可以看出，虽小肠、大肠、三焦均在腹中，但其所属经脉在手三阳经。《灵枢·经脉》篇言手三阳经的主治范围在上肢与头面部，而少有相应的内腑疾病；而六腑病变时，我们临床观察往往在下合穴部位出现异常变化，如凹陷、结节、压痛、颜色改变等等，这也正是《灵枢·邪气脏腑病形》篇提到"合治内腑"的依据。

（二）下合穴的应用

下合穴在临床上治疗腑证疗效显著，故有"荥输治外经，合治内腑"之说。《素问·咳论篇》说："治腑者，治其合。"说明其主要用来治疗六腑病证。《灵枢·邪气脏腑病形》详细记述了各自的适应证："大肠病者，肠中切痛而鸣濯濯，冬日重感于寒即泄，当脐而痛，不能久立，与胃同候，取巨虚上廉。胃病者，腹䐜胀，胃脘当心而痛，上肢两胁，膈咽不通，食饮不下，取之三里也。小肠病者，小腹痛，腰脊控睾而痛，时窘之后，当耳前热，若寒甚，若独肩上热甚，及手小指次指之间热，若脉陷者，此其候也。手太阳病也，取之巨虚下廉。三焦病者，腹气满，小腹尤坚，不得小便，窘急，溢则水留，即为胀……取委阳。膀胱病者，小腹偏肿而痛，以手按之，即欲小便而不得，肩上热，若脉陷，及足小趾外廉及胫踝后皆热。若脉陷，取委中央。胆病者，善太息，口苦，呕宿汁，心下澹澹，恐人将捕之，嗌中吩吩然，数唾……其寒热者，取阳陵泉。"现在常以足三里治胃痛，上巨虚治痢疾、肠痈，下巨虚治泄泻，阳陵泉治胆痛，委阳、委中治疗由于三焦气化失常而引起的癃闭。

（三）验案举隅

范某，男，53 岁。2017 年 11 月 3 日来诊。

病史：尿液混浊如豆浆 3 月余。3 月前小便混浊，有时尿道感烧灼，伴体倦乏力，纳差，不瘥，余无不适，渐渐加重，遂去陕西省人民医院诊治，确诊为乳糜尿，排除了其他病变，建议中医治疗。经服中药治疗效不显，病历示多为清热利湿、苦寒克伐之品。2017 年 11 月 3 日慕名来陕西中医药大学第二附属医院殷克敬名老中医工作室就诊。刻诊：小便短数，尿液混浊，白如米泔，伴肢体倦困乏力，纳呆，舌质红苔腻，脉象沉力弱，两尺尤甚。尿常规示：镜检红细胞 1～2 个 /HP、白细胞 7 个 /HP，尿蛋白（++）。

中医诊断：膏淋。

辨证：脾虚湿困，精微升降失常。

治疗：醒脾化湿，升清化浊。

治法：针刺百会、天枢（双侧加罐）、关元、委阳、足三里、阴陵泉。每日治疗 1 次，留针 30 分钟，每 5 分钟行针 1 次。

治疗后患者自觉身体轻快，治疗 1 周后，感觉饮食量渐渐增多，困乏好转，小便清，未出现尿浊情况，继续治疗 10 次，以巩固疗效，后经半年随访已痊愈。

按：乳糜尿是以小便混浊，色白如脂如膏，尿时顺畅，无痛苦为主要特征的疾病。西医学认为发病主要由胸导管、乳糜池及其所联系的淋巴系统发生病变，引起淋巴回流障碍，淋巴管内压力增高，侧支循环失代偿，形成肾盂区淋巴瘘，致乳糜液通过淋巴道进入尿路而发生。中医学归属膏淋、尿浊、血淋等范畴。

中医早在《黄帝内经》时期就有类似记载，其后《诸病源候论》有"诸淋者，由肾虚而膀胱热故也"之说。《证治准绳·杂病·淋》指出："淋病必由热甚生湿，湿生则水液浑，凝结而为淋。"脾虚运化失司，湿邪下行，流注膀胱，导致脾肾两伤，而见小便混浊。因而早期以清热利湿为主，健脾利湿固肾，取百会升清化浊、安神；天枢健补脾胃，温运中州；关元穴培元固本、补肾收涩，以振肾阳助运化之力；足三里补后天之本，恢复脾胃运化之力；委阳是手少阳三焦下合穴、足太阳膀胱的下合穴，有促膀胱运化的功能；阴陵泉穴健脾清热利湿，宣畅气机，以布水谷精微。诸穴配合健脾利湿，澄化其源，源清自洁，脾胃以健，精微得守，膀胱气机宣畅，淋疾乃约。

十、交会穴

（一）交会穴的概念

交会穴是指两条经脉或数条经脉相交会的腧穴。《黄帝内经》中虽没有提出交会穴的名称，但在许多篇章中可以看到它的萌芽和雏形。如《灵枢·本输》篇云："六腑皆出足之三阳，上合于手者也。""三焦下输，在于足太阳之前，少阳之后，出于腘中外廉，名曰委阳，是太阳络也，手少阳经也。"说明足三阳经的某些腧穴与手三阳经相合。《灵枢·根结》篇云："太阴根于隐白，结于太仓。"太仓是任脉之中脘穴，与足太阴经相连。所以交会穴萌芽于《黄帝内经》。《针灸甲乙经》首先提出交会穴的名称，并论述了 92 个穴位，其中论述直接交会的腧穴 81 个（阳经 50 个，阴经 31 个），间接交会的腧穴 11 个。《针灸甲乙经》记述的交会穴阴阳经脉分布，见表 1-18、表 1-19。

表 1-18　交会穴（阳经）

经脉	穴位
督脉	神庭、百会、脑户、风府、哑门、大椎、陶道、水沟
手太阳经	颧髎、听宫、臑俞、秉风
手阳明经	迎香、巨骨、肩髃
手少阳经	角孙、翳风、天髎、耳和髎
足太阳经	大杼、风门、附分、睛明
足阳明经	头维、承泣、巨髎、地仓、下关
足少阳经	本神、头临泣、目窗、正营、承灵、脑空、率谷、曲鬓、浮白、头窍阴、完骨、天冲、风池、颔厌、悬厘、阳白、瞳子髎、上关、肩井、维道、居髎、日月

表 1-19　交会穴（阴经）

经脉	穴位
任脉	承浆、廉泉、天突、上脘、中脘、下脘、阴交、关元、中极、曲骨、会阴
手太阴经	中府

经脉	穴位
手厥阴经	天池
足太阴经	腹哀、大横、府舍、冲门、三阴交
足厥阴经	期门、章门
足少阴经	幽门、通谷、阴都、石关、商曲、肓俞、中注、四满、气穴、大赫、横骨

臑会"手阳明之络",金门"阳维所别属也",绝骨"足三阳络",阳交"阳维之郄",照海"阴跷脉所生",交信"阴跷之郄",筑宾"阴维之郄",跗阳"阳跷之郄",申脉"阳跷所生",长强"少阴所结"。所以《针灸甲乙经》记载,直接和间接交会穴 92 个。

自晋·《针灸甲乙经》后历代医家都有所补充,到清·《针灸大成》时隔 1300 多年,交会穴增加了 12 个:臂臑、人迎、气冲、中髎、仆参、丝竹空、悬颅、带脉、五枢、环跳、膻中、龈交,交会穴共计 104 个。

(二) 交会穴的分布特点

交会穴从分布上看,大部分集中在头面、躯干部位,而四肢肘、膝关节分布较少。这与十二经脉经别在头面、躯干的交合有关;十二经别都从肘膝关节以上的正经别出,经躯干部位深入内脏,上至头项;阴经经别与其相表里的阳经经别,最后相合于相表里的阳经经脉。其二是督、任脉仅从躯干行于头面部;冲脉、带脉、阴阳跷脉和阴阳维脉也多依附循行躯干、头面部位,也创造了正经与奇经八脉在头面、躯干相交会的条件。其三可以从气街理论阐述,气街是经气运行在宽敞的通道,气街指头面、胸腹背经气集中的留注部位,也是经脉之气循行的通道。所以这些部位经脉交会比四肢部位更多。

(三) 交会穴的应用

交会穴是经脉交会的场所,它的功能与交会经脉密切相关,对脏腑经脉病候的反应一般较非交会的穴要广泛,更有利于对疾病的诊断和治疗。

1. 诊断方面

根据交会的经脉为特点，通过按压穴位来了解脏腑经脉的疾病，例如：章门穴是足厥阴经脉与足少阳经脉的交会穴，此穴有压痛可以帮助诊断肝胆方面的疾病；日月穴是足少阳经脉与足太阴经脉的交会穴，此穴压痛可以帮助诊断胆、脾及所属经脉的疾病。

2. 治疗方面

根据"经脉所过，主治所及"，交会穴不仅能治疗本经病变，还可以治疗交会经脉及所属脏腑的病变。交会的经脉越多，其治疗范围越广泛。例如：关元穴与足三阴经脉交会，又属任脉，任脉主一身阴血，所以关元穴既可治疗任脉病变，又能治疗足三阴经的病变，常用于治疗生殖、泌尿系统的病变。大椎穴属督脉，手足三阳经脉皆交会于此，督脉总督一身阳气，调节诸阳经，振奋全身阳气作用，因而高热等急性热病均可选用大椎穴治疗；三阴交穴是足太阴经穴，但足三阴经脉均交会于此，因此三阴交穴可治足三阴经脉病证，临床多用于生殖、泌尿系统疾病，特别用于多种妇科病。

交会穴属两经脉及两经以上经脉的交会点，合理选用，既可取穴少而精，提高治疗效果，又可揭示经脉与经脉之间的相关联系，对进一步研究经络循行有一定的意义。

十一、马丹阳天星十二穴

天星即天上的日月星辰。古人认为自然界春、夏、秋、冬的时令季节转换与天穹中日、月、星、辰的变化有关。天星十二穴取穴与时辰有一定关系。十二穴原为十一穴，金代马天阳撰写，首载于元代王国瑞《扁鹊神应针灸玉龙歌》一书，题为"天星十一穴歌"，明·徐凤《针灸大全》中增加太冲一穴，题为"马丹阳天星十二穴杂病歌"，其后在明·高武《针灸聚英》《类经图翼》中均有转载。明·杨继洲《针灸大成》不仅阐述了十二穴的名称，且对其各穴详细位置和针灸方法、主治功能有了详细记载，并做了高度评价。歌诀对十二穴进行了整体疏理，将十二穴两两相对分为6组，肯定了临床效果。提出"合担用法担，合截用法截"的"担截法"配穴法。最后又对从事操作人提出较高的医法要求，"至人可传授，匪人莫浪说"。

马丹阳名马钰，字宜甫，山东宁海人，生于金天会元年5月20日，卒于大定二十三年十二月二十二日（1123—1183年），享年61岁，信仰道家成仙之说。中年（44岁）从重阳子出家学道，他医学针灸造诣很精，在针灸学术上的贡献，现只有仅存的《马丹阳天星十二穴杂病歌》，是自己多年来的临床经验总结，并传于弟子。道教奉北斗七星为神祇，认为北斗七星乃造化之枢机，人神志的主宰，天地万物跟其旋转，布梵气于三界，万物得以生长，有回生注死之功，消灾度厄之力，所以用天星命名十二穴。

（一）马丹阳天星十二穴杂病歌

三里内庭穴，曲池合谷接，

委中配承山，太冲昆仑穴，

环跳并阳陵，通里并列缺，

合担用法担，合截用法截。

三百六十穴，不出十二诀，

治病如神灵，浑汤如泼雪，

北斗降真机，金锁教开彻，

至人可传授，匪人莫浪说。

（二）天星十二穴的归经特点

天星十二穴位置分布均在四肢部位，其中上肢4个，下肢8个，两两相对，分成6组。

1. 足三里穴、内庭穴

足三里穴乃足阳明胃经合穴。胃为后天之本，水谷之海，气血生化之源，主受纳。胃气盛则消纳通畅，营养摄固，五脏六腑得以水谷滋养，生机旺盛；否则各脏腑器官失荣，生机则危。补之则健脾和胃，固卫生机；泻之则升清化浊，消滞祛满。

内庭穴为足阳明胃经荥水穴。胃为中土，万物皆生于土，土燥热生，热生阳元，必以水滋润则水土交融，万物始生，振阳于上，和阴于下，阴阳相合，升降有序而气自和畅。

2. 曲池穴、合谷穴

曲池穴为手阳明大肠经合穴。合谷穴为手阳明大肠经原穴。手阳明经从手至面部，其支从缺盆上走颈部，经颊入下齿，回绕至上唇，左脉行右，右脉行左，交叉人中，夹鼻旁衔接足阳明经。曲池、合谷治面、口疾病乃经脉循行之部。曲池为合土穴，合谷为原穴，两穴相伍，清热利湿，通上达下，疏卫通阳，开泄腠理，以达疏风散寒，清热解毒，活血化瘀，镇痛止痒之功。

3. 委中穴、承山穴

委中穴是足太阳膀胱经合穴，通经活络，以降湿热浊毒；承山穴是足太阳膀胱经枢机要穴，足太阳经别所发之地，通利关节，强腰健膝，调理气血。两穴相配，调理脏腑，舒筋通络，祛风利湿，通经泄热。

4. 太冲穴、合谷穴、昆仑穴

太冲穴为足厥阴肝经原穴，亦为输穴，有疏肝降逆、行气和血、清肝热镇静之功。"天星十二穴"原载缺太冲穴，为"天星十一穴"，后人加太冲穴成十二穴。太冲，亦作"太虚"，能调和疏理精神状态。明·李时珍《奇经八脉考》中记载："王启玄曰：肾脉与冲脉并下行，循足合而盛大，故曰太冲。"太冲偏于调理血分，与合谷配名曰"四关穴"；太冲、合谷两穴一阴经一阳经，一属脏一属腑，一调理气，一调理血，一升一降，成为阴阳相合，上下相配，阴阳同调，脏腑同理，上下呼应的绝佳配穴。昆仑穴乃足太阳膀胱经的经穴，舒筋活络，行气止痛。太冲、昆仑两穴相伍，具有搜风除痹，清热利湿，疏肝理气，舒筋活络，祛瘀止痛之功。

5. 环跳穴、阳陵泉

环跳穴乃足少阳胆经穴，又是足少阳经与足太阳经交会穴，能通经逐痹，调理气血之壅滞，以祛风寒湿痹之邪；阳陵泉乃足少阳胆经合土穴，又是八会穴之筋会穴，能舒筋活络、宣通气血。两穴相配，通络散寒，祛湿除痹，舒筋止痛。

6. 通里穴、列缺穴

通里穴为手少阴心经络穴，别走手太阳经脉，能定志宁心，通舌窍；列缺为手太阴肺经络穴，八脉交会穴之一，通任脉，别走手阳明经脉，功长祛风疏邪，根据经脉所通，主治所及，对头项疼痛有明显作用。两穴配合功长宣解清散，通经活络，祛瘀止痛。

（三）担截法

担截法是一种操作手法。明·汪机《针灸问对·天心十一穴歌》曰："右手提引谓之担，左手推按谓之截，担则气来，截则气去。"《针灸大成·经络迎随设为问答》中提出："补针之法……再推进一豆，谓之按，为截为随也。""凡泻针之法……退针一豆，谓之提，为担为迎也。"

担截在取穴方法上，担取双穴，截取单穴，《针灸问对·天心十一穴歌》记载："截者截穴用一穴也，担者二穴或手足二穴，或两手足各一穴也。"《针灸聚英·拦江赋》记载："心胸主病内关担，脐下公孙用法拦，头部还须寻列缺……噤口咽风针照海。"说明担是取双穴，截指截半取单穴，是取某经中间部分某一穴位，以激发经气感传，使经气上下通畅，截止病情发展。

"北斗降真机，金锁教开彻"，是指北斗七星乃造化枢机，主持天地宇宙的运转，如十二穴主宰人神志，有回生注死之功。金精上玄为金关，紧扣齿者为玉锁，金关玉锁指天机由玉匣存之，金锁固之，十二穴没有刻本，以言传心授流传，"金锁教开彻"是找到了祛病强身的秘密。"治病如神灵，浑汤如泼雪"，是指治疗疾病如神灵，有热汤泼雪之效。

（四）验案举隅

刘某，女，50岁，户县企业家。

病史：双下肢瘫痪半月余。自述半月前因租地合同发生争执，争吵后即双下肢活动失灵，意识清楚，语言流利，心肺正常。在当地县中医院治疗，经中西医、针灸等治疗效不著，患者思想负担太重，言自己从此瘫痪，不会站立起来，纳差，睡眠少，足踝无力，邀余会诊。查体：血压 130/80mmHg，上肢肌力正常，下肢肌力 3 级，腱反射可引出，肌张力减低，感觉正常，无病理反射。

诊断：癔症性瘫痪。

辨证：肝郁气滞。

治法：疏肝解郁。

治法：先取双下肢隐白穴点刺，刺后双下肢即刻收缩屈曲，语言暗示患者，下肢无瘫痪，针灸几次可下床走路。继针神庭穴，向上斜刺 1.2 寸；太冲穴（双）向涌泉方向刺 1.2 寸；昆仑穴（双）直刺 1.0 寸；环跳穴（双）直刺 3.0 寸；阳陵泉穴（双）直刺 1.2 寸。均用泻法，留针 30 分钟，每 3～5 分钟行针 1 次。针刺后，患者自觉下肢有点力，足踝可上下活动，语言疏导鼓励，每日治疗 1 次，3 次后患者下床扶物可行走，1 周后行动自如而痊愈出院。

按：神庭穴能安神定志，消除恐惧；太冲穴乃足厥阴肝经原穴，有降气养血、疏肝行郁之功；昆仑穴是足太阳经穴，疏络舒筋，助太冲以降气养血，二穴相配为天星十二穴之配合，两穴一阴一阳，阴阳气血同调，以达疏肝理痹、通经行瘀、调气和血之功。环跳穴与阳陵泉穴均为足少阳胆经穴，环跳穴又是足少阳经与足太阳经的交会穴，贯通胆与膀胱两经，可调经络气血壅滞；阳陵泉为足少阳经合土穴，又为八会穴之筋会，统调一身筋病，与筋脉活动、屈伸至关重要。天星十二穴的配合，能产生交融生化之力，不愧被称为"治病如神灵，浑汤如泼雪"。

十二、孙真人十三鬼穴

十三鬼穴相传为春秋战国时扁鹊所创，为古人治疗精神异常之穴位。最早记载于唐·孙思邈《备急千金要方》中："凡百邪之病，源起多途，其有种种形象，示表癫邪之端而见其病。""百邪所病者，针有十三穴"。孙氏经多年实践，在其晚年所著的《千金翼方》中又重新记述了这一内容，后世称"孙真人十三鬼穴"，明·高武在《针灸聚英》一书中又增加了间使和后溪两穴，并编成歌诗以便记忆。

（一）孙真人十三鬼穴歌

百邪为疾状癫狂，十三鬼穴须推详。
一针鬼宫人中穴，二针鬼信取少商，
三针鬼垒为隐白，四刺鬼心大陵岗，
五针申脉通鬼路，六针风府为鬼枕，
七针鬼床颊车穴，八针鬼市在承浆，
九刺劳宫为鬼窟，十刺上星登鬼堂，
十一鬼藏会阴取，玉门头上刺娇娘，
十二曲池淹鬼腿，十三鬼封海泉穴，
出血须令舌不动，更加间使后溪良，
男先针左女先右，能令鬼魔立刻降。

（二）十三鬼穴分布

十三鬼穴分布周身，头部6穴，上肢4穴，下肢2穴，躯干1穴。

1. 头部

头部穴位有水沟（人中）、风府、颊车、承浆、上星、海泉。《灵枢·海论》云："脑为髓之海，其输上在于其盖，下在风府。"督脉总督诸阳脉，自风府入脑，《素问·疟论篇》云："卫气一日一夜大会于风府。"《素问·五脏生成篇》曰："诸髓者，皆属于脑，脑为髓海。"明确指出脑是髓汇聚之处，连于脊髓，为生命之枢机。《本草纲目》云："脑为元神之府。"清·王清任《医林改错》载："灵机记性不在心而在脑。"明确指出脑与人的精神思维活动有密切关系。中医藏象学说把脑的生理功能归于心，提出"心藏神"，又将神分为神、魂、魄、意、志，分属五脏的心、肝、肺、脾、肾，这更说明脑与人体各脏腑有密切联系。舌下为奇穴海泉，终不离心窍，因而十三鬼穴分布头部占有一半之多。

2. 上肢部位

上肢部位有四穴，即劳宫、大陵、少商、曲池。《素问·痿论篇》

云："心主身之血脉。"《素问·灵兰秘典篇》曰："心者，君主之官，神明出焉。"《素问·五脏生成篇》说："诸气者，皆属于肺。"《素问·六节藏象论篇》载有"肺者，气之本也"。劳宫穴为手厥阴心包经荥穴，功长清心泄热，醒神开窍，消肿止痒；大陵穴为手太厥阴心包经原穴，具有安神定志的作用；少商穴为手太阴肺经井穴，功长清热利咽，开窍醒神；曲池穴乃手阳明大肠经合穴，功长清热疏风，消肿止痛。心与肺，一主血一主气，肺气肃宣，气血调和，经脉才能畅通，脏腑功能才能升降有序。肺与大肠互为表里，相得益彰。

3. 下肢部位

下肢两穴，隐白、申脉。中医认为："脾主运化""脾为生痰之源"。若脾失运化水湿，聚湿生痰，浊痰内生，上蒙清窍，扰乱神明，则出现精神、神志异常症状。《针灸大成·百症赋》说："梦魇不宁，厉兑相谐于隐白。"隐白乃足太阴脾经之井穴，具有健脾化痰、宁心安神之功。申脉穴是足太阳经穴，八脉交会穴之一，通阳跷脉，止癫明目，镇静安神，舒筋通络。《灵枢·任脉》云："足太阳主筋所生病。"《针灸甲乙经》载："癫狂，互引僵仆，申脉主之。"

4. 躯干部位

躯干一穴，会阴。其部位是任、督、冲脉之会，通调三脉，镇静安神。

（三）十三鬼穴所属经脉及别名

在十三鬼穴中，特定穴占 10 穴，其中交会穴 4 个，五输穴 5 个，八会穴 1 个。由于受历史条件影响，古人将病情离奇之精神、神志病证归神鬼作祟，相当于今之精神疾病、郁证、神经官能症、自主神经功能紊乱等疾病可选择运用十三鬼穴调整治疗。见表 1–20。

表 1–20　十三鬼穴所属经脉及别名

经脉	穴位	别名
督脉	水沟、上星、风府	鬼宫、鬼堂、鬼枕
任脉	会阴、承浆	鬼藏、鬼市
手厥阴心包经	大陵、劳宫	鬼心、鬼窟

经脉	穴位	别名
手太阴肺经	少商	鬼信
手阳明大肠经	曲池	鬼腿
足太阴脾经	隐白	鬼垒
足阳明胃经	颊车	鬼床
足太阳膀胱经	申脉	鬼路
经外奇穴	舌下中缝（海泉）	鬼封

（四）十三鬼穴其义及归经主治

1. 水沟穴，名鬼宫

《说文解字·宫部》（以下简称《说文》）："宫，室也。"此统言也。若细分，宫言其外之围绕，而室言其内，此其一；其二，五音宫商角徵羽，宫，中也，居中央唱四方，唱始施生，为四声纲也。

了解"宫"的含义，再看人面，鼻乃面之中，水沟穴居鼻唇沟中央偏上，确切讲针刺点在鼻唇沟上 1/3 处，为督脉所主，与任脉仅一口之隔。而地气通于口，天气通于鼻，人居天地之间，则水沟穴乃交通天地阴阳而更借助于督阳，治闭证、厥证，醒脑开窍，苏厥醒神。

2. 少商穴，名鬼信

《说文·言部》："信，诚也。从人从言。"听其言观其行，人言讲的是一个诚字，言为心声。若邪气迫肺扰心，必言而无信，甚至谵语狂乱，诚信岌岌可危也。

《广雅·释乐》："神农琴有五弦，曰宫商角徵羽，文王增二弦，曰少宫、少商。"商乃肺音，禀金秋肃杀之气，肺经之根，由阴出阳（手阳明），故曰少商。少商位于大拇指桡侧去爪甲一分处，乃肺经井穴，井主心下满，急刺井穴，主治邪热迫肺扰心，痰热惊风、谵语狂乱者，故取少商穴点刺出血能清泄肺热、清心除烦、开窍安神。

3. 隐白穴，名鬼垒

《说文·垒部》："垒，系塈也。"塈，俗谓之土塈，即未烧的砖坯。积塈为墙曰垒。五行中火生土，此"垒"乃未经火生之湿土，属弱土可知。以此喻足太阴脾经之病大多以湿土为患。

隐者，顾名思义有隐匿、潜藏、孕育之义；隐白穴位于足大趾内侧端爪甲旁1分处，属足太阴脾经井穴，脉气之所出，足太阴脾经属土，土生金，其脉上于胸与手太阴肺经脉气相接。故隐白者，金隐于上是为生金荣肺之象。主治喘满腹胀、脾虚泄泻、女子崩漏及湿热带下等。

4. 大陵穴，名鬼心

《说文·心部》："心，人心，土脏也，在身之中。"表明心在身体内部中心，心主血脉，心火生脾土，脾土又生肺金，而肺朝百脉，心肺因"土脏"而具有一种强大的互生能力。更在于大陵在五行穴中属土，又是"心包经的原穴"，与"心""土脏"生理上连为一体。

5. 申脉穴，名鬼路

《说文·足部》："路，道也，从足。"即路在脚下。云鬼路者，有夜间行走之义，病如目疾目盲之人。

申时气血注于足太阳膀胱脉，故曰申脉。又申者伸也。申脉穴位于外踝下凹陷中，为八脉交会穴之一，通阳跷，为阳跷脉之起始。跷者健也，展足则行也。《素问·缪刺论篇》："邪客于足阳跷之脉，令人目痛，从内眦始，刺外踝之下半寸所各二痏（即申脉穴），左刺右，右刺左，如人行十里顷而已。"故申脉穴主治腿脚拘挛酸软，并主目疾。

6. 风府穴，名鬼枕

《说文·木部》："枕，卧所荐首者。"即睡卧时举荐于头之物谓枕。风府穴恰位于项部后发际直上一寸，归属督脉，即枕骨外隆突两斜方肌间凹陷处。

《会元针灸学》："风府者，风邪所入之府，脑后之空窍也。"又云："有从风门而入者，一中即入脏，为阴中风，险恶已极；有从风市而入者，即阳中风，发半身不遂。心志语不乱，不伤内脏。"故对癫狂、中风舌强不语、颈项强急，并可清热散风、豁痰开窍。

7. 颊车穴，名鬼床

《说文·木部》："床，安身之坐者。"这是床的本义，引申为承物、托举之器。车有承载转动之能，耳前为颧侧面为颊，下颌骨又叫牙车骨，总载诸齿咀嚼转动开阖，其用如车，穴当其上，故名颊车。足阳明胃经穴，位于耳垂下曲颊上端陷中。肾主骨，齿为骨之余，肾的精气充足则牙齿坚固润泽，而肾的精气需要胃气后天之本源源不断的补充，足阳明胃经乃多气多血之经，主承载气血物质如器物托举一般，上输于面。名鬼床者，是言其病，临证见颌面颊肿、牙床肿痛、开阖不利，面瘫口歪，牙关紧闭，口禁不语。

8. 承浆穴，名鬼市

《说文·市部》："市，买卖所之也。"即买卖所达之处为市。本义是集市。引申为聚集、汇聚义。

承浆穴位于下颌唇沟正中凹陷处，归属任脉。承是承受，浆指较浓的液体，这个液体主要来自肾水，汇聚于任脉的承浆穴。再经舌尖舔送至上颚（通督脉），转继下流入咽喉而下咽。这一过程是任督二脉的交通：即肾水—聚至任脉—通督—再从督脉升顶—落浆液于下与任脉相通。承于上而落于下，故名承浆。所以这个"口中津液汇聚天池"古人用集市作比，故名鬼市。因属任督交通之处，对颈椎病以颈项僵直疼痛不可转侧者，针刺承浆穴并令患者带针活动，有立竿见影之效。

9. 劳宫穴，名鬼窟

窟是形声字，从穴，屈声。本义是指土穴。《说文》曰："窟、兔崛也。"其基本意思是指兔子的巢穴。劳宫者，手任劳动，穴在掌心。劳宫位于掌之中央，中指与无名指屈于掌心，两指尖中点，乃手厥阴心包经之荥火穴。心包为心之外围，性属相火，臣使之官也，位居中宫代心受邪，代心行令而劳，火经火穴固守至尊之宫，唯此为大也！故本穴主火热为病。故针刺劳宫有清热镇惊、开窍醒神、凉血、导热下行之功。

10. 上星穴，名鬼堂

《说文·土部》："堂，殿也，从土。"古有前堂后室之说，堂为正室。上星穴位于前额正中入发际一寸处，如星之居上。穴居头上属督脉，诸阳所聚，正正堂堂，高显貌也。凡风热上攻，壅塞头面清窍之病，如鼻塞不闻香臭、目痛不可远视等，针刺上星有疏通经气、清热利窍之功。

11. 男为阴下缝，女为玉门头，名鬼藏

《说文·艸部》："藏，匿也。"匿者，隐藏、隐蔽之义。顾名思义，

名鬼藏属人体私处的隐蔽部位。

据李磊《针灸歌赋选读》注解："男为阴下缝，在阴茎根部与阴囊相交处正中；女为玉门头，在女性外生殖器部阴蒂头上。"显然不会是会阴穴（会阴穴乃冲、任、督三脉之会，位于前后阴之间，属阴阳合穴）。考任脉为阴脉之海，起于中极之下，少腹之内，会阴之分，鬼藏穴居其内，当主治男女生殖疾患。《素问·骨空论篇》："任脉为病，男子内结七疝，女子带下瘕聚。"《备急千金要方》给出具体治法："第十一针阴下缝，灸三壮，女人即玉门头，名鬼藏。"可见，该穴以温通为大法，主治男女生殖系疾患。

12. 曲池穴，名鬼臣

《说文·臣部》曰："臣，牵也，事君者，象屈服之形。"《说文》曰："牵，引前也。"很形象地表明臣是引见者，引至君前而事君之左右，谦恭之态如在眼前，确象屈服之形。深者为渊，浅者为池，曲池穴，曲者弯曲也，穴位屈肘即见外侧横纹尽头之凹陷处，形如浅池，故名。为手阳明大肠经合穴，穴性属土，谦谦君子之性也。《会元针灸学》描述曲池穴为："阳经有阴气所聚，阴阳通化，治气分亦能养阴。"针刺该穴清热生津，亦可治疗外感热病、咽喉肿痛、目赤牙痛，以及肩臂肘腕疼痛之循经病证。

13. 海泉穴，名鬼封

《说文·土部》："封，爵诸侯之土也。"海泉穴顾名思义乃海水之源头，较其周边的承浆穴（天池），经外奇穴金津、玉液，稍远端的曲池穴（池为浅水），唯海泉为大，穴位居舌下中点处（舌下系带两侧静脉左为金津，右为玉液，海泉居中），如封侯之首，位置作用不可替代，并以法度形式确立，足见其位之尊也，故名鬼封。海泉穴列入正经亦非奇经，竟跨越诸多"畛域界限"而成为人体"大海之源泉"。《灵枢·脉度》篇云："心气通于舌。"《世医得效方·舌之病能》曰："心之本脉系于舌根。"孙思邈《备急千金要方》中明确了此穴的位置与操作："第十三针舌头一寸，当舌中下缝，刺贯出舌上，名鬼封，仍以一板横口吻，安针头，令舌不得动。"疗闭证、厥证属阳盛实热危在旦夕者。海泉穴虽为奇穴，但不离心窍，应担当此任。

（五）"十三鬼穴"的应用

唐朝名医孙思邈，在其《备急千金要方》中，根据前人经验和孙氏的实践提出，治疗癫狂等"鬼怪"之证用"十三鬼穴"，即凡此类病证都可首选十三鬼穴治之。十三鬼穴是：水沟（鬼宫）、少商（鬼信）、隐白（鬼垒）、大陵（鬼心）、申脉（鬼路）、风府（鬼枕）、颊车（鬼床）、承浆（鬼市）、劳宫（鬼窟，出自《针灸大成》）、上星（鬼堂）、会阴（鬼藏）、曲池（鬼臣）、舌下中缝（鬼封）。

1. 主治神志病

孙氏所指"癫狂"诸证，包括他所述的癫证类："默默不声""少言"等抑郁性精神病；狂证类："多言，或歌或哭，昼夜游走，裸形露体"等狂躁性精神病。一般统称为神志病，或精神系统病证，如现代医学的精神分裂症（狂躁、抑郁型）、癫痫、神经官能症、神经衰弱、健忘、失语、昏迷、脑病后遗症、痴呆、智力低下、更年期综合征、老年性精神病、癔病等，因为大多为七情所致，也因其主症离奇古怪，不能用一般方药治好，而称为"鬼怪"之疾，取"十三鬼穴"以治之。

2. 以督、任脉穴为主

孙氏十三鬼穴中，水沟、风府、承浆、上星、会阴、舌下中缝六穴，均在督、任脉上，即孙氏治疗神志病之"鬼怪"病，主要首选督任之穴治疗，而且如孙氏所谓："先从鬼宫（水沟）起。"我们在孙氏十三鬼穴主治鬼怪病的启发下，首用"任督配穴法"治疗神志病在临床上取得了一定疗效。

（1）"任督配穴"之生理病理依据：《素问·骨空论篇》曰："督脉者，起于少腹以下……贯脊属肾……上额交颠，上入络脑……上贯心。"《难经·二十八难》与《针灸甲乙经》皆有"督脉入属于脑"的记载。明·李时珍言："脑为元神之府。"这些都说明了督脉与心、脑有着一定的联系。

督脉总督一身之阳，为"阳经之海"，其经气发生异常时，可导致阴阳乖错，发生"大人癫痫，小儿风痫等。任脉是足三阴经脉与阴维脉、冲脉之所聚会，可调节全身诸阴经之气，故有"阴经之海"之称。

任督二脉交会于"龈交"穴，循经往复，维持着人体阴阳脉气的相对平衡，因而任督脉的盛衰，常为导致神明之病的因素。《素问·宣明五气论篇》曰："邪入于阳则狂，邪入于阴则痹，搏阳则为癫疾。"《难经·二十难》曰："重阳者狂，重阴者癫。"皆说明癫狂等神志病与任督之阴阳失调有关。

（2）常见神志病的任督配穴：督任脉穴位，具有醒神开窍、安神定志、息风定惊和苏厥逆、利舌咽、调阴阳之功，故可治神志病。如癫证选巨阙、膻中、大椎、哑门、百会、水沟等。狂证选大椎、神庭、水沟、百会、风府、哑门。痫证选鸠尾、大椎、腰奇、长强。昏迷选水沟、百会、印堂。失语选哑门、廉泉、水沟、上廉泉。失眠健忘选印堂、神庭、百会、素髎。痴呆选水沟、印堂、百会、哑门、巨阙。惊悸不安选印堂、百会、风府。妄想选百会、中脘、印堂、内关。

（3）体会：从以上经脉联属、生理、证候等方面看，任督与心、脑有直接的经络联系，同时，"任督配穴"又符合"阴阳配穴"的基本原则。且督脉"入络脑"，所以我们用"任督配法"醒脑开窍，以治疗神志病。

因神志病多为"阴阳失调"所致，所以我们取总管一身之阴阳的任督二脉穴位，是一阴一阳，一前一后的配穴法。临床再根据阴阳之偏盛偏衰，运用补阴泻阳，或补阳泻阴之法，使阴阳达到"阴平阳秘，精神乃治"的效果，这也是针灸治疗广泛用于各系统的"调整"作用，即对大脑皮层的兴奋与抑制也有明显的调整作用，这些已为大量的临床实践所证实。

"任督配穴"治疗神志病证，理论与实践都证实了它们的价值，《扁鹊心书》也有"风狂"用任脉之巨阙穴的记载。

从现代医学研究看，水沟在鼻中沟第五、七颅神经末端，刺督脉之水沟，可兴奋"上行激活系统"，解除脑细胞之"超限抑制状态"，促使脑细胞之"新陈代谢"，故能醒神开窍，以治疗昏迷，狂躁等神志病证。又如针刺癫狂患者的百会、神门等穴位，可使大部分患者的"脑电图趋向规律"，说明针灸能影响"大脑皮层的神经活动过程"，所以这些都给我们运用"任督配穴"治疗这类病证进一步提供了客观依据。

3. 鬼穴中井穴的发挥应用

"十三鬼穴"中，少商、隐白为五输穴中之井穴，而人中、承浆、会阴、舌下中缝都位于或近于经脉起止点，和井穴类似，故又名"类井穴"，都有调节阴阳、醒神开窍之功。一般认为，癫为阴阳失调之阴证；狂为阴阳失调之阳证，一癫一狂、一阴一阳，皆与阴阳失调有关，孙氏首用这些有调节阴阳的井穴取得较好的效果，直至现在，癫狂之疾，仍把"十三鬼穴"中之诸井穴作为醒神开窍之要穴和急救之要穴，如：

（1）醒神开窍："十三鬼穴"中之少商、隐白，乃手足太阴之井和"类井穴"水沟等，被广泛用于各种昏迷、脑性瘫痪、癔病性瘫痪、嗜睡、惊风等"鬼怪"病证。

（2）通利舌咽："十三鬼穴"中，水沟、承浆、舌下中缝（及金津、玉液）、会阴等"类井穴"，被广泛用于治疗暴喑、各种失语、失音、脑病后遗症、呆滞、流涎、牙关紧闭等"鬼怪"病证，除用其醒神开窍之功外，又用其开窍利咽、宣通口齿之功。

（3）泻热镇惊：以少商、商阳为代表的鬼穴中之井穴，又是泻热之主穴，所以高热引起的昏迷、惊风、谵语、狂躁等急症、惊风也都首选鬼穴中之少商、水沟配商阳等穴，以泻热定惊开窍，多能转危为安，或能减轻病情，赢得时间，为进一步抢救、治本打好基础。

（4）活血化瘀："怪病多痰多瘀"，一些癫狂之类的"鬼怪"病，多有血瘀，故取"十三鬼穴"中之井穴，速刺放血以活血化瘀，往往为医家治疗癫痫、癫证、脏躁等"鬼怪病"必用主穴，且久病气滞，也可导致血瘀，血瘀则可出现郁证、胸痹、头痛、胃痛、眩晕、中风、痛经等顽固病证，除治相应病因外，亦可取相应井穴，速刺放血，以活血化瘀，通络止痛。

（5）救急：井穴和"类井穴"为急症、急救的常用穴，如高热惊风，中风昏迷、癫痫发作、尸厥、风证、痉证、脱证、昏迷等急性病证都可急取上述"鬼穴"中井穴、"类井穴"急救之，多可收到针到病除之效。

（六）验案举隅

李某，女，27岁，中学教师。2018年12月3日就诊。

病史：2月前因男友移情别恋分手，感觉非常自卑，再不愿与人交往，情绪渐渐低落，失眠健忘，饮食不振，神疲乏力，性情急躁，胸闷不舒，月经量减少，衍期，大便不爽，因影响工作而休假，去第四军医大学西京医院检查治疗，理化检查未见异常，诊断：抑郁症。服盐酸氟西汀、阿米替林等西药，症状似有减轻。近月来视力出现模糊，口干便秘，脉弦数，舌质红苔腻。

诊断：郁症。

辨证：肝气郁结，郁而化火。

治则：疏肝解郁。

治法：针刺神庭透上星、百会、鸠尾、曲池（双）、大陵（双）、申脉（双）、太冲（双），诸穴均用泻法，加上心理疏导，每日针刺1次，6次1个疗程。1个疗程后情绪基本稳定，2周治疗后，症状基本消失，继续治疗2个疗程，生活、情绪正常，恢复正常工作。

按：郁症病机多因精神受到刺激，情志扰心动肝伤脾，导致肝火疏泄，脾失健运，心失所养，神失其藏，气血失常，阴虚火旺，心神损伤，气机则乱，取神庭透上星、百会、鸠尾通调督脉，醒脑开窍，调整阴阳，安神定志。正如《素问·宝命全形论篇》云："凡刺之法，必先治神。"《灵枢·本神》曰："凡刺之法，必先本神。"都强调针刺治神的重要性。《素问·脉要精微论篇》又云："头者，精明之府。"《灵枢·邪客》篇所云："心者，五脏六腑之大主，精神之所舍也。"明·李时珍言"脑为元神之府"。配穴心包原穴大陵，八脉交会通阳跷脉之申脉，以宁心安神、通利血脉。曲池穴手阳明合穴，清泄阳明之邪，太冲穴乃足厥阴肝经原穴，疏肝理气，以潜虚火之上逆。诸穴相配，以竟全功。（陕西中医，1988年5月）

下篇 特定穴临床应用

一、五输穴

（一）手太阴肺经五输穴

1. 少商（LU 11） 五输穴之井穴，五行属木

【定位】在手拇指末节桡侧，距指甲角 0.1 寸。见图 2-1。

【解剖】皮肤→皮下组织→指甲根。有正中神经的指掌侧固有神经之指背支和拇指主要动、静脉与第 1 掌背动、静脉分支所形成的动、静脉网。

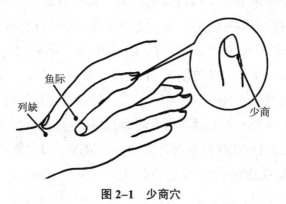

图 2-1　少商穴

【主治】

（1）中医病证：①咽喉肿痛，发热，咳嗽，失音，鼻衄。②昏迷，癫狂。③指肿、麻木。

（2）西医疾病：①扁桃体炎，腮腺炎，感冒发热，支气管炎，肺炎，咯血。②休克，精神分裂症，癔症，失眠。③食管狭窄，黄疸。④牙龈出血，舌下肿瘤，口颊炎。⑤脑出血，盗汗，小儿惊风，手指挛痛。

【刺灸法】浅刺 0.1～0.2 寸，或点刺出血。

【临床应用】少商穴为治疗咽喉疾患的特效穴。

现代常用于治疗肺炎、扁桃体炎、中风、昏迷、精神分裂症等。三

棱针点刺主治重症肺炎所致的高热、惊厥、呼吸急促和中风昏迷；配商阳主治咽喉肿痛。

（1）高热：以毫针或三棱针点刺治疗重症肺炎所致之高热、惊厥、呼吸急促患者，有较快的退热作用。亦可用三棱针点刺少商、少泽治疗疟腮，针 1～2 次即可热退痛减。

（2）上肢麻木：可用三棱针点刺治疗中风后遗症之上肢或指端麻木，每日 1 次。

【现代研究】实验研究表明，少商穴可改善微循环。用氦氖激光发生器照射少商、商阳等井穴，观察不同疾病微循环障碍的变化情况。结果发现，经激光照射后，镜下管祥形态及管祥内流态基本恢复正常。

临床观察表明，针刺少商等穴有助于一氧化碳中毒而致昏迷的患者苏醒，使血中一氧化碳、血红蛋白解离。实验观察，针刺组与对照组，分别测针刺前后不同时期血中一氧化碳含量，结果有显著差异，针刺组 53.8%，15 分钟后降至 25.5%；对照组仅由 45% 降至 30%。动物苏醒时间，针刺组 4.4 分钟，对照组为 11 分钟。另外，手十二井穴放血对脑缺血家兔的脑电流图有一定影响。十二井穴三棱针点刺放血后，缺血家兔的脑血流图（REG）波幅显著升高，且稳定持久。对照组"曲池"放血虽对缺血性家兔 REG 波幅有升高作用，但远不如"井穴"放血明显。

（1）少商放血治疗流行性腮腺炎：三棱针快速刺入双侧少商穴 0.2cm，挤出 2～3 滴血，消毒棉球压片刻，治疗 60 例，总有效率 100%。

——何良元，徐健康.少商穴放血治疗流行性腮腺炎 60 例.中国针灸，1997，17（7）：436.

（2）针刺少商退热：用 7 号注射针头或三棱针点刺双侧少商穴 2～3 分深，挤血 2～3 滴，配合针刺双侧合谷、曲池，泻法不留针，对发热 39℃ 以上，不用药物及物理降温等方法，171 例患者进行治疗，总有效率 76%。

——郑智明.针刺退热 171 例.中国针灸，1996，16（7）：50.

（3）艾炷灸少商治疗支气管哮喘：灸少商可缓解气道平滑肌痉挛，改善肺功能，快速调节支气管哮喘，治疗 37 例，总有效率 73%。

——陈必通，张文华，杜云翔，等.艾炷灸少商穴治疗支气管哮喘

37 例临床观察 . 中国针灸，1995，15（5）：3.

另外，研究还发现，对异常胎孕妇，艾灸少商可使腹部松弛，胎动活跃，具有一定的转胎作用。

2. 鱼际（LU 10）五输穴之荥穴，五行属火

【定位】在手拇指本节（第 1 掌指关节）后，约当第 1 掌骨中点桡侧赤白肉际处。见图 2-1。

【解剖】皮肤→皮下组织→拇短展肌→拇对掌肌→拇短屈肌。浅层有正中神经掌皮支及桡神经浅支。深层有正中神经肌支和尺神经肌支等结构。

【主治】

（1）中医病证：①咳嗽，哮喘，咯血。②咽喉肿痛，失音，发热。③腹满，腹痛，小儿疳积。

（2）西医疾病：①感冒，扁桃体炎，支气管炎，支气管哮喘。②多汗证，鼻出血，乳腺炎，手指肿痛等。

【刺灸法】直刺 0.5 ～ 0.8 寸。治小儿疳积可用割治法。

【临床应用】鱼际穴有很好的止咳平喘的效果，按摩还可以治疗感冒，有"保命穴"之称。

（1）咳嗽：鱼际、大椎、合谷、外关、列缺。

（2）咯血：鱼际、尺泽、太渊、肺俞、膈俞、三阴交。

（3）寒热：鱼际、风池、少海、少冲、合谷、复溜、头临泣、太白。

（4）头痛：鱼际、风池、腋门、中渚、通里。

（5）咽喉肿痛：鱼际、太溪、照海。

（6）失音：鱼际、合谷、间使、神门、然谷、肺俞、肾俞。

（7）厥心痛：鱼际、太渊（《灵枢·厥病》）。

（8）肘臂挛痛：鱼际、尺泽、肩髃、小海、间使、大陵、后溪。

（9）狂易：鱼际、合谷、腕骨、支正、少海、昆仑。

（10）霍乱逆气：鱼际、太白。

【现代研究】实验研究表明，针刺鱼际穴可缓解支气管平滑肌痉挛，有很好的平喘作用。研究人员应用放射免疫分析法，检测哮喘患者和正常人血浆环一磷酸腺苷。结果发现，环一磷酸鸟苷较正常对照组明显降低（$P < 0.05$）。同样诱发豚鼠哮喘后，其肺组织环—磷酸腺苷含量亦较对照组（未诱发哮喘）降低（$P < 0.01$）。血浆和肺组织环—磷酸鸟苷虽然较对照组增高，但无统计学意义。表明哮喘的发作与血浆的肺组织中环—磷酸腺苷降低有关。针刺二周后，血浆环—磷酸腺苷含量及环—磷酸腺苷/环—磷酸鸟苷比值均较针刺前显著升高，两者有显著相关性（$P < 0.05$）。其临床症状明显改善，哮鸣音消减，肺最大通气量增加，动物实验观察到，针刺豚鼠"鱼际"后，肺组织环—磷酸腺苷含量和环—磷酸腺苷/环—磷酸鸟苷比值均显著高于非针刺穴点（$P < 0.05$），而因普鲁卡因局部封闭"鱼际"穴能消除针刺的效应，其肺组织环—磷酸腺苷含量和环—磷酸腺苷/环—磷酸鸟苷比值均显著低于针刺鱼际组（$P < 0.01$、$P < 0.05$），与哮喘组相近。说明针刺"鱼际"穴对肺脏环—磷酸腺苷的影响具有特异性，而针刺治疗哮喘，对经络和经穴的调节功能，可能是通过神经体液途径而实现的。针刺鱼际还可以改善肺呼吸功能，使呼吸平稳。

——冯建国，陈大中，成柏华.针刺治疗支气管哮喘的临床研究——哮喘患者血浆环核苷酸和皮质醇含量的变化及其与哮喘缓解的关系.上海中医药杂志，1983，7（16）：26～28.

（1）针刺鱼际穴治疗胸胁挫伤：病轻者取患侧，重者取双侧，毫针直刺0.8寸，用泻法，同时令患者呼吸、咳嗽，活动左右两臂，每次留针15～30分钟，每隔数分钟行针1次，治疗128例，总有效率100%。

——于善堂，郭秀红.针刺鱼际穴治疗胸胁挫伤128例.中国针灸，1997，17（12）：736.

（2）鱼际穴针刺合大椎拔罐治疗咳嗽：取双侧鱼际穴，进针得气，留针30分钟，行提插捻转手法15分钟一次。起针后，大椎拔罐，留罐5分钟，每日1次。5次1个疗程，共治100例，总有效率100%。

——邵霞萍.鱼际穴针刺合大椎拔罐治疗咳嗽100例.上海针灸杂志，2006，25（9）：34.

3. 太渊（LU 9）五输穴之输穴，五行属土，手太阴经之原穴，八会穴之脉会

【定位】在腕掌侧横纹桡侧，桡骨茎突与舟状骨之间，拇长展肌腱尺侧凹陷处。

【解剖】皮肤→皮下组织→桡侧腕屈肌腱与拇长展肌腱之间。浅层布有前臂外侧皮神经，桡神经浅支和桡动脉掌浅支。深层有桡动、静脉等。

【主治】

（1）中医病证：①外感，咳嗽，气喘，咽喉肿痛，胸痛。②无脉症。③腕臂痛。

（2）西医疾病：①支气管哮喘，百日咳，肺结核，扁桃体炎，肺炎。②心动过速，无脉症，脉管炎。③肋间神经痛，桡腕关节及周围软组织疾患，膈肌痉挛。

【刺灸法】避开桡动脉，直刺 0.3 ～ 0.5 寸。

【临床应用】按摩太渊穴可补气强身。

（1）配列缺、孔最，主治咳嗽、气喘、胸背痛。

（2）配神门、行间、太冲、鱼际，主治呕血。

（3）配经渠，主治臂内廉痛。

（4）配鱼际，主治咽干。

【现代研究】

（1）针刺太渊、廉泉治疗球麻痹（延髓性麻痹）：毫针直刺太渊穴，留针 20 分钟，每 3 ～ 5 分钟行针 1 次。出针后再取廉泉穴，用 30 号毫针向咽喉部斜刺 1 ～ 2 寸，反复提插，约 5 分钟，不留针。治疗 120 例，总有效率 95%。

——丁兆生，王春河，李华兰.针刺治疗球麻痹 120 例疗效观察.中国针灸，1996，16（3）：13.

（2）针刺太渊治疗偏头痛：取一侧太渊穴，进针得气后令患者吸气，行捻转提插泻法，使针感向上传导，随即慢慢出针，针尖退至皮下稍停，出针后不按针孔。治疗 27 例，总有效率 100%。

——陈玉华.针刺太渊穴治疗偏头痛 27 例.上海针灸杂志，1997，16（1）：47.

（3）激光照射太渊穴治疗高血压：采用低能量 HeNe 激光治疗仪，波长 632.8mm，功率 3mW，将 HeNe 激光光导纤维输出端直接照射太渊穴，照射时间 5 分钟，治疗前后测血压。结果 44 例中，显效 7 例，有效 26 例，无效 11 例，总有效率为 75%。

—— 张鴐，周圆.激光照射太渊穴治疗高血压.上海针灸杂志，2002，21（1）：47.

（4）针刺太渊穴治疗产后尿潴留：取太渊穴，用 0.3mm×25mm 毫针直刺 6 ～ 10mm，针刺后，快速捻转，行泻法，捻转频率为 120 转 /分，持续 1 分钟，留针 15 分钟左右。期间如无尿意可加足三里、三阴交，宜深刺，深度 25mm 左右，行提插捻转针法，针感达大腿内侧以上为佳，留针 15 分钟左右。治疗 58 例，治愈 48 例，占 82.76%；显效 8例，占 13.79%；无效 2 例，占 3.45%。总有效率 96.55%。

—— 马秀萍.针刺太渊穴为主治疗产后尿潴留 58 例.中国针灸，2005，25（7）：489.

4. 经渠（LU 8）五输穴之经穴，五行属金

【定位】在前臂掌面桡侧，桡骨茎突与桡动脉之间凹陷处，腕横纹上 1 寸。

【解剖】皮肤→皮下组织→肱桡肌腱尺侧缘→旋前方肌。浅层布有前臂外侧皮神经和桡神经浅支。深层有桡动、静脉。

【主治】

（1）中医病证：①咳嗽，气喘，胸痛，咽喉肿痛。②手腕痛。

（2）西医疾病：①气管炎，支气管哮喘，肺炎，扁桃体炎，发热，胸痛。②膈肌痉挛，食管痉挛，桡神经痛或麻痹。

【刺灸法】避开桡动脉，直刺 0.3 ～ 0.5 寸。

【临床应用】治疗咳嗽的要穴，治疗落枕的特效穴。

（1）配天突、膻中、乳根、风门、肺俞、列缺、鱼际、前谷、足三里，主治咳嗽。

（2）配大椎，主治高血压。

（3）配天府，主治咳喘。

（4）配颊车、合谷、少商、尺泽、阳溪、大陵、二间、前谷，主治咽喉疼痛。

（5）配列缺、太渊，主治掌中热。

【现代研究】徐凤英对 36 例落枕患者给予艾灸经渠穴治疗，灸治 15 ～ 20 分钟，每日 1 次，共治疗 3 次。36 例患者全部治愈，疼痛均消失。1 次治愈 32 例，占 88.9%；2 次治愈 3 例，占 8.3%；3 次治愈占 2.8%。此临床观察显示，艾灸经渠穴能起到疏通颈项部经络气血阻滞的作用，从而调整颈肩部关节肌肉组织的生理功能，使之恢复正常，达到治疗目的。

——侯中伟.治落枕特效穴——经渠.中国中医药报,2013,12（5）.

5. 尺泽（LU 5）五输穴之合穴，五行属水

【定位】在肘横纹中，肱二头肌腱桡侧凹陷处。见图 2-2。

【解剖】皮肤→皮下组织→肱桡肌→桡神经→肱肌。浅层布有前臂外侧皮神经、头静脉等。深层有桡神经，桡侧副动、静脉前支，桡侧返动、静脉等。

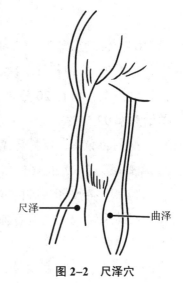

图 2-2　尺泽穴

【主治】

（1）中医病证：①咳嗽，气喘，咯血，潮热，胸部胀满，咽喉肿痛。②急性腹痛吐泻。③肘臂挛痛。

（2）西医疾病：①肺结核，咯血，肺炎，支气管炎，支气管哮喘，咽喉肿痛，胸膜炎。②肘关节病，脑血管病后遗症，前臂痉挛。③肩胛神经痛，精神病，小儿抽搐等。④膀胱括约肌麻痹（小便失禁）。

【刺灸法】直刺 0.8 ～ 1.2 寸，或点刺出血。

【临床应用】

（1）配合谷穴，主治肘臂挛痛、肘关节屈伸不利。

（2）配肺俞穴，主治咳嗽、气喘。

（3）配太渊穴、经渠穴，主治咳嗽、气喘。

（4）配孔最穴，主治咯血、潮热。

（5）配曲池穴，主治肘臂挛痛。

（6）配委中穴，主治吐泻。

【现代研究】

（1）针刺尺泽治疗牙痛：取患侧尺泽穴，垂直进针 0.5～0.8 寸，得气后留针 30 分钟，每 10 分钟提插捻针 1 次。50 例患者，治疗 73 次，显效率 63.01%，总有效率 95.89%。

——何明庚.针刺尺泽治疗牙痛 50 例.云南中医中药杂志，196，17（2）：431.

（2）针刺尺泽治疗腰痛：毫针直刺 0.8～1 寸，得气后留针 20 分钟，腰部疼痛处拔火罐，留罐 15 分钟，每天 1 次。治疗 47 例，总有效率 97.9%。

——冯禾昌.针刺尺泽治疗腰痛 47 例.中国针灸，1996，16（11）：44.

（3）针刺尺泽治疗急慢性扁桃体炎及咽炎：以透天凉手法针刺尺泽穴，每隔 10 分钟行针 1 次，留针 30 分钟后以捻转补法行针，间隔 5 分钟行针 1 次，留针 20 分钟，每日 1 次，3 次为 1 个疗程。治疗 168 例，总治愈率 92.26%。

——白艳军.针刺尺泽穴治疗急慢性扁桃体炎及咽炎.针灸临床杂志，1996，12（9）：461.

（4）艾灸尺泽、肺俞穴对肺活量的影响：对尺泽、肺俞二穴施以温和灸，结果发现，施灸后肺活量明显增加，与对照组比较 $P < 0.01$，有极显著差异。

——张安民，胡淑萍，孔翠儒，等.灸法对正常人肺活量影响的实验研究.中国针灸，1996，16（2）：41.

（二）足少阴肾经五输穴

1. 涌泉（KI 1）五输穴之井穴，五行属木

【定位】 在足底部，卷足时足前部凹陷处，约当足底 2、3 趾趾缝纹头端与足跟连线的前 1/3 与后 2/3 交点上。

【解剖】 皮肤→皮下组织→足底腱膜（跖腱膜）→第 2 趾足底总神经→第 2 蚓状肌。浅层布有足底内侧神经的分支。深层有第 2 趾足底总神经和第 2 趾足底总动、静脉。

【主治】

（1）中医病证：①头顶痛，眩晕，晕厥，癫狂，小儿惊风，不寐。②便秘，小便不利，遗尿，阳痿。③咽喉肿痛，舌干，失音。④足心热。

（2）西医疾病：①昏迷，癫痫，精神病，头痛，失眠，眩晕，晕车，晕船。②咽炎，喉炎，鼻出血。③高血压，脑出血，心肌炎。④咳嗽，支气管哮喘，支气管炎，急性扁桃体炎。⑤尿潴留，肾炎，遗尿，阳痿。⑥黄疸，风疹，胃痉挛，不孕症，腓肠肌痉挛，足底痛等。

【刺灸法】直刺 0.5 ～ 1.0 寸。

【临床应用】

（1）配百会、水沟，主治昏厥、癫痫、休克。

（2）配四神聪、神门，主治头晕、失眠、癔病。

（3）配大椎、水沟、十宣，治昏厥。

（4）配百会、太冲、风池，治头痛。

（5）配百会、劳宫、水沟、丰隆、太冲，治中风昏迷。

【现代研究】

（1）外敷涌泉治疗小儿腹泻：苦参 30g，苍术 30g，共研细末，混合均匀，瓶装备用用时取以上药粉 10g，加醋调为糊状，分别外敷在双涌泉穴上，再盖上等大的塑料薄膜，用纱布包好，胶布固定，每晚换药 1 次，一般 3 日内症状减轻或消失，5 ～ 7 日愈，未见任何不良反应。

——董芬，秦秀海.复方苦参外敷涌泉穴治疗小儿腹泻.山东中医杂志，2006，25（11）：791.

（2）敷贴止化疗呕吐：于化疗前 15 分钟，将适量新鲜大蒜剥皮，捣碎，分为两份，用纱布包裹。患者用温水或酒精擦双脚心，将大蒜敷于涌泉穴并固定，大蒜敷贴时候每隔 1 ～ 2 小时观察脚底，出现水泡、痒、红则停止使用（脚底有创伤忌用），有效率 93.34%，且无腹胀、便秘等副作用。

——许文.化疗中涌泉穴大蒜敷贴止吐效果观察.浙江中西医结合杂志，2007，17（3）：176 ～ 177.

（3）悬灸治疗慢性咽炎：悬灸涌泉穴，以自觉温热为度，30 分钟后见咽痛缓解，异物减少，再治疗5日，症状消失。随访3个月未见复发。

——陈颖之，赵仓焕，胡静.悬灸涌泉以引火归原治疗慢性咽炎.浙江中医药大学学报，2009，3（2）：258.

（4）治疗偏瘫：针刺涌泉、劳宫穴治疗，针刺平补平泻为主，留针20～30分钟，5～10分钟行针1次，每日1次，15日为1个疗程，总有效率90%。

——刘智权，夏忠碱.以涌泉穴、劳宫穴为主治疗偏瘫30例.中国中医急症，2008，17（12）：1720.

2. 然谷（KI 2）五输穴之荥穴，五行属火

【定位】在足内侧缘，足舟骨粗隆下方，赤白肉际处（图2-3）。

【解剖】皮肤→皮下组织→拇展肌→趾长屈肌腱。浅层布有隐神经的小腿内侧皮支。足底内侧神经皮支和足背静脉网的属支。深层有足底内侧神经和足底内侧动、静脉。

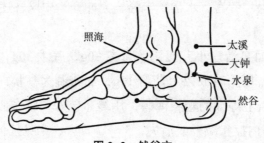

图2-3　然谷穴

【主治】

（1）中医病证：①月经不调，阴挺，阴痒，遗精，阳痿，小便不利。②消渴，泄泻，小儿脐风。③咽喉肿痛，咯血，口噤。

（2）西医疾病：①子宫脱垂，阴道炎，不孕症。②膀胱炎，尿道炎，遗精，阳痿，睾丸炎，不育症。③咽喉炎，心肌炎，扁桃体炎，糖尿病，精神病，癫痫等。

【刺灸法】直刺0.5～1.0寸。

【临床应用】

（1）配肾俞穴、气海穴、志室穴，治遗精。

（2）配肾俞穴、关元穴、太溪穴、三阴交穴，治月经不调。

（3）配中极穴、血海穴、三阴交穴，治阴痒。

【现代研究】

（1）点刺治疗慢性咽炎：取三棱针用75%酒精浸泡2小时以上备用，在然谷穴3cm直径范围内寻找浅表小静脉，用碘伏常规消毒，用三棱针点刺小静脉出血，每次放血1～20mL不等，待自然止血后用碘伏消毒伤口，不需包扎。每次刺一侧，3～4天1次，4次为1个疗程。痊愈率47.6%，总有效率92.1%。

——李聚生.然谷穴点刺放血治疗慢性咽炎.中国针灸，2006，26（9）：613.

（2）治疗肾结石疼痛：双侧然谷同时进针，提插泻法，留针60分钟，每隔15分钟行针1次，日2次，连用7天。常规静滴抗生素和输液，但不用止痛和舒张输尿管药物。总有效率82%。

——柏喜桂，周保林.针刺然谷对肾结石疼痛期止痛效果57例的临床观察.中国民族医药杂志，2005（zl）：99.

3. 太溪（KI 3）五输穴之输穴，五行属土，足少阴经之原穴

【定位】在足内侧，内踝后方，当内踝尖与跟腱之间的凹陷处（图2-3）。

【解剖】皮肤→皮下组织→跟骨后肌腱→趾长屈肌区与跟腱→趾肌腱之间→拇长屈肌。浅层布有隐神经的小腿内侧皮支，大隐静脉的属支。深层有胫神经和胫后动、静脉。

【主治】

（1）中医病证：①月经不调，遗尿，遗精，阳痿，小便频数，消渴，泄泻，腰痛。②头痛，目眩，耳聋，耳鸣，咽喉肿痛，齿痛，不寐。③咳喘，咯血。

（2）西医疾病：①肾炎，膀胱炎，遗尿，遗精，阳痿。②牙痛，慢性喉炎，口腔炎。③胸膜炎，支气管炎，肺气肿，支气管哮喘。④下肢瘫痪，足跟痛，腰肌劳损。⑤头痛，失眠，乳腺炎，心内膜炎，膈肌痉挛，便秘等。

【刺灸法】直刺0.5～1.5寸。

【临床应用】

（1）太溪穴是治疗泌尿生殖系疾患的常用穴，临床常用于治疗肾炎、膀胱炎、遗精、阳痿、小便频数、月经不调等病。

（2）太溪穴还可用于治疗头痛目眩、咽喉肿痛、牙痛、牙龈炎、神经性耳聋、耳鸣、鼻出血等头面五官病证。

（3）太溪穴还可用于治疗一些肺部疾病，如咳嗽、气喘、支气管炎等。

（4）太溪穴还可用于治疗失眠、记忆力减退、注意力不集中等症。

（5）太溪穴的近端、远端之疾患。常用于治疗腰脊痛、关节炎、手脚无力、下肢厥冷、踝关节扭伤、风湿痛等病证。

（6）此外，有学者报道，太溪穴还可用于治疗糖尿病。

【现代研究】针刺太溪穴治疗肾虚型尿频有良好疗效。

正常成人白天排尿 4～6 次，夜间 0～2 次，次数明显增多称尿频，又称小便频数。尿频是一种症状，并非疾病。由于多种原因可引起小便次数增多，但无疼痛。

中医认为小便频数主要由于体质虚弱，肾气不固，膀胱约束无能，气化不宣所致。此外，过于疲劳，脾肺二脏俱虚，上虚不能制下，土虚不能制水，膀胱气化无力，而发生小便频数。

尿频的原因较多，包括神经精神因素、病后体虚、寄生虫病等。对尿频患儿需排除外尿路感染、外阴或阴茎局部炎症等，这里只讨论肾虚型尿频。肾虚型尿频常见症状：小便次数增多，小便清长，伴有腰酸膝软、手脚冰凉、怕冷等。

取穴：双侧太溪穴。

用具：0.30mm×40mm 毫针。

操作：患者取仰卧位，用 75% 酒精棉球常规消毒太溪穴，令患者吸足气后猛然呼出，在呼气时进针太溪穴 10mm 左右，留针 15 分钟，每 5 分钟提插旋转 1 次，吸气时慢提，呼气时紧按，旋转以左旋为主，吸气时快速出针，用消毒干棉球急按其穴。每日 1 次，10 次为 1 个疗程，共 3 个疗程，疗程间休息两日。

结果：针刺太溪穴有治疗肾虚型尿频的作用。

作用机制：太溪穴处有胫后动、静脉及神经。直刺 10mm 左右时触及胫神经，引起会阴部反射性肌肉收缩，呼吸运动又加强了这一收缩，利于输尿管及膀胱括约肌调节功能的恢复，因而奏效。

（1）针刺太溪对肾动脉血流的即刻作用：常规针刺得气，将 G6805 电针仪负极连接太溪穴（阴谷），正极以 20mm×10mm 的小铅板，沿其长度的中线弯折成"⌐"形，置于足少阴肾经循行路线上之太溪穴（阴谷）向心方向约 15mm 处，与皮肤接触面涂抹生理盐水，并用胶布固定。选用疏密波，频率固定，刺激强度以患者能耐受为度，连续刺激 25 分钟，结果显示，太溪、阴谷穴都能够增加肾脏供血，改善肾脏的缺血状态，从而可能发挥保护肾单位，促进代谢毒素的排泄的作用，且太溪穴作用强于阴谷穴。

——潘海燕，王水德，单秋华.电针太溪、阴谷对慢性肾脏病患者肾动脉血流的即刻效应.山东中医杂志，2008，27（5）：320～322.

（2）治疗急性踝关节损伤：患者坐位，取健侧太溪穴，穴位常规消毒，采用 0.25mm×40mm 毫针，直刺 0.5～1 寸，得气后施提插捻转泻法，频率为 120 转 / 分，持续行针约 30 秒，留针 20 分钟。留针期间嘱患者活动患侧踝关节，每 5 分钟行针 1 次。每日 1 次，14 天为 1 个疗程。治愈率 81.1%，平均治疗时间（2.1±0.8）天。

——魏北星.针刺健侧太溪穴治疗急性踝关节外侧副韧带损伤的对照观察.中国针灸，2004，24（4）：248～250.

（3）治疗脑卒中后吞咽障碍：主穴为双侧太溪穴。伴有肢体运动障碍者取病变对侧肢体的肩髃、肩髎、曲池、手三里、外关、合谷、风市、阳陵泉、足三里、丰隆、解溪、太冲穴。针刺太溪穴选用 0.30mm×50mm 毫针。皮肤常规消毒后，取双侧太溪穴垂直刺入 15～20mm，反复强刺激提插、捻转 30 秒后，留针 20 分钟，其间行针 2～3 次。其他穴均留针 20 分钟，每日 1 次，10 次为 1 个疗程。针刺太溪穴 3 次即可发挥较好的治疗效果，且优于头针治疗。

——房晓宇.针刺太溪穴治疗脑卒中后吞咽障碍疗效观察.上海针灸杂志，2009，28（2）：75～76.

4. 复溜（KI 7）五输穴之经穴，五行属金

【定位】在小腿内侧，太溪直上 2 寸，跟腱的前方。

【解剖】皮肤→皮下组织→趾肌腱和跟腱前方→长屈肌。浅层布有隐神经的小腿内侧皮支、大隐静脉的属支。深层有胫神经和胫后动、静脉。

【主治】

（1）中医病证：①水肿，腹胀，泄泻。②遗精，盗汗，热病无汗或汗出不止。③下肢痿痹。

（2）西医疾病：①痢疾，便秘。②尿路感染，肾炎，睾丸炎，遗精。③功能性子宫出血，脊髓炎，腹膜炎，痔出血，糖尿病，腰部肌肉损伤等。

【刺灸法】直刺 0.5 ～ 1.0 寸。

【临床应用】

（1）配合谷，主治多汗、无汗或少汗。

（2）配肝俞、脾俞，主治泄泻、水肿。

（3）配关元、足三里、肾俞、大肠俞，治肾虚泄泻。

（4）配肾俞、脾俞、水分、太溪，治肾虚水肿。

（5）配内关、合谷、太溪，治自汗。

【现代研究】

（1）复溜穴注射呋塞米（速尿）对排尿功能的双向调节作用：对健康及排尿功能障碍患者水负荷后，针刺组毫针刺入复溜穴，得气后留针 20 分钟，每隔 5 分钟运针 10 秒；复溜速尿组在复溜穴注射速尿 1mg/mL，得气后缓慢注入。记录 180 分钟内各时段总排尿量，发现复溜穴不影响健康人排尿功能，但能抑制速尿的药效；相反，复溜穴能增强排尿功能障碍患者应用速尿的药效。体现了复溜穴的双向调节作用。

——林静瑜，倪峰，胡翔龙.复溜穴注射速尿对尿量的影响.福建中医学院学报，2008，18（1）：43 ～ 45.

（2）针刺复溜治疗经行水肿：患者取仰卧位，局部常规消毒，用 30 号 1.5 寸毫针垂直刺入穴位 1 寸许，得气后，上提至皮下，然后再次插入，使针尖指向膝关节方向。留针半小时，留针期间行针 2 次。全部于月经前 8 ～ 10 天开始治疗，连续针刺 5 ～ 7 次，经行停止治疗，共治疗 3 个月经周期。总有效率 100%。

——李晨 . 针刺复溜治疗经行水肿 39 例 . 中国针灸，2002，22（9）：612.

5. 阴谷（KI 10）五输穴之合穴，五行属水

【定位】在腘窝内侧，屈膝时，当半腱肌肌腱与半膜肌肌腱之间。

【解剖】皮肤→皮下组织→半膜肌腱与半腱肌腱之间→腓肠肌内侧头。浅层布有股后皮神经和皮下静脉。深层有膝上内侧动、静脉的分支或属支。

【主治】

（1）中医病证：①遗精，阳痿，月经不调，赤白带下，崩漏。②癫狂。③膝股痛。

（2）西医疾病：①胃炎，肠炎，便秘。②遗精，阳痿，泌尿系感染，阴茎痛，阴囊湿疹。③阴道炎，外阴炎，功能性子宫出血。④癫痫，精神病，膝关节炎等。

【刺灸法】直刺 1.0 ～ 1.5 寸。

【临床应用】

（1）配肾俞、关元，主治阳痿、小便难。

（2）配曲池、血海、曲骨，主治阴痛、阴痒。

（3）配关元、气海、肾俞，治淋证。

（4）配关元、交信、三阴交，治崩漏。

（5）配肾俞、命门、关元、三阴交、阴陵泉，治小便淋沥不尽。

【现代研究】

（1）针刺阴谷等穴加葱盐外敷灸治疗产后尿潴留：取双侧肾俞、三焦俞、阴谷穴位，局部常规消毒，使用 1.5 寸毫针，候气取针感，配用针灸治疗仪，选用疏密波，按个体差异调整电位大小，以有酸胀麻感为宜。留针 30 分钟，每天治疗 1 次。外敷方法：新鲜葱白 0.5kg，捣碎加温炒热，混合食盐 250g，外敷于以神阙、气海、关元、中极穴位为中心的下腹部，然后点燃艾条，在葱白敷物上艾灸加热，以其能忍受的温度为宜，到局部皮肤温热微红，患者自觉下腹部有气响，并有微弱肠蠕动为佳。总有效率87%。

——梁绿茵.针刺加葱盐外敷灸治疗产后尿潴留43例临床观察.针刺研究，2002，27（4）：292～294.

（2）阴谷穴对肾动脉血流的即刻效应：常规针刺得气，将G6805电针仪负极连接阴谷，正极选用20mm×10mm的小铅板，沿其长度的中线弯折成"⌐"形，置于足少阴肾经循行路线上阴谷向心方向约15mm处，与皮肤接触面涂抹生理盐水，并用胶布固定，选用疏密波，频率固定，刺激强度以患者能耐受为度，连续刺激25分钟。结果显示，阴谷穴能够增加肾脏供血，改善肾脏的缺血状态，从而可能发挥保护肾单位，促进代谢毒素的排泄的作用。

——潘海燕，王水德，单秋华.电针太溪、阴谷对慢性肾脏病患者肾动脉血流的即刻效应.山东中医杂志，2006，27（5）：320～322.

（三）足厥阴肝经五输穴

1. 大敦（LR 1）五输穴之井穴，五行属木

【定位】在足大趾末节外侧，距趾甲角0.1寸（指寸）（图2-4）。

【解剖】皮肤→皮下组织→甲根。布有腓深神经的背外侧神经和趾背动、静脉。

【主治】

（1）中医病证：①疝气，遗尿，癃闭，经闭，崩漏，月经不调，阴挺。②癫病。

（2）西医疾病：①精神神经系统疾病，如昏迷，脑血管意外，癫痫。②膀胱炎，前列腺炎，睾丸炎，尿失禁，精索神经痛，腹股沟嵌顿疝。③功能性子宫出血，子宫脱垂。④糖尿病，便秘，下肢瘫痪。

【刺灸法】浅刺0.1～0.2寸，或点刺出血。

【临床应用】

（1）配太冲、气海、地机，主治疝气。

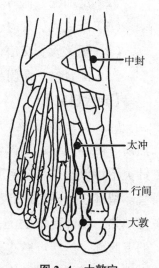

图2-4　大敦穴

中封
太冲
行间
大敦

（2）配隐白、三阴交，治崩漏。

（3）配百会、气海、三阴交、照海，治阴挺。

（4）配百会、三阴交、照海，主治子宫脱垂。

【现代研究】

（1）针灸大敦治疗嵌顿疝：患侧大敦穴，消毒后用 0.5 寸毫针捻转进针，平补平泻，得气后留针并加艾灸，直至嵌顿物还纳为止。辅助治疗：行针灸的同时，用手法在被嵌顿物上轻轻按摩，帮助还纳，必要时肌注阿托品以缓解痉挛或肌注苯巴比妥（鲁米那）以镇静。12 例患者经上述治疗后均获效，其中留针时间最长者 50 分钟，最短者 6 分钟，一般在 10～30 分钟内被嵌顿物还纳，腹痛消失。

——张泽国，汪贵生 . 针灸大敦穴治疗嵌顿疝 12 例 . 中国民间疗法，2001（11）：78.

（2）针刺少商、大敦治疗婴儿腹泻：取双侧少商与大敦穴，以 75% 酒精棉球局部皮肤的毒，以 28 号 2 寸毫针，依次针少商与大敦穴。行平补平泻手法，留针 5 秒钟出针，不闭针孔，然后在每个穴位上挤出数滴血（可多可少）。每日治疗 1 次，一般治疗 3 次；效果不明显者，再针 2 次，慢性腹泻者可加针足三里。

——狄久芳，王美玲，刘庆会，等 . 针少商大敦治疗婴幼儿腹泻 . 中国民间疗法，1998（4）：11.

（3）艾灸大敦治疗功能失调性子宫出血：用手工制纯艾炷（炷高 0.5cm，炷底直径 0.5cm），施灸前将穴位局部用 75% 乙醇消毒，将艾炷直接置于大敦穴皮肤上，用火点燃，当患者感到局部灼痛时即用镊子取下残余艾炷，每次 5 壮，每日或隔日 1 次，5 次为 1 个疗程，共治疗两个疗程。止血总有效率 90%。

——张磊，贾春生 . 艾炷灸大敦穴为主治疗功能失调性子宫出血 60 例 . 中国针灸，2004，24（8）：550～551.

2. 行间（LR 2）五输穴之荥穴，五行属火

【定位】在足背侧，当第 1、2 趾间，趾蹼缘的后方赤白肉际处（图 2-4）。

【解剖】皮肤→皮下组织→趾近节趾骨基底部与第 2 跖骨头之间。

布有腓深神经的趾背神经和趾背动、静脉。

【主治】

（1）中医病证：①头痛，不寐，目眩，目赤肿痛，青盲，口㖞。②月经过多，崩漏，痛经，经闭，带下，疝气，小便不利，尿痛。③中风，小儿惊风，癫病。④胁肋疼痛，急躁易怒，黄疸。

（2）西医疾病：①功能性子宫出血，痛经。②睾丸炎，膀胱炎，遗尿，尿潴留。③神经衰弱，精神分裂症，癫痫，癔症，神经症，失眠，脑血管意外。④胃炎，肠炎，消化不良，便秘。

【刺灸法】直刺 0.5～0.8 寸。

【临床应用】

（1）配睛明、太阳，主治目赤肿痛。

（2）配百会、风池、率谷，主治偏头痛。

（3）配气海、地机、三阴交，主治痛经。

【现代研究】

（1）针刺行间治疗急性腰扭伤：取患者两侧行间穴，进针后予强刺激的泻法，要求患者有强烈的得气感，1 分钟后，要求患者活动腰部，动作由慢到快，幅度由小到大，留针 30 分钟，留针期间每隔 5 分钟运针 1 次，每次均用泻法。每日 1 次，3 次为 1 个疗程。疼痛剧烈者，第 1 天可治疗 2 次。治愈率 83.3%。

——郑兆俭 . 针刺行间穴治疗急性腰肌扭伤 90 例疗效观察 . 针灸临床杂志，2005，21（11）：38.

（2）行间穴位注射治疗急性腰扭伤：患者站立，取任一侧足行间穴，常规消毒皮肤，用 5mL 注射器 6 号针头，吸取山莨菪碱 10mg，将针快速刺入穴位。捻转针体，使患者出现酸胀、麻木及放射感，抽吸无回血后，缓慢注入药液，边注入边让患者试着活动患部，出针后轻压针眼。隔日治疗 1 次，双穴位交替注射。5 次为 1 个疗程，治疗期间勿搬重物痊愈率 79%，总有效率 100%。

——靳志鹏 . 行间穴注射山莨菪碱治疗急性腰扭伤 62 例 . 航空军医，2001，29（2）：64.

（3）针刺关元、曲骨、行间治疗大鼠非菌性前列腺炎：穴位局部消毒，进针后，施平补平泻手法，留针 30 分钟，每 15 分钟行针 1 次，每日 1 次。针刺组较药物组显著降低非菌性前列腺炎大鼠血清中的 IL-2、TNF-α 水平，其机理可能在于抗炎、调节免疫功能和改善局部血液循环。

——惠建萍，惠建荣. 针刺关元、曲骨、行间等穴对慢性非菌性前列腺炎大鼠 TNF-α、IL-2 的影响. 陕西中医学院学报，2007，30（3）：58～59.

3. 太冲（LR 3）五输穴之输穴，五行属土，足厥阴经之原穴

【定位】在足背侧，当第 1、2 跖骨间隙的后方凹陷处（图 2-4）。

【解剖】皮肤→皮下组织→拇长伸肌腱与趾长伸肌腱之间→拇短伸肌腱的外侧→第 1 骨间背侧肌。浅层布有足背静脉网，足背内侧皮神经等。深层有腓深神经和第 1 趾背动、静脉。

【主治】

（1）中医病证：①头痛，眩晕，目赤肿痛，口㖞，青盲，咽喉干痛，耳鸣，耳聋。②月经不调，崩漏，疝气，遗尿。③癫病，小儿惊风，中风。④胁痛，抑郁，急躁易怒。⑤下肢痿痹。

（2）西医疾病：①癫痫，癔症，神经症，眶上神经痛，头痛，失眠，三叉神经痛，面神经麻痹，面肌痉挛，膈肌痉挛，肋间神经痛，腰骶神经根炎。②高血压，心绞痛。③结膜炎，角膜炎，视神经炎，青光眼，鼻炎，鼻出血，咽炎，喉炎。④胃炎，肠炎，肝炎。⑤尿路感染，尿失禁，睾丸炎。⑥功能性子宫出血，乳腺炎。⑦扁桃体炎，颈部淋巴结炎，甲状腺功能亢进。

【刺灸法】直刺 0.5～1 寸。

【临床应用】

（1）太冲穴为足厥阴肝经输穴、原穴，是治疗各种肝阳上亢型病证的常用穴之一，如肝阳上亢型高血压、偏头痛、梅尼埃病、耳鸣、呃逆、鼻衄、中风等。

（2）太冲穴有疏肝理气、缓解情绪的作用，用于治疗各种肝气不疏引起的病证，如月经不调、痛经、胁肋疼痛等。

（3）因太冲穴为足厥阴肝经输穴、原穴，故可用于治疗一些与肝、胆相关的疾病，如胆囊炎、脂肪肝等。

【现代研究】针刺太冲穴对肝阳上亢型高血压有一定的治疗作用。

高血压病是指体循环动脉血压增高，是一种常见临床综合征，可分为原发性高血压和继发性高血压。其致病原因复杂，多与饮食、情绪、遗传、吸烟等因素有关。1999年世界卫生组织（WHO）公布：如果成人收缩压≥140 mmHg和（或）舒张压≥90 mmHg即诊断为高血压。祖国医学并无高血压之称，因其病程长、临床表现复杂，多将高血压归于中医的"眩晕""头痛""中风""肝阳""肝风"等进行辨证论治。针刺太冲穴对于收缩压在140～180 mmHg、舒张压在90～110mmHg者较适用。

肝阳上亢型高血压：肝阳上亢又称肝阳上逆，肝阳偏旺。多因肝肾阴虚，水不涵木，肝阳亢逆无所制，气火上扰。临床表现可见眩晕耳鸣，头目胀痛，面红目赤，急躁易怒，心悸健忘，失眠多梦，腰膝酸软，口苦咽干，舌红，脉细数等。

取穴：双侧太冲穴。

用具：0.30 mm×25 mm毫针。

操作：患者取坐位，两手自然放在腿上，身体轻靠椅背，头微前倾；或平卧位。用75%酒精棉球常规消毒后，快速进针，向涌泉穴斜刺（针体与皮肤成45°角）10～16 mm后行中强刺激。采用泻法，施捻转加震颤手法，激发感传向近心端放散，待得气后留针20分钟，每5～10分钟捻针1次。

结果：针刺双侧太冲穴具有一定的近期降血压疗效。

多中心随机对照试验研究结果显示，针刺太冲穴与口服卡托普利片比较，疗效相当。

作用机理：针刺太冲穴对神经内分泌有调节作用。针刺后其血清中肾上腺素、去甲肾上腺素的平均浓度明显降低，11-羟基皮质酮平均浓度明显升高，上述结果支持把针刺的作用机制解释为针刺对神经体液系统的激活，故选用针刺太冲穴能有效地改善肝阳上亢型高血压患者的临床症状。

另实验表明，在给机体注射吗啡造成胆总管压力升高后，针刺"太冲"等穴可使压力迅速降低，如在注射吗啡前针刺，则可阻止吗啡的效应。

（1）针刺缓解痛经：首取双侧太冲穴，先以拇指按压穴位，后以针刺入5寸许，行先补后泻捻转手法，待小腹痛缓解后取三阴交（施平补平泻捻转手法），地机（施先补后泻转手法）、足三里（施补捻转手法），5分钟行针1次，留针30分钟，多即时止痛。

——王彩清.太冲穴对痛经的即时止痛作用剖析.中国中医急症，2009，18（4）：643～644.

（2）太冲透涌泉治疗呃逆：太冲穴常规消毒，用毫针向涌泉穴方向直刺1～1.5寸，反复提插转刺激，以患者能耐受为度，留针30分钟，每10分钟捻转1次。单纯性，可单侧穴位针刺，男取左侧，女取右侧，如单侧针刺无好转，再加刺另一侧穴位。顽固性呃逆取双侧，并配合内关穴（双），多一次见效，总有效率100%。

——崔殿库.太冲透涌泉治疗呃逆86例.河北中医，2007，29（6）：497.

（3）针刺太冲即时降压：患者取坐位，两手自然放在上，身体轻靠椅背，头微前倾，或平卧位，碘伏消毒后用28号毫针快速进针，向涌泉穴方向斜刺0.5～0.8寸后行中强刺激。手法以泻法为主，施捻转加震颤手法，激发感传向近心端放散，得气后留针20分钟每5～10分钟捻针1次，每日1次，连续针刺7日为1个疗程，结果显示针刺太冲穴即时降压效果良好，降压幅度与针刺前血压呈正相关，不良反应少。

——吴焕林，李晓庆，王使.针刺太冲穴对65例肝阳上亢型高血压病患者的即时降压效应.中医杂志，200，49（7）：622～624.

（4）按摩太冲、丘墟缓解中晚期肝癌患者疼痛：患者取平卧或半坐卧位，一侧腿自然弯曲将足垂于治疗巾上，施术者一手拇指指腹放在太冲穴上，另一手拇指指腹放在丘墟穴，进行按摩，压力由轻到重，当患者感觉酸、麻、胀、痛时持续3分钟后再由重到轻，重复上述过程，共10分钟，2次/日，持续3日，可将镇痛药物减至维持量。

——孙丽华.太冲、丘墟穴位按摩缓解中晚期肝癌患者疼痛效果观察.护理学杂志，2008，23（23）：37～38.

4. 中封（LR 4）五输穴之经穴，五行属金

【定位】在足背侧，当足内踝前，商丘与解溪连线之间，胫骨前肌腱的内侧凹陷处（图 2-4）。

【解剖】皮肤→皮下组织→胫骨前肌腱内侧→距骨和胫骨内踝之间。布有足背内侧皮神经的分支，内踝前动脉，足背浅静脉。

【主治】

（1）中医病证：①疝气，腹痛，小便不利，遗精。②下肢痿痹，足踝肿痛。

（2）西医疾病：①疝气、遗精、尿道炎等。②腰肌劳损、局部软组织损伤等。

【刺灸法】直刺 0.5～0.8 寸。

【临床应用】

（1）配解溪、昆仑，主治内踝肿痛。

（2）配气海、中极，主治小便不利。

（3）配大赫、志室，主治遗精。

【现代研究】针刺中封、阳辅穴治疗神经血管性头痛：患者仰卧位，主穴取双侧中封、阳辅穴，常规消毒后，用 30 号 1.5 寸毫针分别直刺 0.5～1 寸，施捻转泻法各 1 分钟，每隔 10 分钟施手法 1 次，留针 40 分钟。针感循经上传效佳，如针感弱而又痛处固定剧烈者，则在局部配取阿是穴 1～3 个，用 30 号 1 寸毫针，平刺 0.5～0.8 寸，余操作同主穴，每日 1 次。总有效率 92%，高于口服药物苯噻啶片对照组（76%）。

——刘来丽，赵红鹰，宋晓瑾. 针刺中封、阳辅穴治疗神经血管性头痛的疗效观察. 辽宁中医杂志，200，31（1）：67.

5. 曲泉（LR 8）五输穴之合穴，五行属水

【定位】在膝内侧，屈膝，当膝关节内侧面横纹内侧端，股骨内侧髁的后缘，半腱肌、半膜肌止端的前缘凹陷处。

【解剖】皮肤→皮下组织→缝匠肌后缘→股薄肌腱后缘→半膜肌腱→腓肠肌内侧头。浅层布有隐神经，大隐静脉。深层有膝上内侧动、静脉的分支及属支。

【主治】

（1）中医病证：①小腹痛，小便不利，淋证，癃闭。②月经不调，痛经，带下，阴挺，阴痒，遗精，阳痿。③膝股疼痛。

（2）西医疾病：①肝炎，肠炎，痢疾。②子宫脱垂，阴道炎，子宫收缩不全。③膝关节及周围软组织疾患。④前列腺炎，肾炎，腹股沟疝，遗精，阳痿，尿潴留。

【刺灸法】 直刺 0.8～1 寸。

【临床应用】

（1）配丘墟穴、阳陵泉穴，治胆道疾患。

（2）配中极、阴陵泉，主治小便不利。

（3）配支沟穴、阳陵泉穴治心腹疼痛、乳房胀痛、疝痛。

（4）配归来穴、三阴交穴治肝郁气滞之痛经、月经不调。

【现代研究】

（1）研究发现，电针曲泉穴有利胆作用，在中枢神经系统的递质和受体中，Ach 递质和 M 型胆碱能受体发挥了重要作用。

——孙世晓，沈宁，李树学．电针曲泉穴中枢利胆作用机制的实验研究．针灸临床杂志，208，24（2）：41～42.

（2）针刺曲泉治疗肱骨外上髁炎：行平补平泻法，留针 30 分钟，每日 1 次，10 次为 1 个疗程。有效率 100%。

——王红娥，李运峰．巨刺曲泉治疗肱骨外上髁炎 30 例．中国针灸，2002，22（7）：476.

（3）针刺膝阳关、曲泉治疗膝关节炎：以膝阳关、曲泉为主穴，用 0.3mm×40mm 毫针刺入穴位，行提插捻转手法得气后留针 30 分钟。总有效率为 96.8%。

——王朝兴．针刺膝阳关、曲泉为主治疗膝骨关节炎．医学信息，2009，22（3）：414.

（四）手少阴心经五输穴

1. 少冲（HT 9）五输穴之井穴，五行属木

【定位】 在手小指末节桡侧，距指甲角 0.1 寸。

【解剖】皮肤→皮下组织→指甲根。分布有尺神经的指掌侧固有神经指背支和指掌侧固有动、静脉指背支形成的动、静脉网。

【主治】

（1）中医病证：①心悸，心痛。②癫狂，热病，昏迷。③胸胁痛。

（2）西医疾病：①休克，小儿惊厥，癫痫，癔症，肋间神经痛，晕厥。②脑出血，心肌炎，心绞痛。③胸膜炎，高热，喉炎。

【刺灸法】直刺 0.1 ～ 0.2 寸，或点刺出血。

【临床应用】

（1）配大陵，治心悸、心烦、胸满。

（2）配水沟、合谷、足三里，治中暑、休克。

（3）配心俞、内关，主治心痛、心悸、癫狂。

（4）配百会、十宣穴，主治中风昏迷。

（5）配支沟、水沟、太冲，治小儿惊风。

【现代研究】针刺少冲、悬颅治疗急性乳腺炎：双侧少冲三棱针点刺放血，毫针在双侧悬颅穴处向后平刺 0.5 ～ 0.8 寸，泻法，快速捻转强刺激 3 ～ 5 分钟，留针 20 ～ 30 分钟，每 5 分钟行手法 1 次。每日 1 次，7 次为 1 个疗程。本法治疗急性乳腺炎未化脓者，疗效颇佳。

——方针．针刺少冲、悬颅治疗急性乳腺炎．四川中医，1994，12（7）：56.

2. 少府（HT 8）五输穴之荥穴，五行属火

【定位】在手掌面，第 4、5 掌骨之间，握拳时，当小指尖处。

【解剖】皮肤→皮下组织→掌腱膜→环指的浅、深屈肌腱与小指的浅、深屈肌腱之间→第 4 蚓状肌→第 4 骨间背侧肌。浅层有尺神经掌支分布。深层布有指掌侧总动、静脉，指掌侧固有神经（尺神经分支）。

【主治】

（1）中医病证：①心悸，胸痛。②小便不利，遗尿，阴痒痛。③小指挛痛，掌中热。④阴道及阴部瘙痒症，月经过多。

（2）西医疾病：①风湿性心脏病，冠心病，心绞痛，心律不齐。②癔症，肋间神经痛，臂神经痛。③遗尿，尿潴留。

【刺灸法】直刺 0.3 ～ 0.5 寸。

【临床应用】

（1）配心俞，主治痈疡、阴肿、阴痒。

（2）配内关、郄门，主治心悸、胸痛、心绞痛。

（3）配关元、三阴交，治疗遗尿、癃闭。

（4）配太溪、阴郄，治疗失眠。

【现代研究】

（1）针刺治疗小儿遗尿：直刺少府穴 0.3～0.5 寸，采用捻转补法，施手法 1 分钟，得气后不留针，快速出针，每日 1 次，连续 10 次为 1 个疗程。85 例患者中，治愈 5 例，好转 28 例，无效 3 例。

——陈学超.针刺少府治疗小儿遗尿 5 例临床体会.天津中医，1995，12（3）：32.

（2）针刺治疗中风病手指挛急：毫针刺入少府穴 0.5～0.8 寸，行提插捻转手法，患者有酸困胀痛之感，进针得气后挛急之手即可伸直。每日 1 次或隔日 1 次。

——刘群霞，张怀亮.少府穴治疗中风病手指挛急之体会.四川中医，1992，10（6）：51.

3. 神门（HT 7）五输穴之输穴，五行属土，手少阴经之原穴

【定位】在腕部，腕掌侧横纹尺侧端，尺侧腕屈肌腱的桡侧凹陷处。

【解剖】皮肤→皮下组织→尺侧腕屈肌腱桡侧缘。浅层有前臂内侧皮神经，贵要静脉属支和尺神经掌支。深层有尺动、静脉和尺神经。

【主治】

（1）中医病证：①不寐，健忘，痴呆，癫狂痫。②心痛，心烦，惊悸。

（2）西医疾病：①心悸，心脏肥大，心绞痛。②神经衰弱，癔症，癫痫，精神病，痴呆。③舌骨肌麻痹，鼻内膜炎。④产后失血，扁桃体炎。

【刺灸法】避开尺动、静脉，直刺 0.3～0.5 寸。

【临床应用】

（1）神门穴是手少阴心经输穴、原穴，主要治疗神志病，如失眠、记忆力减退、老年痴呆症、精神狂躁症、精神分裂症、癔病、小儿惊风等。神门穴不仅可以治疗失眠症，还可以治疗嗜睡症，具有双向调节作用。

（2）神门穴还可用治心脏及有关脏腑的病证，如心绞痛、心慌等。

梅花针叩刺神门穴治疗烦躁不安高热患者烦躁不安或谵语、失眠，用一般镇静剂效果不佳时，配合用梅花针叩打神门穴 5 分钟，可以提高镇静效果。叩刺神门穴，可对大脑皮质运动区产生抑制作用，使患者安静。

针刺神门穴治疗嗜睡症取双侧神门穴，常规消毒后，用 0.25 mm×25 mm 针直刺，行泻法，得气后，留针 30 分钟，每 5 分钟行 1 次针，每日 1 次，共治疗 10 次。

许多穴位有双向调节作用，如神门穴既可以治疗失眠，又可以治疗嗜睡；天枢穴既可以治疗便秘，又可以治疗腹泻。

【现代研究】电针神门有安神催眠的作用。

失眠是指自诉睡眠的发生或维持出现障碍，睡眠的质和量不能满足生理需要，加之心理的影响，致使白天产生瞌睡和一系列神经症状。失眠是最常见的临床症状之一，女性和老年人尤为多见。中医称失眠为"不寐""不得眠""不得卧""目不瞑""不眠证"。失眠以七情内伤为主要病因，其涉及的脏腑不外心、脾、肝、胆、肾，其病机总属营卫失和，阴阳失调为病之本，或阴虚不能纳阳，或阳盛不得入阴。正如《灵枢·大惑论》所云："卫气不得入于阴，常留于阳。留于阳则阳气满，阳气满则阳跷盛；不得入于阴则阴气虚，故目不瞑矣。"

长期失眠会影响脑功能，特别是前额叶功能如记忆功能、注意力、言语能力、计划能力等的正常运转，也会影响到情绪。

取穴：双侧神门穴。

用具：0.30 mm×25 mm 毫针，韩氏穴位神经刺激仪（型号 LH202H）。

操作：用 75% 酒精棉球常规消毒，直刺神门穴 8 mm，稍加捻转，得气后，接韩氏穴位神经刺激仪，密波，频率为 50 ～ 100 Hz，强度以患者能忍受为宜，每次 30 分钟，每日 1 次，10 次为 1 个疗程，共 2 疗程。

结果：电针神门穴可明显改善失眠患者的临床症状。治疗后患者临床表现为：睡眠总时间增加，入睡时间缩短，夜醒次数减少，睡眠深度明显提高。

作用机制：失眠与多种主观因素及一些躯体疾病有关。神门穴治疗失眠的作用可能与其中枢镇静机制，以及调节紊乱的生理功能有关。

（1）电针神门对血压及心功能的影响：实验观察了电针刺激神门穴后高血压患者血压及心搏出量、左室有效泵力的变化，结果表明电针刺激神门穴具有显著的降低血压，调节心搏出量、左室有效泵力的即时效应（$P < 0.05$，$P < 0.01$）。

——程冠军，俞在芒.电针神门对高血压病患者血压及心功能的影响.上海针灸杂志，1996，15（5）：11.

（2）针刺神门对心功能的影响：用纳子法按时针刺神门，引起心功能的部分指标出现变化，使心率减慢，收缩期、舒张期延长，dz/dt 及 Hl 指数减小，表明子午流注纳子法的确存在着时间特异性。

——汪鲁莎，刘豫淑，罗惠平，等.纳子法针刺神门穴对心功能影响的观察.中国针灸，1997，17（5）：264.

（3）针刺治疗失眠症：神门、三阴交直刺15mm，百会、神庭、四神聪向后斜刺20～25mm，平补平泻。每日1次，留针30分钟，5次后休息2日，10次为1个疗程，治疗30天。24例中，治愈5例，显效8例，有效7例，无效4例，总有效率为8.3%，患者睡眠质量、睡眠效率、日间功能障碍得分明显低于治疗前（$P < 0.05$）。

——宣雅波，郭静，王麟鹏，等.针刺对原发性失眠患者睡眠质量的影响：随机对照研究.中国针灸，200 27（12）：886.

（4）针刺配合耳压戒烟：采用直径 0.32mm、长度为 25～40mm 的毫针针刺，神门直刺5～15mm，小幅度提插捻转，使局部得气；戒烟穴，沿皮下向肘关节方向平刺10～20mm，只捻转不提插，平补平泻；中脘、足三里直刺20～25mm，使局部得气；三阴交直刺15～20mm，提插捻转使局部得气。进针后及留针期间各行针1次，每次行针5～10秒，留针30分钟。每日1次，6次为1个疗程，疗程间休息1日，4个疗程后统计疗效，有效率90.6%。

——宋立中.在俄罗斯运用针刺配合耳压戒烟53例.中国针灸，

2008，28（2）：13.

4. 灵道（HT 4）五输穴之经穴，五行属金

【定位】在前臂掌侧，当尺侧腕屈肌腱的桡侧缘，腕横纹上 1.5 寸。

【解剖】皮肤→皮下组织→尺侧腕屈肌与指浅屈肌之间→指深屈肌→旋前方肌。浅层分布有前臂内侧皮神经，贵要静脉属支。深层有尺动、静脉和尺神经等。

【主治】

（1）中医病证：①心痛，心悸。②暴喑。③肘臂挛痛，手指麻木。

（2）西医疾病：①心内膜炎，心绞痛。②癔症，失眠，精神分裂症，失语，肘关节神经麻痹或疼痛。③急性舌骨肌麻痹或萎缩。

【刺灸法】直刺 0.3～0.5 寸。

【临床应用】

（1）配内关、郄门，治胸痹、心悸。

（2）配水沟、合谷、巨阙治癔病。

（3）配外关，有舒筋通络活血的作用，主治肘挛、臂痛、指麻、关节炎。

（4）配扶突、支沟、曲鬓、天窗，治暴喑、口噤。

（5）配廉泉，有利舌启闭的作用，主治舌强、暴喑、癔病。

【现代研究】针灸内关、灵道及曲泽穴治疗心律失常：90 例患者随机分为 3 组。针灸治疗每日 1 次，连续治疗 5 天，休息 2 天，7 天为 1 个疗程，连续治疗 8 个疗程。观察 2 组总有效率优于观察 1 组及对照组，三组患者疗效具有显著差异（$P < 0.05$）。在常规使用抗心律失常药物治疗的基础上，针灸内关、灵道穴对心律失常的治疗有较好的临床效果，对心律失常的治疗具有重要意义。

——张小艳，熊鹏，樊亚崑，等. 针灸内关、灵道及曲泽穴治疗心律失常的临床研究. 实用中西医结合临床，2016，16（11）：16～18.

5. 少海（HT 3）五输穴之合穴，五行属水

【定位】屈肘举臂，在肘横纹内侧端与肱骨内上髁连线的中点处。

【解剖】皮肤→皮下组织→旋前圆肌→肱肌。浅层布有前臂内侧皮神经，贵要静脉。深层有正中神经，尺侧返动、静脉和尺侧下副动、静脉的吻合支。

【主治】

（1）中医病证：①心痛。②腋胁痛，肘臂挛痛麻木，手颤，落枕，下肢痿痹。③瘰疬，疔疮。

（2）西医疾病：①神经衰弱，精神分裂症，头痛，眩晕，三叉神经痛，肋间神经痛，尺神经炎。②肺结核，胸膜炎。③前臂及肘关节周围软组织疾患。④心绞痛，淋巴结炎。

【刺灸法】向桡侧直刺 0.5～1 寸。

【临床应用】

（1）配后溪，主治手颤、肘臂疼痛。

（2）配合谷、内庭，主治牙痛、牙龈肿痛。

（3）配天井，主治瘰疬。

（4）配行间、三阴交，治月经过多。

（5）配外陵穴，可缓解结肠痉挛。

【现代研究】

（1）针刺对家兔血浆 TXB_2 和 6- keto- PGF1α 水平的影响：对实验性主动脉硬化家兔针刺双侧内关、神门、少海，测定血栓素 TXB2 和 6- keto- PGF1α 水平。结果针刺后 TXB 含量明显下降，6- keto- PGF1α 升高，提示针刺的治疗作用可能与其调节 6- keto- PGF1α 和 TXB2 平衡有关。

——张霞，肖苏红，周小青，等.针刺对主动脉粥样硬化兔血浆 TXB2 和 6- keto -PGF1α 水平的影响.湖南中医学院学报，1994，14（2）：45.

（2）针刺对冠心病冠状动脉口径的影响：对 10 例冠心病患者做冠状动脉造影检查的同时，针刺双侧内关、神门、少海穴。结果狭窄的冠状动脉口径由针刺前（1.36±0.52）mm 增大到针刺后的（1.64±0.70）mm（$P < 0.05$）。

——周小青，A·Maseri.针刺对冠心病冠状动脉口径的影响.湖南中医学院学报，1990，10（3）：166.

（五）足太阴脾经五输穴

1. 隐白（SP 1）五输穴之井穴，五行属木

【定位】在足大趾末节内侧，距趾甲角 0.1 寸。

【解剖】皮肤→皮下组织→甲根。布有足背内侧皮神经的分支，趾背神经和趾背动、静脉。

【主治】

（1）中医病证：①月经过多，崩漏，尿血，便血。②腹胀。③癫狂，梦魇，多梦，惊风。

（2）西医疾病：①功能性子宫出血，子宫痉挛。②牙龈出血，鼻出血。③小儿惊风，癔症，昏厥。④消化道出血，腹膜炎，急性胃肠炎。⑤尿血。

【刺灸法】浅刺 0.1 ～ 0.2 寸，或用三棱针点刺挤压出血。

【临床应用】

（1）配大敦，主治昏厥、中风昏迷。

（2）配厉兑，主治多梦。

（3）配关元、气海、血海、三阴交，治月经过多。

（4）配脾俞、上脘、肝俞，治吐血、衄血。

（5）配足三里，治便血。

【现代研究】

（1）点刺隐白、少商治疗中风肢体麻木：取患侧少商、隐白。患者取适当体位，穴位常规消毒，取 7 号一次性针头，在穴位处快速点刺，挤出血液 0.5mL 左右，同时拍打麻木的肢体，然后用干棉球按压止血。隔日 1 次。

——赵树玲，宋世庆．点刺少商、隐白治疗中风肢体麻木 232 例．中国针灸，2008，28（7）：506.

（2）厉兑配隐白治疗顽固性失眠：厉兑、隐白常规消毒后，针尖斜向上刺 0.1 寸，行捻转手法，留针 30 分钟后起针。经 4 次治疗后获奇效。

——秦彦，崇桂琴．厉兑配隐白治愈顽固性失眠．山东中医杂志，

2005，24（2）：118.

（3）刺激隐白促进脑卒中患者运动功能康复：用棉签交替刺激患侧、健侧隐白穴，频率为1次/秒，持续10分钟，上午下午各1次，4周为1个疗程。配合康复训练，能改善脑卒中患者运动功能，并提高日常生活活动能力。

——倪斐琳.早期刺激隐白穴对脑卒中患者运动功能恢复的影响.现代中西医结合杂志，2008，17（13）：1978～1979.

（4）针刺配合灸隐白治疗青春期功能性子宫出血：取气海、关元、中极、肾俞、次髎、三阴交、太冲穴，以直径0.35mm的毫针刺入，行平补平泻法。气海、关元、中极、次髎等穴要求针感向会阴部传导。然后接通G6805电针仪，留针20分钟。隐白穴常规消毒后，将枣核大艾炷直接置于穴上，行无瘢痕灸，灸7壮。隔日1次，10次为1个疗程间休息3天。总有效率97.7%，远期效果好。

——周莉.针灸治疗青春期功能失调性子宫出血疗效观察.上海针灸杂志，2009，28（4）：201～202.

2. 大都（SP2）五输穴之荥穴，五行属火

【定位】在足内侧缘，当足大趾本节（第1跖趾关节）前下方赤白肉际凹陷处。

【解剖】皮肤→皮下组织→第一趾骨基底部。布有足底内侧神经的趾足底固有神经，浅静脉网，足底内侧动、静脉的分支或属支。

【主治】

（1）中医病证：①腹胀，胃痛，泄泻，便秘。②热病无汗。

（2）西医疾病：①胃炎，胃痉挛，腹胀腹痛，急、慢性肠炎。②脑血管病后遗症，小儿抽搐，足趾痛。

【刺灸法】直刺0.3～0.5寸。

【临床应用】

（1）配阴陵泉、商丘，治脾虚腹泻。

（2）配经渠，治热病汗不出。

（3）配鱼际、太渊、太白，治热病而汗出、脉顺可汗者。

【现代研究】研究发现针刺大都可使胃蠕动减慢。有实验表明，针刺大都穴比注射促肾上腺皮激素 25U 所产生的使嗜酸性粒细胞增多的效应强。因此有人认为大都穴是嗜酸性粒细胞的敏感穴。

有临床研究，将 72 例患者随机分成两组：治疗组 37 例采用基础穴位配合大都穴治疗，对照组 35 例采用基础穴位结合神经肌肉电刺激仪治疗，治疗 1 个月后通过下肢 Fugl–Meyer 量表评分比较，治疗组均优于对照组（$P < 0.05$）。认为基础穴位配合大都穴治疗中风偏瘫在改善下肢运动功能方面疗效较好。

——林振原，吴文裕，吴明霞.针刺大都穴治疗中风偏瘫疗效观察.山西中医，2016，32（4）：35 ～ 36.

3. 太白（SP 3）五输穴之输穴，五行属土，足太阴经之原穴

【定位】在足内侧缘，当足大趾本节（第 1 跖趾关节）后下方赤白肉际凹陷处。

【解剖】皮肤→皮下组织→展肌→短屈肌。浅层布有隐神经，浅静脉网等。深层有足底内侧动、静脉的分支或属支，足底内侧神经的分支。

【主治】

（1）中医病证：①胃痛，腹胀，腹痛，泄泻，痢疾，便秘，纳呆。②腰痛，脚气。

（2）西医疾病：①胃痉挛，胃炎，消化不良，腹胀，便秘，肠炎，痔。②下肢麻痹或疼痛。

【刺灸法】直刺 0.5 ～ 1.0 寸。

【临床应用】

（1）配公孙、大肠俞，治肠鸣、腹泻。

（2）配复溜、足三里，治腹胀。

（3）配内关、足三里、大椎、天枢、合谷，治发热身重、腹痛胀满、呕吐、泄泻。

【现代研究】太白配丰隆，每穴艾灸 10 分钟，对小儿腹泻有良效。临床试验表明，针刺太白对血糖有一定的调节作用。可因针刺手法不同而有不同效应，如用烧山火手法则可见血糖上升，用透天凉手法则可见血糖下降。

针刺内关、太白治疗足心发热：内关、太白为主穴。患者取仰卧位，穴位局部皮脉常规消毒后，先针刺太白，以 0.30mm×40mm 毫针向足心部（涌泉方向）直刺，以得气有强烈针感为度。内关刺入 25mm 左右，施捻转手法以有明显针感为度。临证时手法轻重选择依据患者耐受程度而定，针刺后留针 40 分钟，每日治疗 1 次。

——熊大昌 . 针刺内关太白为主治疗足心发热 60 例 . 中国中医药信息杂志，2008，15（1）：56.

4. 商丘〔SP 5〕五输穴之经穴，五行属金

【定位】在足内踝前下方凹陷处，当舟骨结节与内踝尖连线的中点处。

【解剖】皮肤→皮下组织→内侧（三角）韧带→胫骨内踝。浅层布有隐神经、大隐静脉。深层有内踝前动、静脉的分支或属支。

【主治】

（1）中医病证：①腹胀，泄泻，便秘，痔疾。②足踝肿痛，舌体强痛，水肿，脚气。

（2）西医疾病：①胃炎，肠炎，消化不良，便秘，痔，黄疸。②腓肠肌痉挛，踝关节及周围软组织疾病。③小儿惊厥，百日咳。

【刺灸法】直刺 0.3 ～ 0.5 寸。

【临床应用】

（1）配阴陵泉、曲泉、阴谷，主治胃脘痛、腹胀。

（2）配三阴交，主治脾虚便秘。

（3）配天枢、阴陵泉，主治腹泻、腹胀。

【现代研究】针刺商丘治疗痔疮：商丘穴常规消毒，以 28 号 1.5 寸毫针直刺 0.8 寸左右，捻转进针，施用"三退一进"的针泻手法。得气后留针 20 分钟，每 6 分钟按上述手法行针 1 次，每日 1 次，10 次为 1 个疗程。总有效率 90.4%。

——方针 . 针刺商丘穴治疗痔疮 21 例 . 针灸临床杂志，1993，9（4）：55.

5. 阴陵泉〔SP 9〕五输穴之合穴，五行属水

【定位】在小腿内侧，当胫骨内侧髁后下方凹陷处。

【解剖】皮肤→皮下组织→半腱肌腱→腓肠肌内侧头。浅层布有隐神经的小腿内侧皮支，大隐静脉和膝降动脉分支。深层有膝下内侧动、静脉。

【主治】

（1）中医病证：①腹胀，水肿，黄疸，泄泻，小便不利或失禁。②阴茎痛，遗精，妇人阴痛，带下，月经不调。③膝痛。

（2）西医疾病：①遗尿，尿潴留，尿失禁，尿路感染，肾炎，遗精，阳痿。②腹膜炎，消化不良，腹水，肠炎，痢疾。③阴道炎。④失眠，膝关节炎，下肢麻痹。

【刺灸法】直刺 1.0～2.0 寸。

【临床应用】阴陵泉为足太阴脾经合穴，是除湿、祛湿要穴。临床常用于治疗因中焦虚弱，脾胃失运或下焦湿热所致的各种肩臂疼痛、膝关节肿痛、膝关节腔积液，以及急慢性肠炎、细菌性痢疾、腹膜炎等病证；还可用于治疗盗汗、小儿麻痹症、尿路感染、尿失禁等。以上病证均是取阴陵泉的温运中焦，利水除湿作用。

【现代研究】临床实验研究证明，针刺阴陵泉穴有治疗肩关节周围炎的作用。

肩关节周围炎，俗称肩周炎，是肩关节周围的关节囊、软组织损伤、退变等原因而引起的慢性炎症性反应，因好发于 50 岁左右故又称五十肩等。临床多呈肩部持续性钝痛，在急性期可出现剧烈的疼痛，肩关节活动时疼痛加重，尤以外展和内旋时为甚，手臂的上举、外展、内旋、外旋、后伸活动受限，后期病变组织产生粘连，部分出现肩部肌肉萎缩。

肩周炎属中医学的痹证，又称漏肩风、冻结肩。多因气血不足，卫阳不固，腠理疏松，风寒湿邪乘虚而入，流注经脉，气血不畅，经脉闭阻发生痹证。

肩周炎是体力劳动者的多发病，对人体健康和工作危害很大，故应及早治疗，以免影响正常生活。

取穴：双侧阴陵泉穴。

用具：0.25 mm×75 mm 毫针。

操作：令受术者坐矮凳，屈膝。用75%酒精棉球常规消毒，直刺双侧阴陵泉穴，受术者有酸、胀、麻、重的感觉即为得气，每隔5分钟捻转提插行针15秒左右，留针20分钟。留针期间令受术者活动肩关节。每日1次，10次为1个疗程。

针刺治疗的同时，配合功能锻炼，可促进局部组织的粘连松解，效果更佳。

结果：针刺阴陵泉对于治疗肩关节周围炎有良好的疗效。

作用机制：阴陵泉是足太阴脾经腧穴，脾乃气血生化之源，主四肢肌肉。针刺阴陵泉穴治疗肩关节周围炎，与调节脾脏的功能、濡养四肢肌肉、除寒湿的作用有关。《灵枢·本神》曰："脾气虚，则四肢不用。"

（1）电针丰隆、阴陵泉治疗原发性高脂血症：用30号毫针针刺双侧丰隆、阴陵泉穴治疗仪采用G6805-1型电针治疗仪，选用疏密波，强度以患者能耐受的最大强度。每次治30分钟，每日1次，5次为1个疗程，共6个疗程。总有效率9.12%，且能明显改善患者的临床症状。

——胡幼平，卢松，胥林波，等.电针丰隆、阴陵泉治疗原发性高脂血症临床疗效研究.针灸临床杂志，2002，4（3）：67.

（2）治疗内侧副韧带损伤：取穴血海、曲泉、阴陵泉。常规消毒，毫针刺入至得气，将电针器上每对输出的两个电极分别连接在血海、曲泉穴上，采用疏密波，频率适中每次通电20分钟，每日1次，10次为1个疗程。总有效率100%。

——王进.电针治疗内侧副韧带损伤36例临床观察.江苏中医药，2007，39（8）：56.

（3）针刺足三里、阴陵泉穴治疗肩关节周围炎：患者坐于靠背椅上，健侧屈90°，取足三里、阴陵泉穴，常规消毒皮肤后，用28号针直刺两穴，行捻转泻法得气后留针30分钟。留针时让患者试着拍举，旋转患臂。每隔5～10分钟行针1次，每日治疗1次，5次为1个疗程，治疗期间避免剧烈活动和抬举重物，1个疗程后痊愈率达79.3%6，其余全部好转。

——靳志鹏，孔德鸿.针刺足三里、阴陵泉穴治疗肩关节周围炎78例.航空军医，2005，3（3）：116～117.

（六）手厥阴心包经五输穴

1. 中冲（PC 9）五输穴之井穴，五行属木

【定位】在手中指末节尖端中央。

【解剖】皮肤→皮下组织。分布有正中神经的指掌侧固有神经末梢，指掌侧动、静脉的动、静脉网。皮下组织内富含纤维束，纤维束外连皮肤，内连远节指骨骨膜。

【主治】

（1）中医病证：①中风昏迷，中暑，小儿惊风，热病。②心烦，心痛。③舌强肿痛。

（2）西医疾病：①高血压，脑出血，心绞痛，心肌炎。②昏迷，休克，癔症，癫痫。③小儿消化不良，舌炎，结膜炎。

【刺灸法】浅刺 0.1～0.2 寸，或用三棱针点刺出血。

【临床应用】

（1）配水沟、内关、百会，治昏厥。

（2）配水沟、廉泉，治舌强肿痛。

（3）配劳宫、大陵，治掌中热。

（4）配水沟、合谷、太冲，治小儿惊风。

【现代研究】中冲刺血治疗眼部感染：先搓揉患者中指 0.5～1 分钟，使之充血，局部消毒后用三棱针迅速点刺，挤出 5～10 滴血后，用干棉球压迫，双眼发病取双侧，单眼发病左右交替取之。

——谷海亮. 中冲刺血治疗眼部感染 36 例. 中国针灸，1997，17（6）：369.

2. 劳宫（PC 8）五输穴之荥穴，五行属火

【定位】在手掌心，当第 2、3 掌骨之间偏于第 3 掌骨，握拳屈指时中指尖处。

【解剖】皮肤→皮下组织→掌腱膜→分别在桡侧两根指浅、深屈肌腱之间→第 2 蚓状肌桡侧→第 1 骨间掌侧肌和第 2 骨间背侧肌。浅层分布有正中神经的掌支和手掌侧静脉网。深层有指掌侧总动脉，正中神经的指掌侧固有神经。

【主治】

（1）中医病证：①口疮，口臭，鼻衄。②癫狂痫，中风昏迷，小儿惊厥，中暑。③心痛，呕吐。

（2）西医疾病：①脑血管意外，心绞痛，高血压。②昏迷，癔症，精神病，手指麻木。③口腔炎，牙龈炎，吞咽困难。④手癣，黄疸。

【刺灸法】直刺 0.3 ～ 0.5 寸。

【临床应用】

（1）配太冲、内庭、少泽，治口疮、口臭。

（2）配水沟、涌泉、神门，治中暑、中风、昏迷。

（3）配内关，治急性吐泻。

【现代研究】

（1）按压治疗输尿管结石所致的肾区绞痛：按压患侧劳宫、涌泉二穴，以患者感到两穴位有明显酸胀感为度，同时调整呼吸至自然状态。观察 252 例，总有效率 92.86%。

——刘秀梅，张桂芝，孙秀珍，等.按压穴位缓解输尿管结石致肾区绞痛的临床观察.黑龙江中医药，1995，（1）：42.

（2）针刺治疗口臭：毫针快速刺入双侧劳宫穴 0.3 ～ 0.8 寸，施大幅度捻转泻法，感应上行于肘臂及前胸，留针 30 分钟，10 分钟行针 1 次，行针时令患者短吸气深呼气 10 ～ 20 次，以感到口中清润，津液增多为佳。每日 1 次，10 次为 1 个疗程。治疗 60 例，总有效率 100%。

——聂汉云，何俊敏.针刺劳宫治疗口臭.针灸临床杂志，1994，10（6）：47.

3. 大陵（PC 7）五输穴之输穴，五行属土，手厥阴经之原穴

【定位】在腕掌横纹的中点处，当掌长肌腱与桡侧腕屈肌腱之间。

【解剖】皮肤→皮下组织→掌长肌腱与桡侧腕屈肌腱之间→拇长屈肌腱与指浅屈肌腱→指深屈肌腱之间→桡腕关节前方。浅层分布有前臂内、外侧皮神经，正中神经掌支，腕掌侧静脉网。深层在掌长肌与桡侧腕屈肌之间的深面，可能刺中正中神经。

【主治】

（1）中医病证：①心痛，心悸，不寐，癫狂，疮疡。②胃痛，呕吐。

③手腕麻痛，胸胁胀痛。

（2）西医疾病：①心肌炎，心内、外膜炎，心动过速。②神经衰弱，失眠，癫痫，癔症，精神分裂症，肋间神经痛。③胃炎，胃出血。④腕关节及周围软组织疾患，足跟痛。⑤扁桃体炎，咽炎，疥癣。

【刺灸法】直刺 0.3 ～ 0.5 寸。

【临床应用】

（1）配太冲、丰隆，治气郁痰结之癫狂。

（2）配心俞、膈俞、膻中，治心血瘀阻之心悸。

（3）配神门、丰隆，治痰火所致之心悸不安。

【现代研究】实验研究将 70 只清洁级 SD 大鼠随机分为正常组、模型组、大陵组、太渊组，正常组 10 只，其余各 20 只。采用股静脉插管注射氯化铯造成大鼠室性心动过速模型，大陵组针刺大陵穴，太渊组针刺太渊穴，连接 BL-410 四道生物机能实验系统，连续记录大鼠肢体导联心电图，观察心率、心律失常总持续时间的变化，采用放射免疫法检测血管活性肠肽（VIP）含量。结果，电针大陵穴后大鼠心率与模型组和太渊组相比明显下降，心律失常总持续时间缩短（$P < 0.01$，$P < 0.05$）；造模后大鼠血浆 VIP 含量较正常组显著降低（$P < 0.05$），大陵组与模型组比较明显升高（$P < 0.01$）。结果表明，电针大陵穴有较好的调节心律失常的作用。

——樊展，王华，喻建兵，等. 电针"大陵"穴对室性心动过速大鼠心率、心律失常时间及血管活性肠肽含量的影响. 针刺研究，2010，35（2）：124 ～ 126.

4. 间使（PC 5）五输穴之经穴，五行属金

【定位】在前臂掌侧，当曲泽与大陵的连线上，腕横纹上 3 寸。掌长肌腱与桡侧腕屈肌腱之间。

【解剖】皮肤→皮下组织→桡侧腕屈肌腱与掌长肌腱之间→指浅屈肌→指深屈肌→旋前方肌→前臂骨间膜。浅层分布有前臂内、外侧皮神经分支和前臂正中静脉。深层有正中神经。正中神经伴行动、静脉，骨间前动脉、神经等结构。

【主治】

（1）中医病证：①心痛，心悸。②癫狂痫，热病，疟疾。③胃痛，呕吐。④肘臂痛。

（2）西医疾病：①风湿性心脏病，心绞痛，心肌炎，心脏内、外膜炎，脑血管病后遗症。②癫痫，癔症，精神分裂症。③疟疾，感冒，咽喉炎，胃炎，荨麻疹，子宫内膜炎。

【刺灸法】直刺 0.5～1.0 寸。

【临床应用】

（1）配心俞、内关，治心悸、心胸痛。

（2）配三阴交，治月经不调、经闭。

（3）配大椎、后溪，治疟疾。

（4）配水沟，治癫证。

（5）配三间，治咽中如梗。

【现代研究】

（1）针刺间使治疗冠心病：通过记录心动周期的Ⅱ导心电图、颈动脉搏动图、心音图，证实针刺间使穴对冠心病患者的左心功能有明显改善作用，其改善作用与内关作用相同。

——陈少宗.针刺间使内关穴对冠心病患者左心功能影响的比较观察.针灸临床杂志，1994，10（6）：30.

（2）间使穴在针刺不良反应中的应用：患者诉前日针刺后，左膝闷胀屈伸不适，取左侧间使穴针刺，同时活动左膝关节，疼痛随即消失。

——蒋国庆.间使穴在针刺不良反应中应用举隅.上海针灸杂志，2007，26（3）：32.

5. 曲泽（PC 3）五输穴之合穴，五行属水

【定位】在肘横纹中，当肱二头肌腱的尺侧缘。

【解剖】皮肤→皮下组织→正中神经→肱肌。浅层有肘正中静脉，前臂内侧皮神经等结构。深层有肱动、静脉，尺侧返动、静脉的掌侧支与尺侧下副动、静脉前支构成的动、静脉网，正中神经的本干。

【主治】

（1）中医病证：①心痛，心悸。②热病，中暑。③胃痛，呕吐，泄泻。④肘臂疼痛。

（2）西医疾病：①风湿性心脏病，心绞痛，心肌炎。②小儿舞蹈症，急性肠胃炎，支气管炎。

【刺灸法】直刺 1.0 ～ 1.5 寸，或用三棱针点刺出血。

【临床应用】

（1）配大陵，治心悸、心胸痛。

（2）配内关、中脘，治呕吐、胃痛。

（3）配委中（点刺出血）、曲池，治中暑。

（4）配鱼际、神门，治呕血。

【现代研究】艾灸曲泽对冠心病心绞痛患者心功能即时效应的观察：艾灸曲泽可使心动阻抗微分图（dz/dt），心搏出量（SV）、心搏指数（SI）、心脏指数（CI）、每搏做功（SW）的参数值得到改善，提示艾灸对冠心病心绞痛具有一定的治疗作用。

——杨秀珍，刘瑞庭，李燕，等.艾条灸曲泽穴对冠心病心绞痛患者心功能即时效应的观察.中国针灸，1989，9（6）：39.

（七）手阳明大肠经五输穴

1. 商阳（LI 1）五输穴之井穴，五行属金

【定位】在手食指末节桡侧，距指甲角 0.1 寸。

【解剖】皮肤→皮下组织→指甲根。有正中神经的指掌侧固有神经之指背支和食指桡侧动、静脉与第一掌背动、静脉分支所形成的动、静脉网。

【主治】

（1）中医病证：①咽喉肿痛，齿痛，耳聋。②热病，昏迷。③手指麻木。

（2）西医疾病：①牙痛，咽炎，喉炎，腮腺炎。②脑出血，高热，扁桃体炎。

【刺灸法】浅刺 0.1 ～ 0.2 寸，或点刺出血。

【临床应用】治疗便秘的要穴，男性性功能保健的重要穴位。

（1）中风昏迷：商阳、少商、中冲、关冲、少冲、少泽。

（2）咳嗽汗不出：商阳、鱼际、窍阴、胆俞、上星、肺俞、心俞、肝俞、曲泉、孔最。

（3）气喘：商阳、喘满、三间。

（4）胸中满闷：商阳、华盖、紫宫、中庭、神藏、灵墟、胃俞、侠溪、步廊、上廉、三里、气户、周荣、上管、劳宫、涌泉、阳陵泉。

（5）热病汗不出：商阳、合谷、阳谷、侠溪、厉兑、劳宫、腕骨。

（6）咽喉肿痛：商阳、风池、鱼际、液门、肺俞、合谷、少商。

（7）颐颔肿：商阳、阳谷、腕骨、前谷、丘墟、侠溪、手三里。

（8）下牙齿痛：商阳、阳谷、液门、二间、四渎。

（9）耳不闻声：商阳、听会、少冲、中冲。

（10）青盲无所见：商阳、巨髎、上关、承光、瞳子髎、络却。

【现代研究】

（1）在脑缺血家兔的"十二井穴"放血观察脑血流图的变化，发现点刺家兔的"井穴"均可使脑血流图波幅升高，影响脑血循环。这一效应是放血、疼痛刺激和穴位特异性等综合作用的结果。结果表明，井穴有一定的急救作用。

——周国平.前肢井穴点刺对家兔脑血流图的影响.针灸学报，1989，（4）：47～48.

（2）点刺放血治疗便秘。三棱针快速点刺商阳穴，令其出血，实热便秘 10～20 滴；气虚、虚寒便秘 5 滴，干棉球按压止血。治疗 56 例，24 小时内排便有效率 91.07%。

——许凯声.商阳点刺放血治疗便秘 56 例.中国针灸，1998，18（4）：218.

（3）点刺放血治疗急性扁桃体炎。取患者的少商、商阳穴，三棱针点刺放血数滴，每日 1 次。共治 100 例，一般 1～3 次即愈。

——张连良，李胜.少商、商阳穴点刺放血治疗急性扁桃体炎 100 例.针灸临床杂志，2000，16（9）：33.

2. 二间（LI 2）五输穴之荥穴，五行属水

【定位】微握拳，在食指本节（第二掌指关节）前，桡侧凹陷处。

【解剖】皮肤→皮下组织→第 1 蚓状肌腱→食指近节指骨基底部。浅层神经由桡神经的指背神经与正中神经的指掌侧固有神经双重分布。血管有第 1 掌背动、静脉的分支和食指侧动、静脉的分支。深层有正中神经的肌支。

【主治】

（1）中医病证：①咽喉肿痛，齿痛，目痛，鼻衄。②热病。

（2）西医疾病：①咽炎，喉炎，牙痛，鼻出血，睑腺炎。②扁桃体炎，肩周炎。

【刺灸法】直刺 0.2 ～ 0.3 寸。

【临床应用】

（1）鼻衄：二间、风府、迎香。

（2）目痛红肿不明：二间、合谷、肝俞、足三里。

（3）齿痛：二间、合谷。

（4）伤寒头痛身热：二间、合谷、神道、风池、期门、间使、足三里。

（5）肩背相引：二间、商阳、委中、昆仑。

（6）眼目昏花，视物不明：二间、上星、心俞、肝俞、肾俞、足三里、光明。

（7）口眼㖞斜：二间、颊车、水沟、列缺、太渊、合谷、地仓、丝竹空。

（8）多卧喜睡：二间、三间。

【现代研究】针刺取健侧二间穴，针尖朝向肩部，得气后行捻转泻法，令患者活动患肩，多做受限方向的活动，幅度、范围逐渐增大，留针 30 ～ 60 分钟，每隔 10 分钟行针 0.5 ～ 1 分钟，留针期间活动患肩。每日 1 次，5 次为 1 个疗程。治疗 62 例，痊愈显效率 83.78%。

——邵翠姣 . 针刺二间穴治疗肩周炎 62 例 . 中国针灸，1994，14（5）：23.

3. 三间（LI 3） 五输穴之输穴，五行属木

【定位】微握拳，在食指本节（第 2 掌指关节处）后桡侧凹陷处。

【解剖】皮肤→皮下组织→第 1 骨间背侧肌→第 1 蚓状肌与第 2 掌骨之间→食指的指浅、深屈肌腱与第 1 骨间掌侧肌之间。浅层神经由桡神经的指背神经与正中神经的指掌侧固有神经双重分布。血管有手背静脉网，第 1 掌背动、静脉和食指桡侧动、静脉的分支。深层有尺神经深支和正中神经的肌支。

【主治】

（1）中医病证：①目病，齿病，咽喉肿痛。②身热。③手背肿痛。

（2）西医疾病：①牙痛，急性结膜炎，青光眼。②三叉神经痛，扁桃体炎，手指肿痛，肩关节周围炎。

【刺灸法】直刺 0.5～0.8 寸。

【临床应用】

（1）配阳溪，治喉痹咽如梗

（2）配前谷、睛明，治目急痛

（3）配天枢、足三里，治腹满肠鸣洞泄。

【现代研究】

（1）针刺治疗落枕：毫针沿双侧三间穴向劳宫方向刺入 0.8～1.2寸，进针后行逆向快频捻转，气至病所后令患者活动颈部，留针 30 分钟，每隔 5 分钟行针 1 次，每日 1 次。

——张益辉．针刺三间穴治疗落枕．四川中医，1992，10（5）：52.

（2）针刺三间穴治疗肩周炎：取三间穴，持 28 号 1.5 寸毫针快速刺入，进入皮下 0.5 寸后，平补平泻，留针 30 分钟，行针 2～3 次，每日 1 次，7 日为 1 个疗程，疗程间休息 2 天。总有效率为 96.16%。

——郭现军．针刺三间穴治疗肩周炎 52 例疗效观察．光明中医，2007，22（5）：32.

4. 阳溪（LI 5）五输穴之经穴，五行属火

【定位】在腕背横纹桡侧，手拇指向上翘起时，当拇长伸肌腱与拇短伸肌腱之间的凹陷中（图 2-5）。

【解剖】皮肤→皮下组织→拇长伸肌腱与拇短伸肌腱之间→桡侧腕长伸肌腱的前方。浅层布有头静脉和桡神经浅支。深层分布桡动、静脉的分支或属支。

【主治】

（1）中医病证：①头痛，目赤肿痛，齿病，咽喉肿痛。②手腕痛。

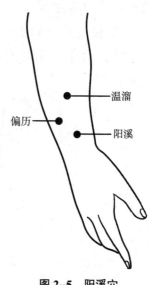

温溜

偏历

阳溪

图 2-5　阳溪穴

（2）西医疾病：①鼻炎，耳聋，耳鸣，结膜炎，角膜炎。②面神经麻痹，癫痫，精神病。③腕关节及周围软组织疾病，扁桃体炎。

【刺灸法】直刺 0.5 ～ 0.8 寸。

【临床应用】

（1）配二间、阳谷，治牙齿肿痛、喉痹、目赤肿痛。

（2）配解溪，治惊悸、怔忡。

【现代研究】

（1）针刺加局部敷药阳溪穴治疗踝关节扭伤：取患处对侧的神门或阳溪穴，针刺神门穴时向阳谷穴透刺，针刺阳溪穴时向太渊穴透刺。得气后每 10 分钟运针 1 次，并活动患侧踝关节留针 30 分钟，将白酒敷在扭伤的部位，1 次 / 日。共治 21 例，痊愈 17 例，显效 4 例。

——赵兰英.针刺加局部敷药治疗踝关节扭伤 21 例.中华临床医药，2004，5（15）：63.

（2）电针治疗桡神经麻痹：桡神经沟局部用阿是穴、肘髎、曲池、外关、合谷、阳溪等穴，得气后行平补平泻手法，针柄接电针治疗仪。每次 20 分钟，每日 1 次，15 日为 1 个疗程。疗程之间休息 3 ～ 5 日。共治 50 例，痊愈 36 例，显效 12 例，无效 2 例，总有效率 96%。

——罗双喜.电针治疗桡神经麻痹 50 例临床观察.山东医药，2005，45（8）：56.

5. 曲池（LI 11）五输穴之合穴，五行属土

【定位】在肘横纹外侧端，屈肘，当尺泽与肱骨外上髁连线中点（图 2-6）。

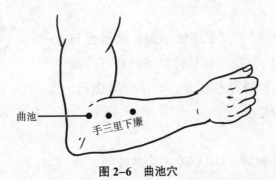

图 2-6 曲池穴

【解剖】皮肤→皮下组织→桡侧腕长伸肌和桡侧腕短伸肌→肱桡肌。浅层布有头静脉的属支和前臂后皮神经。深层有桡神经，桡侧返动、静脉和桡侧副动、静脉间的吻合支。

【主治】

（1）中医病证：①热病，咽喉肿痛，齿痛，目赤痛，头痛，眩晕，癫狂。②上肢不遂，手臂肿痛，瘰疬。③瘾疹。④腹痛，吐泻，月经不调。

（2）西医疾病：①急性脑血管病后遗症，肩周炎，肘关节炎。②流行性感冒，肺炎，扁桃体炎。③咽喉炎，牙痛，睑腺炎，甲状腺肿大。④乳腺炎，高血压，皮肤病，过敏性疾病。

【刺灸法】直刺 1.0～1.5 寸。

【临床应用】

（1）曲池穴为手阳明大肠经合穴，是治疗皮肤病的首选穴，临床常用于荨麻疹、水痘、湿疹、带状疱疹、疥疮、银屑病、各种皮肤脓肿、麦粒肿、急性网状淋巴管炎、瘰疬、慢性淋巴结炎等症。

（2）曲池穴可用于治疗一些热性病证，如高热、惊厥、癫狂、高血压、乳腺炎等。

（3）曲池穴还可治疗肘、膝关节病变，如肱骨外上髁炎、膝关节炎、关节肿痛等症。

【现代研究】

（1）针刺曲池穴对高血压有较好的治疗作用：研究表明，通过针刺曲池穴可以调节颈动脉窦和主动脉弓的压力感受器（血压感受器），使其传入冲动降低，使交感神经活动下降而迷走神经张力上升，从而使血压下降。电针曲池穴即时降低收缩压的效果较明显，即时降低舒张压效果次之。

——张红星.针刺曲池与药物即时降压的对比观察.2001，21（11）：645～646.

（2）针刺曲池穴对慢性荨麻疹有特异性治疗作用：另一项临床研究显示，针刺曲池穴可以治疗慢性荨麻疹。电针曲池穴对患者风团数量、风团大小、瘙痒程度、皮肤划痕程度、每周发作次数及持续时间均有所改善。其作用机理：补体 C3 与慢性荨麻疹的发生有密切关系，针刺曲池穴能相应提高患者的补体 C3 水平，可以用于预防及治疗荨麻疹。曲池穴为大肠经的合穴，肺与大肠相表里，肺主皮毛，针刺曲池穴可以宣通肺气、解肌透表、调和营卫，因而可以治疗皮肤疾病。

——鲍春龄.针刺曲池穴治疗慢性荨麻疹 56 例.针灸临床杂志，2005，21（10）：45～46.

（八）足太阳膀胱经五输穴

1. 至阴（BL 67）五输穴之井穴，五行属金

【定位】在足小趾末节外侧，距趾甲角 0.1 寸（指寸）。见图 2-7。

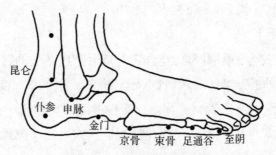

图 2-7　足太阳膀胱经五输穴

【解剖】皮肤，皮下组织，甲根。布有足背外侧皮神经的趾背神经和趾背动、静脉网。

【主治】

（1）中医病证：①胎位不正，难产，遗精，胞衣不下。②头痛，目痛，鼻塞，鼻衄。

（2）西医疾病：①胎位不正，难产，胎盘滞留。②脑出血，神经性头痛，脑血管病后遗症。③结膜充血，角膜白斑，鼻塞。④尿潴留，遗精。

【刺灸法】浅刺 0.1～0.5 寸或点刺出血，胎位不正用灸法。

【临床应用】

（1）至阴穴为足太阳膀胱经之井穴，交于肾经。"胞脉者，系于肾"（《素问·奇病论》)，故至阴穴在临床常用于矫正胎位、催产，以及治疗月经不调、痛经等一些妇科病。

（2）"病在头者，取之足"（《灵枢·终始》），足太阳膀胱经经脉循行从头循至足，故可用于治疗外感风寒、风热所致的头痛、鼻塞、鼻衄等疾患。

【现代研究】艾灸至阴穴对矫正胎位不正效果明显。

胎位是指胎儿先露的指定部位与母体骨盆前、后、左、右的关系，正常胎位多为枕前位。妊娠30周后经产前检查，发现臀位、横位、枕后位、颜面位等，谓之胎位不正，其中以臀位常见。如果不及时纠正胎位不正，分娩时可造成难产，对孕妇及胎儿都有一定的危险。

中医认为，妇人以血为本，孕妇血气充沛、气机通畅则胎位正常；若孕妇体虚，正气不足，无力安正胎位，或孕妇情志抑郁，气机不畅，可使胎位难以回转为正位。艾灸至阴穴对于孕周在30～34周的胎位不正疗效明显，对于孕周大于34周的则效果不显。

取穴：双侧至阴穴。

用具：艾条，酒精灯。

操作：取至阴穴，用艾条悬灸，每日2次，每次15分钟，连续7日。

结果：艾灸至阴穴矫正胎位不正具有可靠的疗效。与膝胸卧位对比的科学试验研究结果显示，艾灸法治疗胎位不正疗效为显效的概率是膝胸卧位法的4.955倍；疗效为有效的概率是膝胸卧位的6.942倍。

作用机制：至阴穴为足太阳膀胱经的井穴，且与足少阴肾经经气相通。足少阴肾经为先天之本、"肾"所主之脉，穿过子宫所在的骨盆，通过艾灸热刺激此处，使调治信息传至子宫，调节平衡胞宫气血，使胎儿活动频率增加，故而艾灸至阴穴可用来矫正胎位不正。

——江西省艾灸矫正胎位研究协作组.艾灸至阴穴矫正胎位的临床观察及原理探讨.中医杂志，1979，（8）：9～14.

2. 足通谷（BL 66）五输穴之荥穴，五行属水

【定位】在足外侧，足小趾本节（第5跖趾关节）的前方，赤白肉际处。见图2-7。

【解剖】皮肤→皮下组织→小趾近节趾骨底的趾侧面。布有足背外侧皮神经，足背静脉弓的属支，趾足底固有动、静脉。

【主治】

（1）中医病证：①头痛，项强。②目眩，鼻衄。③癫狂。

（2）西医疾病：①头痛，精神病，癫痫。②哮喘，颈椎病，慢性胃炎。

【刺灸法】直刺 0.2～0.3 寸。

【临床应用】

（1）配阳谷、筑宾，治狂癫疾。

（2）配商丘、幽门，治喜呕。

（3）配天柱、风池、太阳，治头痛目眩。

（4）配上星、内庭，治鼻鼽衄。

（5）配大肠俞，治肠澼、疝气痛。

【现代研究】足通谷为足太阳膀胱经穴位，在足部，有远端取穴作用，疏通足太阳经络。膀胱经主一身之表，本穴又为风邪入侵之门户，具驱散外风的作用，故常用于治疗鼻鼽。

——毛淑敏．鼻鼽针灸治疗配穴的规律研究．北京中医药大学硕士论文，2009.

3. 束骨（BL 65）五输穴之输穴，五行属木

【定位】在足外侧，足小趾本节（第5跖趾关节）的后方，赤白肉际处。见图2-7。

【解剖】皮肤→皮下组织→小趾展肌→小趾对跖肌腱→小趾短屈肌。浅层布有足背外侧皮神经，足背静脉弓的属支。深层有趾足底固有神经和趾底固有动、静脉。

【主治】

（1）中医病证：①头痛，项强，目眩，目翳，癫病。②腰腿痛，神经性头痛，头晕，癫痫，精神病。

（2）西医疾病：①耳聋，结膜炎，泪管狭窄。②高血压，腓肠肌痉挛，肛门手术后剧痛。

【刺灸法】直刺 0.2～0.5 寸。

【临床应用】

（1）配飞阳、承筋，治腰痛如折。

（2）配风府、昆仑，治狂易，多言不休。

（3）配期门、胆俞、肝俞、腕骨，治湿热黄疸

（4）配殷门、昆仑，治腰背痛，坐骨神经痛。

（5）配大肠俞、天枢，治痢，泄。

【现代研究】 束骨乃膀胱经气所注，为输木穴，能宣通足太阳之阳气，具有祛风散寒、通经活络之功效。按"输主体重节痛"之旨，其对经络之气血有良好的疏通作用，治疗颈椎病效佳。临床研究取患侧后溪、束骨，令患者取坐位，穴位常规消毒后，先刺后溪，后刺束骨，每穴进针 25mm 左右，得气后尽量使针感上行，留针 30 分钟，期间每 10 分钟行针 1 次，同时患者做前后左右的颈部活动，起针后用棉球按压片刻。每天治疗 1 次，3 次为 1 个疗程。经治疗后疼痛消失，颈部活动自如为痊愈，计 109 例，占 90.8%。

——孟庆良 . 针刺后溪、束骨穴治疗落枕 120 例 . 中国针灸，2009，29（2）：144～145.

4.昆仑〔BL 60〕五输穴之经穴，五行属火

【定位】 在足部，外踝后方，当外踝尖与跟腱之间的凹陷处。见图 2-7。

【解剖】 皮肤→皮下组织→跟腱前方的疏松结缔组织中。浅层布有腓肠神经和小隐静脉。深层有腓动、静脉的分支和属支。

【主治】

（1）中医病证：①头痛，项强，目眩，鼻衄。②腰痛，足跟肿痛。③难产，癫病。

（2）西医疾病：①膝关节炎，膝关节周围软组织疾病，膝关节扭伤，下肢瘫痪。②坐骨神经痛，神经性头痛，眩晕。③甲状腺肿大，佝偻病，胎盘滞留，痔，鼻出血。

【刺灸法】 直刺 0.5～0.8 寸。

【临床应用】《针灸大成》："妊妇刺之落胎。"

（1）临床医生常单用昆仑穴或配合其他穴位治疗坐骨神经痛、腰椎

间盘突出症、足膝疼痛、急性腰扭伤、急性踝关节扭伤、腰骶小关节滑膜嵌顿、肩关节周围炎、踝关节炎等疾病。

（2）昆仑穴还可用于治疗神经性头痛、精神狂躁症、急慢性肠炎以及难产等症。

（3）针刺昆仑穴治疗眉棱骨痛取患侧昆仑穴，常规消毒，用1寸毫针直刺进针，得气后，病程长者用平补平泻手法，病程短者采用泻法。如果单刺患侧昆仑穴效果不明显，可加刺健侧昆仑穴。

【现代研究】针刺昆仑穴有治疗坐骨神经痛的作用。

坐骨神经痛是指坐骨神经病变，沿坐骨神经通路即腰、臀部、大腿后、小腿后外侧和足外侧发生的疼痛引起的一系列症状。引起坐骨神经痛的原因很多，但其中最常见的是腰椎间盘突出症，且多为第4至第5腰椎间盘或第5腰椎至骶骨间的椎间盘突出。因而，在绝大多数情况下，坐骨神经痛可能就是腰椎间盘突出症所引起。此外，腰椎管狭窄症、腰椎滑脱症、梨状肌综合征、强直性脊柱炎和腰椎管肿瘤等也可引起坐骨神经痛。

取穴：患侧昆仑穴。

用具：0.30 mm×25 mm毫针。

操作：取昆仑穴用75%酒精棉球常规消毒，直刺患侧昆仑穴5 mm左右，得气后每隔5分钟行针1次，留针30分钟，10次为1个疗程，疗程间隔3天。

结果：患者坐骨神经痛明显减轻，针刺昆仑穴有治疗坐骨神经痛的作用。

作用机制：昆仑穴位于外踝与跟腱之中央凹陷部腓骨短肌中，内部有外踝后动脉、腓动脉管和腓肠神经。针刺昆仑穴可以舒筋活血，化湿通络，能疏通膀胱经经气，调节气血运行，疏通微循环，改善组织灌流，通则不痛，从而能治疗坐骨神经痛引起的疼痛及炎症。临床研究将68例坐骨神经痛患者随机分为治疗组与对照组各34例，均应用毫针，平补平泻手法行针，留针30分钟。治疗组针刺秩边穴及昆仑穴，对照组单纯针刺秩边穴，比较两组临床症状缓解程度。结果显示，治疗组总有效率97.1%，对照组总有效率82.4%，治疗组疗效优于对照组，故针刺昆仑穴治疗坐骨神经痛疗效满意。

——邱硕.针刺秩边穴及昆仑穴治疗坐骨神经痛临床观察.中国民康医学，2013，25（24）：29～30.

5. 委中（BL 40）五输穴之合穴，五行属土，足太阳经之下合穴

【定位】在腘横纹中点，当股二头肌腱与半腱肌肌腱的中间。

【解剖】皮肤→皮下组织→腓肠肌内、外侧头。浅层布有股后皮神经和小隐静脉。深层有股神经，腘动、静脉和腓肠动脉等。

【主治】

（1）中医病证：①腰痛，下肢痿痹。②腹痛，吐泻。③小便不利，遗尿。④丹毒，瘾疹，皮肤瘙痒，疔疮。

（2）西医疾病：①急性胃肠炎，肠炎，腹痛，痔。②坐骨神经痛，癫痫。③腓肠肌痉挛，风湿性关节炎。④脑血管病后遗症。⑤尿潴留。⑥湿疹，风疹，荨麻疹，牛皮癣，疖疮。⑦中暑，疟疾，鼻出血。

【刺灸法】直刺1～1.5寸，或用三棱针点刺腘静脉出血。

【临床应用】《四总穴歌》："腰背委中求。"

（1）委中穴是足太阳膀胱经的下合穴，可以治疗各种腰背疾患，临床常用委中穴治疗腰背痛、急性腰扭伤、腰椎间盘突出症以及中风后遗症等症。

（2）委中穴还可用于治疗带状疱疹、荨麻疹、急性扁桃体炎、鼻衄、中暑等热性病证。

（3）委中穴还可用于治疗某些急性胃肠病，如急性胃肠炎、急性腹痛等症。

【现代研究】

（1）委中穴放血可以缓解腰椎间盘突出症急性发作之疼痛。急性腰椎间盘突出症是因腰椎间盘发生退行性变，纤维环破裂、髓核突出，刺激和压迫神经根所表现出的一种以腰痛及下肢剧烈疼痛为主要症状的疾病，好发于20～50岁的青壮年。

椎间盘位于相邻两椎体之间，由内、外两部构成，外部为纤维环，由多层呈环状排列的纤维软骨环组成，围绕在髓核的周围，可防止髓核向外突出，纤维坚韧而有弹性；内部为髓核，是一种富有弹性的胶状物质，有缓和冲击的作用。成年人椎间盘发生退行性改变，纤维环中的纤维变粗，发生玻璃变性以致最后破裂，使椎间盘失去原有的弹性，不能担负原来承担的压力。在过度劳损、体位骤变、猛力动作或暴力撞击下，纤维环即可向外膨出，从而髓核也可经过破裂的纤维环的裂隙向外突出，这就是所谓的椎间盘突出。急性腰椎间盘突出症属中医"痹证""腰腿痛"范畴。中医认为腰椎间盘突出与感受外邪、跌扑闪挫、肝肾亏损、慢性劳损、先天畸形等因素有关。委中放血疗法对于治疗急性腰椎间盘突出症或腰椎间盘突出症急性发作有良好的治疗效果。

取穴：双侧委中穴。

用具：三棱针，玻璃罐若干。

操作：背腰部局部拔罐，留罐 5 ～ 10 分钟。委中穴用 75% 酒精棉球常规消毒，用三棱针在双侧委中穴放血 0.5 ～ 0.8 mL。

结果：委中拔罐放血对腰椎间盘突出症的急性发作有良好的治疗作用。

作用机制：委中穴与腰部存在某种特异性联系。委中放血治疗腰痛，可能与针刺镇痛的一般机理类似。同时，可以改善微循环，加速组织内血液和淋巴循环，促进炎性渗出物特别是致痛物质的吸收。

——付明举，吴华青．委中放血对腰椎间盘突出症急性发作即时疗效观察．甘肃中医，2008，21（1）：42.

（2）电针对坐骨神经慢性压迫性损伤大鼠脊髓氨基酸类递质水平有调节作用。南京中医药大学闫丽萍通过采用坐骨神经慢性压迫性损伤（CCI）法制备神经病理性痛模型。观察电针刺激大鼠损伤侧委中穴与环跳穴对神经病理性痛大鼠脊髓相应节段氨基酸类递质水平的影响。实验结果表明，电针减轻大鼠神经病理性痛的机制可能与有效地减少脊髓兴奋性氨基酸递质的释放、促进抑制性氨基酸递质的释放有关。

——闫丽萍．电针对坐骨神经慢性压迫性损伤大鼠脊髓氨基酸类递质水平的影响．针刺研究，2011.36（5）：353 ～ 356.

（九）足少阳胆经五输穴

1. 足窍阴（GB 44）五输穴之井穴，五行属金

【定位】在足第 4 趾末节外侧，距趾甲角 0.1 寸（指寸）。

【解剖】皮肤→皮下组织→甲根。分布有足背中间皮神经的趾背神经，趾背动、静脉和趾底固有动、静脉构成的动、静脉网。

【主治】

（1）中医病证：①目赤肿痛，耳鸣，耳聋，咽喉肿痛。②头痛，不寐，多梦。③胁痛，足跗肿痛。④热病。

（2）西医疾病：①神经性头痛，神经衰弱，肋间神经痛。②高血压，脑血管病后遗症。③结膜炎，耳鸣，耳聋。④支气管哮喘，胸膜炎。

【刺灸法】浅刺 0.1 ～ 0.2 寸，或点刺出血。

【临床应用】

（1）配大椎、太阳、风池、外关，治偏头痛。

（2）配少商、商阳、合谷、外关、尺泽，治咽喉肿痛。

（3）配睛明、太冲、合谷、太阳，治目赤肿痛。

（4）配风池、听会、外关、听宫，治耳聋、耳鸣。

【现代研究】

（1）治疗偏头痛：取穴：液门、足窍阴（患侧）。液门穴针刺方向平行于掌骨，进针 1 ～ 1.5 寸，得气后，嘱患者深吸气时行大幅度提插行针法，深呼气时行大幅度捻转行针法要求患者有强烈针感，足窍阴穴直刺 0.3 ～ 0.5 寸，得气后行捻转平补平泻法，每穴行针 10 秒，10 分钟行针 1 次，留针 30 分钟。1 日 1 次，5 日为 1 个疗程，1 个疗程后有效率 95.3%。

——陈仲新 . 上下配穴针刺治疗偏头痛 43 例，陕西中医，2004，25（2）：155.

（2）足窍阴放血治疗高颅压头痛：局部严密消毒后，用三棱针点刺放血，每次放血量 15 滴，每日放血 1 次，3 次为 1 个疗程，同时选用 20% 甘露醇 250mL 静滴，每隔 8 小时或 6 小时 1 次，或速尿 100mg 加入 0.9% 生理盐水 500mL 静滴，每日 1 次，即刻止率 65%，1 ～ 3 天内总有效率 95%。

——戴晓玉 . 足窍阴放血治疗高颅压头痛 40 例临床观察 . 中国针灸，2002，22（4）：227 ～ 228.

2. 侠溪（GB 43）五输穴之荥穴，五行属水

【定位】在足背外侧，当第 4、5 趾间，趾蹼缘后方赤白肉际处。

【解剖】皮肤→皮下组织→第 4 趾的趾长、短伸肌腱与第 5 趾的趾长、短伸肌腱之间→第 4 与第 5 趾的近节趾骨底之间。分布有足背中间皮神经的趾背神经和趾背动、静脉。

【主治】

（1）中医病证：①头痛，眩晕，目赤肿痛，耳鸣，耳聋。②胸胁疼痛，乳痛。③热病。

（2）西医疾病：①下肢麻痹，坐骨神经痛，肋间神经痛，偏头痛。②耳鸣，耳聋，高血压。③腋淋巴结炎，咯血，乳腺炎。

【刺灸法】直刺 0.3 ～ 0.5 寸。

【临床应用】

（1）配听宫、翳风、外关、听会，治耳鸣、耳聋。

（2）配支沟、阳陵泉、章门，治胸胁痛。

（3）配太阳、风池、率谷，治少阳头痛。

（4）配合谷、颊车、下关，治颊肿。

【现代研究】针刺特定穴治疗急性血瘀型中央型腰椎间盘突出症：取穴委中、委阳、侠溪、外关、金门、阿是穴。阿是穴向双侧椎间孔方向深刺至椎间孔附近；委阳、侠溪点刺出血 3 ～ 5 滴；委中刺络拔罐，留罐 3 ～ 5 分钟；外丘、金门用 1 ～ 2 寸毫针针刺得气后行意气法 3 分钟后，加电针疏密波 15 分钟后出针，隔日 1 次，15 次为 1 个疗程，2 个疗程后，治愈率 40%，总有效率 86.67%。

——庄子齐 . 针刺特定穴治疗急性血瘀型中央型腰椎间盘突出症 30 例 . 上海中医药大学学报，2001，15（4）：28 ～ 29.

3. 足临泣（GB 41）五输穴之输穴，五行属木，八脉交会穴，通带脉

【定位】在足背外侧，第 4、5 跖骨底结合部的前方，小趾长伸肌腱的外侧凹陷处。

【解剖】皮肤→皮下组织→第4骨间背侧肌和第3骨间足底肌（第4与第5跖骨之间）。分布有足背静脉网，足背中间皮神经，第4跖背动、静脉和足底外侧神经的分支等。

【主治】

（1）中医病证：①偏头痛，眩晕，目赤肿痛，目眩，目涩。②乳痛，乳胀，月经不调。③胁肋疼痛，足跗肿痛。④瘰疬，疟疾。

（2）西医疾病：①胎位不正，乳腺炎，退乳。②头痛，眩晕，瘫痪，足跟痛，间歇热，呼吸困难。

【刺灸法】直刺 0.3 ～ 0.5 寸。

【临床应用】

（1）配肝俞、期门、外关、支沟、阳陵泉，治胁肋疼痛。

（2）配风池、中渚、太阳、外关，治偏头痛。

（3）配乳根、肩井，治乳痛。

（4）配太冲、合谷、睛明、迎香，治目赤肿痛。

【现代研究】

（1）针刺外关、足临泣治疗口苦：令患者仰卧，双侧穴位皮肤常规消毒后，以 0.30mm×40m 毫针针刺，外关刺入 25mm 左右施捻转泻法，患者产生强烈的酸胀感；足临泣刺入 15 ～ 20mm，施以捻转泻法，局部产生酸胀感。留针 30 分钟，每日或隔日治疗 1 次。2 ～ 4 次后 50 例患者症状完全消失。

——李世君.针刺外关、足临泣治疗口苦 50 例.中国针灸，2007，27（6）：432.

（2）针刺带脉配以足临泣穴治疗腰骶疼痛：患者仰卧位，局部常规消毒后，取双侧带脉、足临泣，用 1.5 寸的毫针直刺，行提插泻法，得气后局部酸麻胀疼感为度，留针 20 分钟。1 周后 40 例治愈，总治愈率87%。

——李亚军，龚理.针刺带脉配以足临泣穴治疗腰骶疼痛 46 例.中国临床医药研究杂志，2004，（127）：70 ～ 71.

4. 阳辅（GB 38）五输穴之经穴，五行属火

【定位】在小腿外侧，当外踝尖上4寸，腓骨前缘稍前方。

【解剖】皮肤→皮下组织→趾长伸肌→拇长伸肌→小腿骨间膜→胫骨后肌。浅层布有腓肠外侧皮神经和腓浅神经。深层有腓动、静脉。

【主治】

（1）中医病证：①偏头痛，目外眦痛，咽喉肿痛。②腋下肿痛，胸胁胀痛，瘰疬。③下肢痿痹，脚气，恶寒发热。

（2）西医疾病：①半身不遂，下肢麻痹，膝关节炎，腰痛。②偏头痛，坐骨神经痛。③颈淋巴结核，颈淋巴结炎，扁桃体炎。

【刺灸法】直刺0.8～1.2寸。

【临床应用】

（1）配风池、太阳、外关、合谷，治偏头痛。

（2）配支沟、阳陵泉，治胸胁痛。

（3）配环跳、阳陵泉、膝阳关，治下肢外侧痛。

（4）配绝骨、行间，治两足麻木。

（5）配丘墟、足临泣，治腋下肿。

【现代研究】

（1）针刺阳辅穴治疗急性腰扭伤：针刺双下肢阳辅穴1～1.5寸，强刺激留针5～10分钟，同时嘱咐患者手扶桌椅等放松腰部做前屈、后伸、侧弯和旋转运动，活动幅度由小到大，以伤侧为主。拔针后继续活动腰部5～10分钟，口服少量的跌打损伤药及外贴跌打膏，第2天仍有腰痛者按上法再针刺1次。显效率83.3%。

——谢梅.针刺阳辅穴治疗急性腰扭伤.中国临床医生，2002，30（8）：41.

（2）针刺中封、阳辅穴治疗神经血管性头痛：患者仰卧位，取双侧中封、阳辅穴，常规消毒后，用30号1.5寸毫针分别直刺0.5～1寸，旋捻转泻法各1分钟，每隔10分钟施手法1次，留针40分钟。针感循经上传效佳。如针感弱而又痛处固定剧烈者，则在局部配取阿是穴1～3个，常规消毒后，用30号1寸毫针，平刺0.5～0.8寸，余同上。每日1次，10日为1个疗程。2个疗程后治愈率48.7%，总有效率92%。

——刘来丽，赵红鹰，宋晓瑾．针刺中封、阳辅穴治疗神经血管性头痛的疗效观察．辽宁中医杂志，2004，31（1）：67．

5. 阳陵泉（GB 34）五输穴之合穴，胆下之合穴，五行属土，八会穴之筋会

【定位】在小腿外侧，当腓骨头前下方凹陷处。

【解剖】皮肤→皮下组织→腓骨长肌→趾长伸肌。浅层分布有腓肠外侧皮神经。深层有胫前动、静脉，膝下外侧动、静脉的分支或属支和腓总神经分支。

【主治】

（1）中医病证：①黄疸，口苦，呕吐，胁肋疼痛。②下肢痿痹，膝髌肿痛，脚气，落枕，肩痛。③小儿惊风。

（2）西医疾病：①膝关节炎及周围软组织疾病，下肢瘫痪，踝扭伤，肩周炎，腰扭伤，臀部肌内注射后疼痛。②肝炎，胆结石，胆绞痛，胆道蛔虫病，习惯性便秘。③高血压病，肋间神经痛。

【刺灸法】直刺 1.0～1.5 寸。

【临床应用】

（1）阳陵泉穴为足少阳胆经合穴、筋会穴，是治疗胆腑疾病的重要穴位，一切胆部疾患均可选用，如黄疸、胆绞痛、胆石症、胆囊炎等。

（2）因阳陵泉穴为八会穴之一的"筋会"，故还可用于治疗运动系统疾病，如肩周炎、膝关节炎、风湿性关节炎、类风湿性关节炎、面肌痉挛、偏瘫、坐骨神经痛、扭挫伤等。

（3）此外，阳陵泉穴还可用于治疗头痛、小儿惊风等症。

（4）泻阳陵泉治疗胆绞痛取双侧阳陵泉穴，行常规消毒后，用 0.30 mm×75 mm 毫针 2 支，同时于两侧穴位刺入 60 mm 左右，得气后，行大幅度捻转泻法，幅度为 180°～360°，频率为 400 次/分，连续行针 3 分钟，使得气感达胆囊区后，留针 30 分钟，间隔 5 分钟行针 1 次。针刺阳陵泉治疗肩痛取患侧阳陵泉穴，行常规消毒后，垂直刺入穴位 1～1.5 寸深，中等刺激。同时嘱患者活动肩部，留针 20 分钟，每日 1 次。

【现代研究】

（1）电针阳陵泉穴可以缓解腓肠肌痉挛：腓肠肌痉挛（FMC）是突

发性疼痛性不自主的腓肠肌强烈收缩。老年女性多见，发作时仅累及腓肠肌，肌肉明显隆起，触之较硬且不放松，伸展及按摩患部可获缓解，每次发作数分钟，偏侧性，可左右交替发生，多在夜间睡眠时尤其是在寒冷的夜间发生，可数年至数十年反复发作，无后遗症，间歇期无不适感。中医称之为小腿转筋，俗称抽筋，其病因多由寒邪侵袭、远行过劳或霍乱吐泻使筋脉失调、经筋不利，而老年女性多由气血津亏，尤其肝血不足、筋脉失养所致。

取穴：双侧阳陵泉穴。

用具：0.30 mm×40 mm毫针，韩氏穴位神经刺激仪（型号LH202H）。

操作：用75%酒精棉球常规消毒后，快速刺入35mm左右，得气后每穴行均匀柔和捻转手法1分钟，捻转角度为90°左右，频率为100次/分钟左右，接韩氏穴位神经刺激仪，选用密波，频率75Hz，电压220V，电流0.1mA，留针20分钟，出针前再用上述针刺手法行针刺1分钟，每日1次，10日为1个疗程，疗程间隔2日，连续观察3个疗程。

结果：电针双侧阳陵泉穴对于缓解腓肠肌痉挛状态有明显疗效。

作用机制："筋会阳陵泉"，故取用阳陵泉穴治疗下肢筋脉拘急，有疏筋解痉之效。

——岳增辉.针刺阳陵泉缓解腓肠肌痉挛多中心临床评价.中国中医药信息杂志，2009，6（8）：16～18.

（2）针刺阳陵泉治疗外踝关节扭伤：伤后24小时内在疼痛处用棉花垫压迫，绷带加压包扎，然后再用冰袋在绷带外做间歇性冰敷。之后针刺患侧阳陵泉，用规格0.35mm×50mm的毫针，直刺得气后，施以提插捻转泻法，使患者针感向下肢扩散。24小时后，局部穴位电磁疗，阳陵泉穴温针灸，用2.5cm长艾条，每次2壮，每日1次，5次为1个疗程。总有效率91.3%。

——何新芳，胥海斌.针刺阳陵泉治疗外踝关节扭伤疗效观察.中国针灸，2006，26（8）：569～570.

（3）针刺阳陵泉缓解胆绞痛：用毫针从阳陵泉穴向腘窝方向刺入1.5寸，采用捻转泻法，得气后留针3～30分钟，每隔3分钟行针1次。

平均 5.55 分钟显效，总有效率 93.67%。

——陈卫华，俞红五.针刺阳陵泉穴缓解胆绞痛的即效性观察.针刺研究，2000，25（1）：62 ～ 63.

（十）手太阳小肠经五输穴

1. 少泽（SI 1）五输穴之井穴，五行属金

【定位】在手小指末节尺侧，距指甲角 0.1 寸。

【解剖】皮肤→皮下组织→指甲根。分布有尺神经指掌侧固有神经的指背支和小指尺掌侧动、静脉指背支形成的动、静脉网。

【主治】

（1）中医病证：①头痛，目翳，咽喉肿痛，耳聋，耳鸣。②乳痈，乳汁少。③昏迷，热病。

（2）西医疾病：①头痛，脑血管意外，昏迷，精神分裂症。②咽炎，耳聋，耳鸣，鼻出血，结膜炎，白内障。③乳腺炎，乳汁分泌不足，疟疾，黄疸，前臂神经痛等。

【刺灸法】直刺 0.1 ～ 0.2 寸，或点刺出血。

【临床应用】

（1）少泽穴为手太阳小肠经井穴。因心与小肠相表里，心主血脉，乳汁来源于血的化生，因此，少泽穴是治疗乳汁分泌不足的最常用穴。

（2）少泽穴也可治咽喉肿痛、目翳、耳聋、鼻衄等五官科疾病。

（3）少泽穴还是急救穴之一，可以用于休克、昏迷等症。

【现代研究】电针少泽穴可治疗产后乳汁不足。

产后缺乳是指产后乳腺分泌的乳汁量少，甚或全无，不能满足哺乳的需要。多由身体虚弱，气血生化不足，或由肝气郁结，乳汁不行所致。另外，精神紧张、劳逸失常、哺乳方法不当均可影响乳汁分泌。

取穴：双侧少泽穴。

用具：0.30 mm×25 mm 毫针，韩氏穴位神经刺激仪（型号 LH202H）。

操作：用 75% 酒精棉球常规消毒，针尖向腕关节方向刺入 4 mm，得气后接韩氏穴位神经刺激仪，频率 2Hz，强度以受术者能耐受为度，每次 30 分钟，每日治疗 1 次，5 次为 1 个疗程，疗程间隔 2 日，共治疗 2 疗程。

结果：针刺少泽穴能改善乳汁分泌不足产妇的中医证候。治疗后患者催乳素（PRL）水平较治疗前有所降低。少泽穴不但是治疗乳汁分泌不足的经验效穴，而且具有穴位效应特异性。

作用机制：乳汁的分泌受脑垂体产生的 PRL 影响，婴儿吸吮乳房时刺激乳头神经末梢，这些神经将吸吮的信息传递到脑垂体，使之产生和释放 PRL，PRL 进入血液循环被输送至乳房，使乳房分泌乳汁。乳汁开始分泌后，如果营养不良、精神恐惧或抑郁，均可直接影响丘脑下部，致使垂体前叶催乳素 PRL 分泌减少，因此缺乳。此外，哺乳次数太少或乳汁不能排空，造成乳汁淤积，亦会抑制乳汁的分泌。针刺少泽穴能调心气、促排乳，如此则经脉得通，气血得养，乳少自愈。

——韩颖，王宏才 . 电针少泽穴对乳汁分泌不足产妇催乳作用的疗效观察 . 针刺研究，2006，31（3）：173 ～ 175.

2. 前谷（SI 2）五输穴之荥穴，五行属水

【定位】在手尺侧，微握拳，当小指本节（第 5 掌指关节）前的掌指横纹头赤白肉际。

【解剖】皮肤→皮下组织→小指近节指骨基底部。分布有尺神经的指背神经，尺神经的指掌侧固有神经和小指尺掌侧动、静脉。

【主治】

（1）中医病证：①头痛，目痛，耳鸣，咽喉肿痛，热病。②乳少。

（2）西医疾病：①腮腺炎，耳鸣，耳聋，鼻出血，咽炎。②头项、肘臂、腕关节、掌指关节疼痛，手指麻木等。③精神病，癫痫，扁桃体炎，产后无乳，乳腺炎。

【刺灸法】直刺 0.2 ～ 0.3 寸。

【临床应用】

（1）配睛明、太阳、束骨，治目翳，目痛。

（2）配上星透百会、风池、大椎、水沟，治癫狂痫证。

（3）配曲池、合谷、外关，治手痛，前臂麻木。

（4）配合谷、曲池、尺泽、少商，治咽喉肿痛。

【现代研究】针刺前谷穴治疗流行性腮腺炎：取前谷穴（双）。弯曲小指取穴，采用快速垂直进针，进针1分左右（至骨膜）强刺激，来回捻转7～8次，不留针，双手刺法相同，隔天1次。观察300例均治愈，其中针刺1次治愈者243例，占81%。

——王俊清.针刺前谷穴治疗流行性腮腺炎.医学理论与实践，1989，2（3）：24

3. 后溪（SI 3） 五输穴之输穴，五行属木，八脉交会穴，通督脉

【定位】在手掌尺侧，微握拳，当小指本节（第5手指关节）后的远侧掌横纹头赤白肉际。

【解剖】皮肤→皮下组织→小指屈肌→小指短屈肌。浅层分布有神经手背支，尺神经掌支和皮下浅静脉等。深层有小指尺掌侧固有动、静脉和指掌侧固有神经。

【主治】

（1）中医病证：①中风，头项强痛，腰背痛。②目赤，耳聋，咽喉肿痛，癫狂痫，小儿惊厥。③盗汗，疟疾。④手指及肘臂挛急。

（2）西医疾病：①头痛，失眠，癔症，癫痫，精神分裂症。②面肌痉挛。③上肢瘫痪，指痛，腰扭伤。④扁桃体炎，荨麻疹，疟疾，黄疸等。

【刺灸法】直刺0.5～0.8寸，或向合谷方向透刺。

【临床应用】后溪穴是手太阳小肠经输穴，八脉交会穴，通于督脉。

（1）后溪穴是治疗急性腰扭伤最常用、最有效的穴位之一，可舒筋利窍，疏通腰背部、头颈部、手指及肘臂部的经气，除了用于治疗急性腰扭伤，还可用于治疗肩臂疼痛、头颈痛、落枕等症。

（2）后溪穴因通督脉，可用治有关督脉病证，如角弓反张、抑郁症、精神狂躁症、脊柱强痛等病证。

（3）后溪穴还有清热、宣阳、解表的功能，对盗汗、耳鸣、耳聋、角膜炎、麦粒肿、鼻衄、扁桃体炎等也有一定作用。

总之，后溪穴是一个非常有用的穴位，忙里偷闲时经常按揉后溪穴，不仅可以放松心情，还有防治颈椎病的作用。

【现代研究】电针后溪穴有治疗急性腰扭伤的作用。

急性腰扭伤是腰部肌肉、筋膜、韧带等软组织因外力作用突然受到过度牵拉而引起的急性撕裂伤，常发生于搬抬重物、腰部肌肉强力收缩时。急性腰扭伤可使腰骶部肌肉的附着点、骨膜、筋膜和韧带等组织撕裂。本病可发生于任何年龄，以青壮年为多见。中医认为"瘀血腰痛者，闪挫及强力举重得之"。针灸是治疗急性腰扭伤最为有效的方法之一。

取穴：双侧后溪穴。

用具：0.30 mm×40 mm毫针，韩氏穴位神经刺激仪（型号LH202H）。

操作：用75%酒精棉球常规消毒，针尖朝合谷穴方向，进针深度为30 mm左右，施以小幅度提插补泻手法，每次每穴持续刺激1分钟，针感要求局部酸胀并可扩散至整个手部。接韩氏穴位神经刺激仪，选用连续波，频率为40 Hz，电流强度2 mA。每次20分钟，每日1次，3次为1个疗程，共治疗2疗程（疗程间休息1日）。

结果：电针后溪穴治疗急性腰扭伤，具有较好的近期疗效和远期疗效。与口服莫比可的随机对照试验研究结果显示，针刺后溪穴对于治疗急性腰扭伤，效果明显优于口服莫比可。

作用机制：后溪穴为手太阳小肠经之输穴，手太阳与足太阳为同名经，两经脉气相通，"输主体重节痛"；后溪穴又为八脉交会穴之一，通于督脉。急性腰扭伤时，多为督脉及膀胱经气受损，"痛则不通，通则不痛"，针刺后溪穴能使气至病所，行气血而通经络，使受伤组织功能恢复正常，即"经脉所过，主治所及"。

——吴耀持，汪崇淼，张必萌.电针后溪穴治疗急性腰扭伤的临床观察.上海针灸杂志，2005，24（12）：22～24.

4. 阳谷（SI 5）五输穴之经穴，五行属火

【定位】在手腕尺侧，当尺骨茎突与三角骨之间的凹陷处。

【解剖】皮肤→皮下组织→尺侧腕伸肌腱的前方。浅层有尺神经手背支，贵要静脉等分布。深层有尺动脉的腕背支。

【主治】

（1）中医病证：①头痛，目眩，耳鸣。②热病，小儿惊风，癫狂痛。③痔，腕臂痛。

（2）西医疾病：①精神病，癫痫，肋间神经痛，尺神经痛。②神经性耳聋，耳鸣，口腔炎，牙龈炎。③腮腺炎，手腕痛等。

【刺灸法】直刺 0.3 ～ 0.5 寸。

【临床应用】

（1）配曲池、外关、肩髃，治腕背痛、上肢痿痹。

（2）配百会、通谷、筑宾、涌泉，治精神分裂症、痛症。

（3）配下关、耳门、听宫、液门、关冲、阳溪，治耳鸣、耳聋。

（4）配太冲、昆仑，治目急痛赤肿。

（5）配支沟、内关，治胁痛。

【现代研究】研究表明，在静脉输注时，操作护士用右手拇指按压患者手太阳小肠经上的阳谷穴，其余四指按压在手少阴心经经络上。按压时找准位置，稍用力即可。治疗组静脉输注果糖部位不良反应发生例数明显减少。静脉输注果糖导致局部疼痛是由于药物浓度对血管壁直接刺激造成的，药物浓度和化学刺激仅是诱因，而导致疼痛的主要机制是神经传导作用。因此按压阳谷穴可以阻断神经冲动的传递，从而可明显地减轻疼痛。

——李福琴.按压阳谷穴减轻静脉输注果糖局部疼痛 60 例临床观察.郑州大学学报，2002，37（2）：259 ～ 260.

5. 小海（SI 8）五输穴之合穴，五行属土

【定位】微屈肘，在肘内侧，当尺骨鹰嘴与肱骨内上髁之间凹陷处。见图 2-8。

【解剖】皮肤→皮下组织→尺神经沟内。浅层分布有前臂内侧皮神经尺侧支，臂内侧皮神经，贵要静脉属支。深层，在尺神经沟内有尺神经，尺神经的后外侧有尺侧上副动、静脉与尺动、静脉的尺侧返动、静脉后支吻合成的动、静脉网。

【主治】

（1）中医病证：①肘臂疼痛。②耳聋，耳鸣，癫病。

（2）西医疾病：①头痛，癫痫，精神分裂症，小儿舞蹈症。②耳聋，耳鸣，牙龈炎。③颈淋巴结结核，尺神经疼痛，网球肘等。

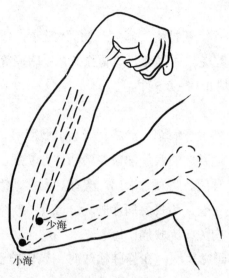

图 2-8　小海穴

【刺灸法】直刺 0.3～0.5 寸。

【临床应用】

（1）配曲池、少海，治肘臂疼痛。

（2）配合谷、颊车、外关，治颊肿、牙龈炎、咽喉炎。

（3）配大椎、风池、百会、神门、心俞、大陵，治癫狂、痫证。

（4）配支正、阳谷、腕骨，治尺神经麻痹。

【现代研究】

（1）与肘髎上下对刺治疗网球肘：用 0.40mm×40m 毫针直刺肘髎，得气后，直刺小海穴，提插捻转至得气，随后配合针刺外关穴，平补平泻。10 分钟捻转 1 次，留针 30 分钟，每日 1 次，10 次为 1 个疗程。36 例患者，治愈 27 例，显效 9 例，总有效率为 100%。

——程翠萍，程峰.上下对刺针法为主治疗网球肘 36 例.中国针灸，2003，23（8）：448.

（2）针刺小海穴为主治疗坐骨神经痛：针刺患侧小海穴为主，配液门透中渚，均行泻法，腿酸胀者加曲池。留针 30 分钟。88 例患者，痊愈 50 例，好转 27 例，无效 11 例，总有效率 87.5%。

——李春芳，夏业玲.循根结与标本理论针刺小海穴为主治疗坐骨神经痛初步探讨．中国康复，1995，10（2）：60.

（十一）足阳明胃经五输穴

1. 厉兑〔ST 45〕五输穴之井穴，五行属金

【定位】在足第 2 趾末节外侧，距趾甲角 0.1 寸（图 2-9）。

【解剖】皮肤→皮下组织→甲根。布有足背内侧皮神经的趾背神经和趾背动、静脉网。

【主治】

（1）中医病证：①齿痛，口㖞，咽喉肿痛，鼻衄，癫狂，热病。②足背肿痛。

（2）西医疾病：①休克，癫痫，癔症，嗜睡，面神经麻痹。②鼻炎，牙痛，扁桃体炎。③胃炎，下肢麻痹。

【刺灸法】浅刺 0.1 ～ 0.2 寸，或用三棱针点刺出血。

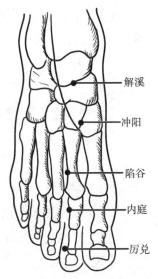

图 2-9　足阳明胃经五输穴

【临床应用】

（1）配百会、水沟、中冲、隐白、大敦，治中风昏迷。

（2）配内关、中脘、足三里，治胃脘疼痛。

（3）配条口、三阴交，治足胫寒不得卧。

【现代研究】针刺涌泉、厉兑两穴可出现正性心血管效应和增加脑血流、改善脑微循环和脑代谢微环境作用。电针通过增加脑灌注压来提高脑血流量，从而改善脑的缺血、缺氧状态，发挥了对脑的保护作用。但是针刺引起的这种全身性血流动力学变化随针刺的停止而结束。

——董广宇，陈建良，骆钧梵，等．开颅术中电针治疗对脑保护作用的临床研究．浙江中医杂志，2004，（7）：312 ～ 313.

2. 内庭〔ST 44〕五输穴之荥穴，五行属水

【定位】在足背，当第 2、3 趾间，趾蹼缘后方赤白肉际处（图 2-9）。

【解剖】皮肤→皮下组织→在第 2 与第 3 趾的趾长、短伸肌腱之间

→第2、第3跖骨头之间。浅层布有足背内侧皮神经的趾背神经和足背静脉网。深层有趾背动、静脉。

【主治】

（1）中医病证：①齿痛，咽喉肿痛，口㖞，鼻衄，热病。②腹痛，腹胀，便秘，痢疾。③足背肿痛。

（2）西医疾病：①牙痛，牙龈炎，扁桃体炎。②胃痉挛，急、慢性肠炎。③三叉神经痛。

【刺灸法】直刺或向上斜刺 0.5～1.0 寸。

【临床应用】

（1）配合谷、三阴交，治牙龈肿痛、咽喉肿痛。

（2）配中脘、足三里，治胃热呕吐。

（3）配内关、曲池、天枢，治湿热泄泻。

（4）配地仓、颊车、颧髎、攒竹，治口㖞。

【现代研究】

（1）内庭穴在中风后遗症中的应用：取患肢内庭穴，用1.5寸毫针直刺或向足背部斜刺1寸，快速捻转强刺激，此时患肢不由自主会屈伸抬腿，待平静后继续捻转，然后再加刺髀关、风市、阳陵泉、足三里、悬钟、丘墟、解溪等穴，得气后留针30分钟，起针后再强刺激内庭穴，患肢又屈伸抬腿数次，每日1次，10次1个疗程，治疗46例，痊愈15例，显效24例，有效7例，总有效率100%。

——袁鹤庭，孙深．内庭穴在中风后遗症中的应用．针灸临床杂志，2001，17（9）：33.

（2）内庭穴治疗实火牙痛：取牙痛对侧的内庭穴，用13mm毫针针刺并捻转提插，有较强的针感后，嘱咐患者按摩患牙或上下牙作咀嚼食物状，留针15～20分钟，针毕，用三棱针点刺该穴，放血3～10滴。共治疗10例，总有效率100%。

——蒋国庆．内庭穴治疗下实火牙痛10例．上海针灸杂志，2005，24（4）：33.

3. 陷谷（ST 43）五输穴之输穴，五行属木

【定位】在足背，当第2、3跖骨结合部前方凹陷处（图2-9）。

【解剖】皮肤→皮下组织→趾长伸肌腱→趾短伸肌腱内侧→第 2 骨间背侧肌→收肌斜头。浅层布有足背内侧皮神经和足背静脉网。深层有第 2 跖背动、静脉。

【主治】

（1）中医病证：①目赤肿痛，面浮水肿。②足背肿痛，足痿无力。

（2）西医疾病：①胃炎，肠炎。②下肢瘫痪，足扭伤。③肾炎，结膜炎，胸膜炎。

【刺灸法】直刺 0.3～0.5 寸。

【临床应用】

（1）配下脘、天枢，治腹胀、肠鸣、腹痛。

（2）配内庭、太冲，治足跗肿。

【现代研究】针刺治疗顽固性呃逆：取双侧陷谷，毫针向足心方向进针 1.5 寸，大幅度提插捻转 5 分钟，令患者深吸一口气后屏住，时间越长越好，然后慢慢呼出，留针 30 分钟，其间重复屏气动作，每隔 5 分钟行针 1 次，每日 1 次，10 次为 1 个疗程。200 例患者 1 个疗程内治愈率 96%。

——徐顺增. 陷谷穴治疗顽固性呃逆 200 例. 中国针灸，1996，16（8）：7.

4. 解溪（ST 41）五输穴之经穴，五行属火

【定位】在足背与小腿交界处的横纹中央凹陷处，当长伸肌腱与趾长伸肌腱之间（图 2-9）。

【解剖】皮肤→皮下组织→长伸肌腱与趾长伸肌腱之间→距骨。浅层布有足背内侧皮神经及足背皮下静脉。深层有腓深神经和胫前动、静脉。

【主治】

（1）中医病证：①头痛，眩晕，癫狂。②腹胀，便秘。③下肢痿痹，足踝肿痛。

（2）西医疾病：①癫痫，精神病，头痛，腓神经麻痹。②踝关节周围组织扭伤，足下垂。③胃炎，肠炎。④高血压。

【刺灸法】直刺 0.5～1.0 寸。

【临床应用】

（1）配血海、商丘、足三里，治腹胀。

（2）配商丘、丘墟、昆仑、太溪，治足踝痛。

（3）配条口、丘墟、太白，治膝股痛、腨酸转筋。

（4）配合谷，治头痛、眉棱骨痛。

【现代研究】电针加中药外敷治疗关节扭伤：肘部取曲池、小海、天井，腕部取阳池、阳溪、阳谷，膝部取梁丘、膝眼、阳陵泉，踝部取解溪、昆仑、丘墟、悬钟。针刺后接 G6805 电针治疗仪，刺激 30 分钟，电针 1 日 1 次，6 天 1 个疗程。同时配合中药外敷的方法，共治疗 60 例，治愈率为 81.7%。

——顾勤，张益辉．电针加中药外敷治疗关节扭伤 60 例．针灸临床杂志，2006，22（8）：15．

5. 足三里（ST 36）五输穴之合穴，五行属土，足阳明经之下合穴

【定位】在小腿前外侧，当犊鼻穴下 3 寸，距胫骨前缘一横指（中指）。

【解剖】皮肤→皮下组织→胫骨前肌→小腿骨间膜→胫骨后肌。浅层布有腓肠外侧皮神经。深层有胫前动、静脉的分支或属支。

【主治】

（1）中医病证：①胃病，呕吐，噎膈，腹胀，腹痛，肠鸣，泄泻，便秘，痢疾，乳痈。②虚劳羸瘦，咳嗽气喘，心悸气短，头晕。③不寐，癫狂。④膝痛，下肢痿痹，脚气，水肿，月经不调。

（2）西医疾病：①急、慢性胃肠炎，胃痉挛，胃、十二指肠溃疡，胃下垂，肠炎，痢疾，急、慢性胰腺炎，阑尾炎，肠梗阻，肝炎，消化不良，小儿厌食。②高血压，冠心病，心绞痛，贫血，风湿热。③支气管炎，支气管哮喘。④肾炎，膀胱炎，遗尿，阳痿，遗精。

⑤功能性子宫出血，盆腔炎。⑥头痛，失眠，神经衰弱，小儿麻痹，面神经麻痹，脑血管病，癫痫。⑦眼疾，口腔疾患，耳聋，耳鸣。

【刺灸法】直刺 1.0～2.0 寸。

【临床应用】

（1）足三里穴是提高人体免疫力、抗衰老的最常用穴位。张杲的

《医说》曰："若要安，三里莫要干。"

（2）足三里穴为足阳明胃经之合穴。《灵枢》："荥输治外经，合治内腑。"《四总穴歌》："肚腹三里留。"足阳明胃经又与人体内许多脏器有直接或间接联系，故临床上绝大多数脾胃疾病，如各种胃炎、腹痛、便秘、泄泻、消化不良、呕吐等病证，皆可以足三里穴为主穴或配穴治之。

（3）足三里穴有通经活络、疏风化湿的作用，可用于治疗小腿痛、腰痛、脚气等病证。

（4）足三里穴还可以治疗很多其他病证，如肝炎、胆结石、心慌气短、头晕、痤疮、各种皮肤病等。

【现代研究】

（1）艾灸足三里穴对老年人感冒有良好的预防作用。感冒，中医称"伤风"，是由多种病毒引起的一种呼吸道常见病，多发于初冬，但春、夏季也可发生。感冒的早期症状有咽部干痒或灼热感、喷嚏、鼻塞、流涕，开始为清水样鼻涕，2～3天后变稠；可伴有咽痛；一般无发热及全身症状，或仅有低热、头痛。一般经5～7日痊愈。老年人由于肺功能及抗病能力的降低，罹患感冒时，很少会出现典型症状，往往以咳嗽、咯痰、食欲不振为主要临床表现。流行性感冒，是由流感病毒引起的急性呼吸道传染病，不属于该范畴。

取穴：双侧足三里穴。

用具：艾绒等级：清绒；艾炷大小：艾炷作用底面宽 10 mm，艾粒高 9 mm；艾粒：紧实，燃烧时间为 6 分钟；艾炷刺激强度：温热感而无灼痛，不产生灸疮。

操作：用 75% 酒精棉球常规消毒，用棉棒在足三里穴涂上甲紫药水，点燃酒精灯，将艾炷在酒精灯上点燃并粘贴在穴位上，6 分钟后取下，换第二炷。如此艾灸，每次每穴 3 壮，两穴共灸 6 壮，隔日 1 次，每周 3 次，共治疗 2 个月。

结果：对于减少老年人感冒的患病次数和减轻感冒症状都具有一定的效果。

作用机制：足三里穴对垂体－肾上腺皮质系统功能有双向性良性调

节作用，具有提高机体防御疾病的能力。

——赵百孝，王新卷，周冰，等.艾灸足三里穴预防中老年人感冒的临床随机对照试验.世界针灸学会联合会成立20周年暨世界针灸学术大会论文，2007：383.

（2）电针足三里穴对恶性肿瘤化疗后恶心呕吐症状有良好的止呕作用。化疗引起的恶心呕吐是肿瘤患者化疗过程中常见的胃肠道不良反应。严重的恶心呕吐会影响化疗的顺利进行，以及患者的生存质量，大约有6%的患者因无法耐受化疗引起的胃肠道反应而拒绝继续治疗。

取穴：双侧足三里穴。

用具：0.30 mm×40 mm 毫针，纱布，韩氏穴位神经刺激仪（型号LH202H）。

操作：用75%酒精棉球常规消毒，垂直进针，行小幅度的捻转补法，30次/分，行针3分钟，使受术者出现酸胀感，且针感向足趾放散。接韩氏穴位神经刺激仪，一极接针柄，一极用浸有盐水的纱布裹上，固定于同侧踝部，使用疏密波，频率选 2/100 Hz，通电后电流强度逐渐加大到1mA，通电时间为20分钟。每日1次，10日为1个疗程。在试验研究中，发现电针足三里穴加格雷司琼，明显抑制了受术者化疗后的恶心、呕吐等症状，显著提高了患者的生活质量，疗效明显优于单用格雷司琼，达到了预期治疗效果。

结果：电针足三里穴可明显抑制化疗后出现的恶心、呕吐等症状。

作用机制：针灸刺激足三里穴，可使胃肠道蠕动有力而规律，并能提高多种消化酶的活力，增进食欲，帮助消化；可以改善心功能，调节心律，增加红细胞、白细胞、血红蛋白和血糖量，故对于化疗后的不良反应有良好的抑制作用。

——李琪伟.针刺防治恶性肿瘤化疗后恶心呕吐临床研究.北京中医药大学硕士论文，2016.

（3）电针足三里穴能有效调节胃肠功能紊乱模型大鼠胃、肠，尤其是胃微循环血流量，具有穴位特异性。山东中医药大学吴富东教授将48只SD大鼠随机均分为正常组、模型组，足三里穴组、三阴交穴组。大鼠腹腔注射利血平制作胃肠功能紊乱模型。正常组和模型组大鼠束缚7

天，三阴交穴组和足三里穴组连续电针 7 天后，采用激光多普勒微循环血流分析仪监测各组大鼠胃、肠、肝、脑等器官表面微循环。结果：模型组胃、肠微循环血流量明显低于正常对照组（$P < 0.05$）；足三里穴组电针即刻（1 分钟）胃微循环血流量升高（$P < 0.05$），且明显高于三阴交穴组，有显著性差异（$P < 0.05$）；电针足三里穴组肠微循环血流量明显高于模型对照组（$P < 0.05$）。针刺对各组大鼠肝及脑微循环的影响无显著性差异（$P > 0.05$）。说明电针足三里穴能有效调节胃肠功能紊乱，尤其是胃微循环血流量，具有穴位特异性。

（4）电针足三里穴可减轻胃镜检查不良反应。胃肠疾病检查中应用纤维胃镜的范围越来越广泛，但胃镜检查的不良反应较多，在纤维胃镜检查时，由于机械刺激，使患者感觉胃部胀痛、恶心、呕吐、胆汁反流。在胃镜直接观察下可见食管、贲门、幽门持续痉挛，紧闭不开放和胃镜插管受阻，并且在检查后还有腹痛不适等症状。针刺足三里可缓解该检查引起的不良反应。

取穴：双侧足三里穴。

用具：0.30 mm×40 mm 毫针，韩氏穴位神经刺激仪（型号 LH202H）。

操作：用 75% 酒精棉球常规消毒，在胃镜检查前 30 分钟，取双侧足三里穴，刺入 25 mm，得气后接韩氏穴位神经刺激仪，起伏波，频率 50 Hz，强度以患者能耐受为度，留针 20 分钟。

结果：电针足三里穴对胃镜检查引起的不良反应有明显预防作用。尤其在胃镜检查的即刻，无论是胃镜检查后即刻总积分，还是对每个症状、体征，都说明电针足三里穴有良好的预防作用。

——陈永彬．电针与经皮穴位电刺激用于胃镜检查术中不良反应疗效观察．中医外治杂志，2008，17（5）：43 ～ 45.

（十二）手少阳三焦经五输穴

1. 关冲（TE 1）五输穴之井穴，五行属金

【定位】在手无名指末节尺侧，距指甲角 0.1 寸（指寸）（图 2-10）。

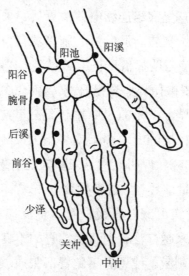

图 2-10 关冲穴

【解剖】皮肤→皮下组织→指甲根。皮下组织内有尺神经指掌侧固有神经的指背支的分支，指掌侧固有动、静脉指背支的动、静脉网。

【主治】

（1）中医病证：①热病，昏厥，中暑。②头痛，目赤，耳聋，咽喉肿痛。

（2）西医疾病：①喉炎，结膜炎，角膜白斑。②头痛，脑血管意外，小儿消化不良，发热等。

【刺灸法】浅刺 0.1～0.3 寸；或用三棱针点刺出血。

【临床应用】

（1）配商阳、天柱、液门、风池，治热病汗不出。

（2）配少泽、少商、足窍阴，治咽喉肿痛。

（3）配水沟、劳宫、内关、合谷，治晕厥、中暑。

（4）配颊车、翳风、合谷，治痄腮。

【现代研究】

（1）针刺治疗多发性毛囊炎：取穴关冲、印堂、大椎。小型号三棱针快速点刺穴位，出血三大滴。本组治疗 102 例，总有效率 99.1%。

——陈诗全.针刺关冲穴为主治疗多发性毛囊炎 102 例.安徽中医临床杂志.1998，10（4）：246.

（2）关冲穴为主点刺放血治疗耳后痛举隅：关冲穴放血30滴，耳尖放血5滴次，右侧耳痛等症状缓解。

——高雅贤，马祥.关冲穴为主治疗头面部急症举隅.中国中医急症，2006，15（3）：325.

2. 液门（TE 2）五输穴之荥穴，五行属水

【定位】在手背部，当第4、5指间，指蹼缘后方赤白肉际处。

【解剖】皮肤→皮下组织→在第4与第5指近节指骨基底部之间→第4骨间背侧肌和第4蚓状肌。浅层分布有尺神经的指背神经，手背静脉网。深层有指背动、静脉等结构。

【主治】

（1）中医病证：①头痛，眩晕，目赤，耳鸣，耳聋，咽喉肿痛。②疟疾。

（2）西医疾病：①颈椎病，肩周炎，上肢瘫痪，前臂肌痉挛或疼痛。②头痛，眩晕，耳鸣，耳聋，咽喉炎，扁桃体炎，牙痛，口疮，牙龈炎，结膜炎。

【刺灸法】直刺0.3～0.5寸。

【临床应用】

（1）配鱼际，治咽喉肿痛。

（2）配中渚、通里，治手臂红肿疼痛。

（3）配外关、听宫、耳门，治头痛、耳鸣、耳聋。

【现代研究】针刺液门穴治疗头痛效果观察：取毫针以强刺激法刺入液门穴1～1.5寸，留针15～20分钟，行针1～2次。每日1次，7日1个疗程。87例中，痊愈59例，显效26例，有效2例。总有效率100%。

——章华东.针刺液门穴治疗头痛87例效果观察.沈阳部队医药，2007，20（3）：183.

3. 中渚（TE 3）五输穴之输穴，五行属木

【定位】在手背部，当环指本节（掌指关节）的后方，第4、5掌骨间凹陷处。

【解剖】皮肤→皮下组织→第4骨间背侧肌。浅层布有尺神经的指背神经，手背静脉网的尺侧部。深层有第 4 掌背动脉等结构。

【主治】

（1）中医病证：①头痛，耳鸣，耳聋，目赤，咽喉肿痛。②热病，消渴，疟疾。③手指屈伸不利，肘臂肩背疼痛。

（2）西医疾病：①头痛，眩晕，肋间神经痛，眶上神经痛。②腰肌劳损，肩周炎，肘、腕部关节炎。③神经性耳聋，聋哑，结膜炎，视神经炎，咽炎，扁桃体炎。

【刺灸法】直刺 0.3 ～ 0.5 寸。

【临床应用】

（1）配听宫、翳风、太冲、丘墟，治肝胆之火上扰所致之耳鸣、耳聋。

（2）配听宫、翳风、丰隆、内庭，治痰火上扰所致之耳鸣、耳聋。

（3）配期门、阳陵泉，治胁痛。

（4）配太溪，治咽喉痛。

【现代研究】远近配穴针刺治疗偏头痛临床观察。于患侧丝竹空斜刺，快速进针达帽状腱膜下，然后平刺向率谷穴，快速捻转，约 200 转 / 分，待局部得气，再持续捻转 3 分钟，同样手法由太阳向角孙透刺。足临泣、中渚直刺，平补平泻，10 分钟行针 1 次，体针留针 30 分钟，头针留针 60 分钟，每日 1 次，10 天 1 个疗程。40 例中，控制 9 例，显效 22 例，有效 5 例，总有效率 90.0%。

——宋旦旨 . 远近配穴针刺治疗偏头痛临床观察 . 针灸临床杂志，2006，22（6）：25.

4. 支沟（TE 6）五输穴之经穴，五行属火

【定位】在前臂背侧，当阳池与肘尖的连线上，腕背横纹上 3 寸，尺骨与桡骨之间。

【解剖】皮肤→皮下组织→小指伸肌→拇长伸肌→前臂骨间膜。浅层分布有前臂后皮神经，头静脉和贵要静脉的属支。深层有骨间后动、静脉和骨间后神经。

【主治】

（1）中医病证：①便秘，热病，丹毒。②胁肋痛，落枕。③耳鸣，耳聋。

（2）西医疾病：①急性腰扭伤，肩背软组织损伤，上肢瘫痪。②习惯性便秘，肋间神经痛，胸膜炎，肺炎，心绞痛，心肌炎，产后乳汁不足。

【刺灸法】直刺 0.5～1.0 寸。

【临床应用】

（1）支沟穴是手少阳三焦经腧穴，是治疗便秘的经验效穴，还可治疗其他消化系统疾病，如腹痛、呕吐、泄泻等。

（2）支沟穴还可用于治疗头面五官疾病，如咽喉肿痛、神经性耳聋、视力下降、结膜炎。

（3）支沟穴还可用治一些妇科疾病，如月经不调、产后乳汁分泌不足等。

（4）此外，支沟穴还可用治运动系统疾病，如肩背部软组织损伤、急性腰扭伤。

（5）支沟应用广泛，还可用于治疗一些其他疾病，如肋间神经痛、胸膜炎、肺炎、心绞痛、心肌炎、急性舌骨肌麻痹。

（6）针刺支沟穴治疗急性腰扭伤。嘱患者坐位，取患侧支沟穴（若疼痛位于腰部正中，则取双侧支沟穴）。常规消毒后，选用 0.30 mm×40 mm 毫针，快速直刺 20 mm 左右，用强刺激手法，有酸麻胀针感后，采用缓慢提插法行针 2～3 分钟，配合提针时吸气、插针时呼气，不留针。每日 1～2 次，2 次为 1 个疗程，若未愈可进行下 1 个疗程，共治疗 3 疗程便可取效。

【现代研究】电针支沟穴有治疗便秘之气秘的作用。慢性功能性便秘是临床常见的慢性消化道症状。随着社会老龄化、现代生活节奏加快、饮食习惯改变等，其发病率有增加的趋势。气秘临床症状：排便费力，欲便不得便，或艰涩不畅，胸胁痞满，腹中胀痛，嗳气频作，苔白，脉弦，病情与情绪密切相关。导致气秘的因素有：情志不舒、忧愁思虑、久坐少动、久病卧床等引起气机郁滞，致使大肠传导失职、糟粕内停，而成秘结，即所谓"气内滞而物不行"。

国内外数项调查显示，严重的便秘已经影响了人们的生活质量，且与许多疾病的形成有密切关系，因此早期预防和合理治疗便秘是临床研究的当务之急。

取穴：双侧支沟穴。

用具：0.30 mm×40 mm 毫针，韩氏穴位神经刺激仪（型号 LH202H）。

操作：用 75% 酒精棉球常规消毒支沟穴，垂直刺入，针刺深度以得气为度，得气后，接韩氏穴位神经刺激仪，刺激强度 30 mA，选择波形为等幅疏密波，频率 2/100 Hz，脉冲宽度 0.2～0.6 ms，通电 30 分钟。每日 1 次，7 日为 1 个疗程，共观察 4 个疗程。

结果：电针支沟穴对治疗便秘之气秘有良好的效果。通过电针治疗气秘，1 周便能起效，4 周后疗效最佳。

作用机制：电针支沟可通过修复受损肠壁内神经丛，从而促进神经递质释放，改善便秘患者的结肠转动功能，增加了结肠动力，进而缩短了结肠传输时间，对结肠运动功能有一定的调节作用。

——张智龙.电针支沟穴治疗便秘之气秘多中心随机对照研究.中国针灸，2007，27（7）：475～477.

5. 天井（TE 10）五输穴之合穴，五行属土

【定位】在臂外侧，屈肘时，当肘尖直上 1 寸凹陷处。见图 2-11。

【解剖】皮肤→皮下组织→肱三头肌。浅层有臂后皮神经等结构。深层有肘关节动、静脉网、桡神经肌支。

【主治】

（1）中医病证：①耳聋，偏头痛，癫病。②瘰疬，落枕，肘臂痛。

（2）西医疾病：①偏头痛，精神分裂症，抑郁症，癫痫。②肘关节及周围软组织损伤，颈项神经痛，脑血管病后遗症。③眼睑炎，扁桃体炎，喉痛。④荨麻疹，颈淋巴结结核。

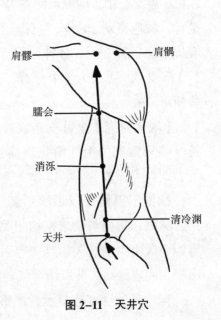

图 2-11　天井穴

【刺灸法】直刺 0.5 ～ 1.0 寸。

【临床应用】

（1）配曲池、少海，治肘关节痛麻，屈伸不利。

（2）配少海，治瘰疬。

（3）配支沟，治胸胁痛。

（4）配翳风、耳门、听宫，治耳聋。

【现代研究】针刺治疗急性阑尾炎：针刺天井（双）、大肠俞（双）、长强，得气后捣针 10 余次，离心捻转 10 余次，泻法出针，在天井穴施雀啄灸法。治疗第 1 天每日 2 次，以后每日 1 次，疗程 1 ～ 3 天。临床治疗 25 例，总有效率 100%。

——谢波. 针刺治疗急性阑尾炎 25 例临床疗效总结. 湖南中医药导报，1995，1（5）：48.

二、原　穴

1. 太渊（LU 9）手太阴经之原穴

详见"下篇　特定穴的临床应用　手太阴肺经五输穴"。

2. 合谷（LI 4）手阳明经之原穴

【定位】在手背，第 1、2 掌骨间，当第 2 掌骨桡侧的中点处。

【解剖】皮肤→皮下组织→第一骨间背侧肌→拇收肌。浅层布有桡神经浅支、手背静脉网桡侧部和第 1 掌背动、静脉的分支或属支。深层分布有尺神经深支的分支等。

【主治】

（1）中医病证：①头痛，齿痛，目赤肿痛，咽喉肿痛，鼻衄，耳聋，痄腮，牙关紧闭，口㖞。②热病，无汗，多汗。③滞产，经闭，腹痛，便秘。④上肢疼痛、不遂，落枕。

（2）西医疾病：①感冒，头痛，咽炎，扁桃体炎。②鼻炎，牙痛，耳聋，耳鸣。③三叉神经痛，面肌痉挛，面神经麻痹，癔症，癫痫，精神病，中风偏瘫，小儿惊厥。④腰扭伤，腕关节痛。⑤痛经，闭经，催产。

【刺灸法】直刺 0.5～1.0 寸。

【临床应用】

（1）止痛作用。针刺合谷穴对牙痛有着非常好的治疗作用。合谷是最有效、最常用的镇痛穴位，一直为历代医家所推崇，临床医生除用合谷治疗牙痛、子宫收缩痛之外，还多用其治疗头痛、三叉神经痛、腹痛、手臂疼痛等实证疼痛。

（2）《四总穴歌》："面口合谷收。"可用于治疗与面部疾病有关的病证，如头面汗出、面瘫、扁桃体炎、张口困难、咽喉肿痛、迎风流泪等。

（3）可用于治疗月经不调、痛经、难产、胞衣不下等，还可用于人工流产术的辅助手段。

（4）可用于治疗一切有关手、腕、肘关节等的疾病，如手、腕、肘疼痛，肱骨外上髁炎，手畸形等。

【现代研究】现代研究表明，在与针刺非合谷穴的随机对照试验中，结论证明合谷是治疗牙痛的第一要穴，可用于治疗各种原因引起的牙痛。1997 年美国国立卫生院为针灸举行了一次历史性的评估会议，其中对针灸的作用有如下结论：①化疗引起或手术后发生的恶心、呕吐有效；②多种痛证的疗效确切；③针灸对戒烟、药物成瘾及治疗中风（脑卒中）后遗症、骨关节炎、哮喘等也值得应用。

镇痛机理：针刺合谷穴可能引起与疼痛相关的脑功能区的激活与抑制，调节核团间的相互作用及由此构成的神经传导通路。另有研究显示：针刺合谷穴可以激活内源性镇痛系统，促进阿片肽的释放，激活下丘脑－垂体活动，引起广泛的镇痛及其他生理效应。电针刺激合谷穴，可使手阳明大肠经的痛阈上升，激活血浆 β－内啡肽作用于全身而产生镇痛作用。

——王兵.针刺合谷穴治疗牙痛的临床研究，上海针灸杂志，2006，25（8）：6～8.

另一项临床研究显示，针刺合谷穴能增强子宫收缩能力，可用于治疗分娩过程中子宫收缩乏力。子宫收缩乏力是指宫缩仍保持正常的对称性、节律性和极性，但宫缩弱而无力，持续时间短，间歇时间长或不规则，使胎先露对子宫下段及宫颈口压迫无力，不足以使宫颈口以正常的速度扩张，造成产程延长或停滞，而导致母婴出现一系列并发症。子宫收缩乏力多因胎位不正、头盆不称、多次妊娠、双胎、羊水过多等因素而发生，同时，精神紧张者也可出现宫缩乏力。

——王兵.电针合谷对子宫收缩乏力产妇宫缩时间的影响.2006，26（12）：843～845.

3. 冲阳（ST 42）足阳明经之原穴

【定位】在足背最高处，当姆长伸肌腱与趾长伸肌腱之间，足背动脉搏动处。

【解剖】皮肤→皮下组织→姆长伸肌腱与趾长伸肌腱之间→姆短伸肌→中间楔骨。浅层布有足背内侧皮神经，足背静脉网。深层有足背动、静脉和腓深神经。

【主治】

（1）中医病证：①目痛，腹胀。②口㖞，面肿，齿痛。③足背肿痛，足痿无力。

（2）西医疾病：①面神经麻痹，眩晕。②胃痉挛，胃炎。③风湿性关节炎，足扭伤。④牙痛。

【刺灸法】避开动脉，直刺 0.3～0.5 寸。

【临床应用】

（1）配丰隆、神门，治狂妄。

（2）配条口、绝骨、仆参、飞扬、足三里，治足痿。

（3）配中脘、足三里，治胃脘痛。

（4）配陷谷、然谷、中封，治足跗肿。

【现代研究】针刺冲阳穴对人体胃窦面积的影响：利用无创 B 超仪，在健康人身上针刺足阳明胃经冲阳等穴，观察针刺前 3 分钟与针刺后 3 分钟，胃窦面积上下径、前后径的变化。结果表明，针刺冲阳穴使胃窦面积增大明显，与针前比较，$P < 0.01$。

——常小荣.针刺足阳明经对人体胃窦面积的影响.世界胃肠病学

杂志（英文版），1998，（4）：99.

4. 太白（SP 3）足太阴经之原穴

详见"下篇 特定穴临床应用 足太阴脾经五输穴"。

5. 神门（HT 7）手少阴经之原穴

详见"下篇 特定穴临床应用 手少阴心经五输穴"。

6. 腕骨（SI 4）手太阳经之原穴

【定位】在手掌尺侧，当第 5 掌骨基底与钩骨之间的凹陷处，赤白肉际处。

【解剖】皮肤→皮下组织→小指展肌→豆掌韧带。浅层布有前臂内侧皮神经，尺神经掌支，尺神经手背支和浅静脉等。深层有尺动、静脉的分支或属支。

【主治】

（1）中医病证：①头项强痛，耳鸣，目翳。②黄疸，消渴，中风，热病，疟疾。③指挛腕痛。

（2）西医疾病：①头痛，癫痫。②角膜白斑，耳鸣，鼻出血，口腔炎。③胆囊炎，黄疸，疟疾等。④腰扭伤，腕、肘及指关节炎等。⑤糖尿病。

【刺灸法】直刺 0.3～0.5 寸。

【临床应用】

（1）配胆俞、太冲、阳陵泉、内庭、阴陵泉，主治黄疸，胁痛，胆囊炎。

（2）配足三里、太溪、三焦俞、脾俞、三阴交，主治消渴。

（3）配大椎、天柱，治颈项强痛，落枕。

（4）配通里、神门，治高热惊风，瘛疭。

【现代研究】治疗软组织损伤：先向上斜刺大椎，得气后再刺双侧腕骨穴约 1 寸。行针采用强刺激泻法，行针过程中及行针以后，嘱患者不断扭腰转膝，并做起坐运动，留针 30 分钟，配合服用独活寄生汤。结果：38 例治愈 29 例，好转 6 例，无效 3 例，总有效率为 92.11%。

——张海深．三针一汤治疗软组织损伤38例报告．中医正骨，2003，15（5）：23.

7. 京骨（BL 64）足太阳经之原穴

【定位】在足外侧，第5跖骨粗隆下方，赤白肉际处。

【解剖】皮肤→皮下组织→小趾展肌。布有足背外侧皮神经，足外侧缘静脉。

【主治】

（1）中医病证：①头痛，项强，目翳，小儿惊风，癫病。②腰腿痛。

（2）西医疾病：①脑膜炎，脑出血，癫痫，头痛。②佝偻病，疟疾，心肌炎。

【刺灸法】直刺 0.3 ～ 0.5 寸。

【临床应用】

（1）配中封、绝骨，治痿厥、身体不仁。

（2）配前谷，治目中白翳。

（3）配申脉，治鼻衄淋沥。

（4）配心俞、内关、膻中，治心胸疼痛。

（5）配玉枕，治头痛如破。

【现代研究】治疗背肌筋膜炎：采用逆膀胱经循行路线进针，在京骨穴得气的基础上，行小幅度捻转、雀啄手法 40 ～ 60 秒，期间部分患者出现明确的循膀胱经逆行感传和（或）背部出汗和（或）自觉发热现象，针刺后即刻效果显著。

——徐基民 . 单用京骨穴针刺治疗背肌筋膜炎 . 中国针灸，2015，35（2）：194 ～ 195.

8. 太溪（KI 3）足少阴经之原穴

详见"下篇　特定穴临床应用　足少阴肾经五输穴"。

9. 大陵（PC7）手厥阴经之原穴

详见"下篇　特定穴临床应用　手厥阴心包经五输穴"。

10. 阳池（TE 4）手少阳经之原穴

【定位】在腕背横纹中，当指伸肌腱的尺侧缘凹陷处。

【解剖】皮肤→皮下组织→腕背侧韧带→指伸肌腱（桡侧）与小指伸肌腱→桡腕关节。浅层分布着尺神经手背支、腕背静脉网、前臂后皮神经的末支。深层有尺动脉腕背支的分支。

【主治】

（1）中医病证：①耳聋，目赤肿痛，咽喉肿痛。②疟疾，消渴。③腕痛。

（2）西医疾病：①流行性感冒，扁桃体炎。②风湿性关节炎，腕关节炎，前臂肌痉挛或麻痹。③糖尿病，疟疾。

【刺灸法】直刺 0.3 ～ 0.5 寸。

【临床应用】

（1）配外关、合谷、尺泽、曲池、中渚，治前臂肌痉挛或麻痹。

（2）配少商、廉泉、合谷、尺泽、关冲，治咽喉肿痛。

（3）配脾俞、肾俞、三阴交、太溪，治消渴。

（4）配风门、天柱、大椎，治寒热头痛。

（5）配中脘、足三里、气海，治脘腹胀满。

【现代研究】阳池配大陵治疗荨麻疹：先针刺曲池、风市、血海，留针 20 分钟；继针刺大陵、阳池。针 5 次后，疹消，二便通调，浮肿消退而愈，随访半年未再复发。

——杨志新 . 相对穴位临床应用之七—大陵、阳池等相对穴的应用 . 中国临床医生，2005，33（3）：46.

11. 丘墟（GB 40）足少阳经之原穴

【定位】在足外踝的前下方，当趾长伸肌腱的外侧凹陷处（图 2-12）。

【解剖】皮肤→皮下组织→趾短伸肌→距跟外侧韧带→跗骨窦。布有足背浅静脉，足背外侧皮神经，足背中间皮神经，外踝前动、静脉。

【主治】

（1）中医病证：①胸胁胀痛。②下肢痿痹，外踝肿痛，脚气。

（2）西医疾病：①踝关节及周围软组织疾病，腓肠肌痉挛。②坐骨神经痛，肋

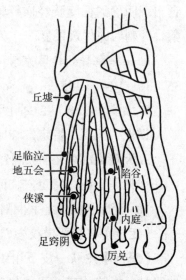

图 2-12 丘墟穴

间神经痛。③胆囊炎，胆绞痛，腋下淋巴结炎。④疟疾。

【刺灸法】直刺 0.5～0.8 寸。

【临床应用】

（1）丘墟穴为足少阳胆经原穴，是现代临床医生治疗偏头痛的常用穴位之一。

（2）《灵枢·九针十二原》："五脏有疾也，当取之十二原。"丘墟穴是足少阳胆经原穴，可以治疗相应胆腑疾病，如胆囊炎、胆结石、肋间神经痛，以及这些疾病引起的相应症状，如恶心、呕吐等。针刺原穴有调整相应脏腑经络功能的作用。

（3）丘墟穴还可用于治疗邻近部位的病变，如足内翻、足外翻、脚踝肿痛、脚气等症。

【现代研究】电针丘墟穴可用于治疗偏头痛。偏头痛是血管性头痛的一种，是神经－血管功能障碍所致的疾病，是一种反复发作的搏动性头痛，属众多头痛中的常见类型，可能与遗传、饮食、内分泌紊乱及紧张、饥饿、睡眠不足等因素有关。常见临床表现有：反复发作的偏侧或双侧头痛，伴有恶心、呕吐及羞明，在安静、黑暗环境内或睡眠后头痛缓解。在头痛发生前或发作时可伴有神经、精神功能障碍。

偏头痛是一种可逐步恶化的疾病，发病频率通常越来越高。据研究显示，偏头痛患者比正常人更容易发生大脑局部损伤，进而引发中风（脑卒中）。其偏头痛发生的次数越多，大脑受损伤的区域会越大，因此，对于偏头痛，应早发现，早治疗。中医认为，偏头痛属"偏头风"范畴。头为诸阳之会，清阳之府，又为髓海所居之处，五脏之精血、六腑之阳气皆上奉于头，故凡经络脏腑之病变皆可发生头痛。如风邪外袭，上干于头；肝肾阴虚，风阳上扰；或七情内伤，肝郁化火，或气血虚弱，络脉失养，或痰浊瘀血，阻滞经脉，皆可致阴阳失调，气血逆乱，充塞脑络，而发偏侧头痛。

取穴：双侧丘墟穴。

用具：0.30 mm×25 mm 毫针，韩氏穴位神经刺激仪（型号 LH202H）。

操作：用 75% 酒精棉球常规消毒，直刺丘墟穴约 15 mm，施以捻转提插手法得气后，在针柄上连接韩氏穴位神经刺激仪的导线，选择疏密波，频率2/100 Hz，再将强度按钮由零位渐渐调高至患者能耐受为止，留针30分钟。每日1次，5日为1个疗程，疗程间隔2日，共治疗4个疗程。

结果：电针丘墟穴治疗偏头痛的效果较显著。

——贾春生.电针丘墟穴治疗偏头痛多中心随机对照研究（英文）.世界针灸杂志，2008，18（1）：1～9.

12. 太冲（LR 3）足厥阴经之原穴

详见"下篇 特定穴临床应用 足厥阴肝经五输穴"。

13. 鸠尾（CV 15）膏之原穴

详见"下篇 特定穴临床应用 络穴"。

14. 气海（CV 6）肓之原穴

【定位】在下腹部，前正中线上，当脐中下1.5寸。

【解剖】皮肤→皮下组织→腹白线→腹横筋腹→腹膜外脂肪→壁腹膜。浅层主要布有第11胸神经前支的前皮支和脐周静脉网。深层主要有第11胸神经前支的分支。

【主治】

（1）中医病证：①腹痛，泻泄，便秘。②遗尿，阳痿，遗精，月经不调，闭经，痛经，崩漏，带下，阴挺，疝气。③中风脱证，虚劳羸瘦。

（2）西医疾病：①尿潴留，泌尿系感染，遗尿，遗精，阳痿。②痛经，功能性子宫出血，盆腔炎。③胃炎，肠炎，肠麻痹，阑尾炎，腹膜炎。④高血压，神经衰弱。

【刺灸法】直刺0.5～1寸，可灸，孕妇慎用。

【临床应用】

（1）配关元、阴陵泉、大敦、行间，治小便淋沥不尽、少腹胀痛、黄白带下。

（2）配血海，治小腹癥块、五淋、经闭不通。

（3）配小肠俞，治带下，淋浊。

（4）配大敦、阴谷、太冲、然谷、三阴交、中极，治痛经、血崩，血淋。

【现代研究】长春中医药大学开展的动物实验研究表明，针灸小白鼠"气海穴"有促进性腺激素分泌、增加性腺器官重量、改善性腺器官结构、提高性机能、延缓衰老的作用。

——刘晓艳.针灸衰老模型小鼠"气海"穴对性腺及性腺激素影响的实验研究.长春中医药大学硕士论文，2009.

三、络　穴

1. 列缺（LU 7）手太阴经之络穴；八脉交会穴之一，通任脉

【定位】在前臂桡侧缘，桡骨茎突上方，腕横纹上1.5寸。当肱桡肌与拇长展肌腱之间。

【解剖】皮肤→皮下组织→拇长展肌腱→肱桡肌腱→旋前方肌。浅层布有头静脉，前臂外侧皮神经和桡神经浅支。深层有桡动、静脉的分支。

【主治】

（1）中医病证：①外感头痛，项强，咳嗽，气喘，咽喉肿痛。②口喝，齿痛。

（2）西医疾病：①感冒，支气管哮喘。②偏头痛，面肌痉挛，面神经麻痹，三叉神经痛。③颈椎病，脑血管后遗症，腕关节周围软组织疾患。④遗精，牙痛，高血压。

【刺灸法】向上斜刺0.3～0.5寸。

【临床应用】《四总穴歌》："头项寻列缺。"列缺穴属手太阴肺经络穴，八脉交会穴之一，通于任脉，是治疗头部、颈项部疾病最常用穴位之一，常用于治疗偏正头痛、面神经麻痹、面神经痉挛、三叉神经痛、颈项痛等症。列缺穴还可用于治疗咽喉痛、咳嗽、气喘、支气管炎等肺系疾病及痛经、乳腺炎、阴茎痛、尿潴留、尿血、荨麻疹等其他疾病。

（1）配大椎、合谷、外关、鱼际，主治外感咳嗽。

（2）配足三里，主治喘急。

（3）配太渊、尺泽、足三里，主治咯血。

（4）配肺俞、膻中、足三里，主治咳嗽寒痰、胸膈闭痛。

（5）配后溪、水沟、颊车、吕细、太渊、合谷，主治牙齿疼痛。

（6）配中脘、合谷、上星、太渊、百会、头维、丝竹空、风池、太阳，主治头痛。

（7）配中封、膈俞、肝俞、肾俞、气海、石门，主治淋痛。

（8）配后溪、少泽、前谷，主治疟疾。

（9）配上星、迎香、曲池、风池，主治慢性鼻炎。

【现代研究】列缺穴埋针可以治疗血管性头痛。血管性头痛是指引起此类头痛的原因都来自于血管，故统称为血管性头痛。血管性头痛分为原发性和继发性两大类。因头部血管舒缩功能障碍引起的头痛，称为原发性血管性头痛；由明确的脑血管疾病（如中风、颅内血肿、脑血管炎等）所致的头痛，称为继发性头痛。原发性血管性头痛又称偏头痛，是一种功能性头痛。根据头痛的不同表现，又可将其分为典型偏头痛、普通型偏头痛、丛集型偏头痛、偏瘫型偏头痛和眼肌麻痹型偏头痛等5种主要类型。

日常所说的血管性头痛就是指偏头痛，是门诊头痛患者中最多见的一种类型。

取穴：一侧头痛取患侧列缺穴，全头痛则取双侧列缺穴。

用具：0.30 mm×40 mm 毫针。

操作：用75%酒精棉球常规消毒后，针尖向肘部方向，与皮肤成15°角刺入皮下，放平针身，将针平推刺入皮下浅表层，刺入1.5寸，待针下无任何感觉时用胶布将针柄固定（此时患者手腕小幅度活动亦无妨碍），留针1～2小时。如一侧头痛范围较大涉及额部，可在列缺穴旁开0.5寸，与其平行的前臂外侧加刺一针则效果更好，亦留针1～2小时。每日1次，5日为1个疗程。疗程间休息2日，共3个疗程。

结果：列缺穴埋针对于治疗血管性头痛有良好的治疗效果。

作用机制：针刺列缺穴对高血流速和低血流速均有影响，体现在同一个体则是使脑血管的血流速度趋向平衡，说明针刺列缺穴对于机体不同功能状态的脑血管舒缩作用不同，呈现出一种双向良性调整作用，因而可以缓解血管性头痛症状。

——张滨农.列缺穴埋针治疗血管性头痛216例.上海针灸杂志，1999，18（3）：47.

2.偏历（LI 6）手阳明经之络穴

【定位】曲肘，在前臂背面桡侧，当阳溪与曲池的连线上，腕横纹上3寸。

【解剖】皮肤→皮下组织→拇短伸肌→桡侧腕长伸肌腱→拇长展肌腱。浅层布有头静脉属支，前臂外侧皮神经和桡神经浅支。深层有桡神经的骨间后神经分支。

【主治】

（1）中医病证：①目赤，耳聋，鼻衄、喉痛。②水肿。③手臂酸痛。

（2）西医疾病：①鼻出血，结膜炎，耳聋，耳鸣，牙痛。②面神经麻痹，扁桃体炎，前臂神经痛。

【刺灸法】直刺或斜刺0.5～0.8寸。

【临床应用】

（1）配水分、阴陵泉，治水肿。

（2）配太渊（原络配穴），治咽喉痛。

【现代研究】配列缺治疗急慢性肠炎：针刺列缺、偏历，平补平泻，留针30分钟，配以足三里、天枢、上巨虚、下巨虚。急性泄泻用泻法，慢性泄泻用补法。

——王茎，曾永蕃.列缺偏历为主穴在针灸临床中的运用.中国针灸，199，18（10）：602.

3.丰隆（ST 40）足阳明经之络穴

【定位】在小腿前外侧，当外踝尖上8寸，条口外，距胫骨前缘二横指（中指）（图2-13）。

【解剖】皮肤→皮下组织→趾长伸肌→长伸肌→小腿骨间膜→胫骨后肌。浅层布有腓肠外侧皮神经。深层有胫前动、静脉的分支或属支和腓深神经的分支。

【主治】

（1）中医病证：①咳嗽，痰多，哮喘。②头痛，眩晕，癫狂痫。③下肢痿痹，腿膝酸痛。

（2）西医疾病：①精神病，癔症，失眠，头痛。②高血压，脑出血，脑血管病后遗症。③急、慢性支气管炎，支气管哮喘，胸膜炎。④肝炎，阑尾炎，便秘。⑤尿潴留，烟癖，肥胖病，肩周炎。

【刺灸法】直刺 1.0 ～ 1.5 寸。

【临床应用】

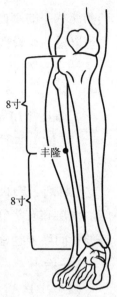

图 2–13　丰隆穴

（1）丰隆属足阳明胃经。现代研究发现丰隆穴有良好的降脂作用，故临床医生多用丰隆治疗高脂血症。从中医方面讲，丰隆穴为祛痰要穴，可用于治疗各种由痰引起的病证，如咳嗽、支气管炎、哮喘、慢性咽炎。丰隆不仅可治有形之痰，也可用治无形之痰。一般认为高血脂也与无形之痰有关。《玉龙歌》："痰多宜向丰隆寻。"

（2）丰隆穴为足阳明胃经腧穴，可用于治疗腹部疾病，如腹痛、呕吐、便秘等症。

（3）丰隆穴利湿效果亦非常明显，可用于治疗水肿、咯痰、头晕等症。

（4）丰隆穴可用治小腿局部病变，如下肢痿痹、关节炎等。

【现代研究】电针丰隆穴对治疗高脂血症效果明显。高脂血症也叫血脂异常，是指血液中一种或多种脂质的含量超过正常值，可表现为高胆固醇血症、高甘油三酯血症，或两者兼有。高脂血症是导致动脉粥样硬化的主要原因，动脉粥样硬化可引起心脑血管疾病；高脂血症又可引起胆石症，所以危害很大。中医无此病名，可从肝、肾、脾三脏论治。肝有肝气、肝阴，若肝阴暗耗，肝阳偏亢，化风内动，上扰清空，可发为头晕；脾虚化源衰少，则五脏之精少而肾失所藏，致使肾水不足，肝失滋养，肝阳上亢，亦可发为头痛、眩晕等症。肝为刚脏，赖肾水以滋养，肝肾阴虚则头眩目干、腰膝酸软、心烦胸闷等，治以养肝、柔肝、补肾、滋阴之法，常可达到降低血脂的目的。

取穴：双侧丰隆穴。

用具：0.30mm×40mm 毫针，韩氏穴位神经刺激仪（型号 LH202H）。

操作：用 75% 酒精棉球常规消毒，直刺丰隆穴，进针 30mm，得气后接韩氏穴位神经刺激仪，疏密波，频率 2/100 Hz，留针 30 分钟，每日 1 次。连续 5 次为 1 个疗程，1 周 5 次，共治疗 4 周。

结果：电针丰隆穴能够降低高脂血症患者血清胆固醇和低密度脂蛋白水平，改善患者的临床症状，因此可作为高脂血症患者一种有效的治疗方法。

作用机制：电针丰隆穴能够降低高脂血症患者血清胆固醇和低密度脂蛋白水平，改善患者的临床症状，可作为高脂血症患者的一种有效治疗方法。

——洪名超 . 针刺丰隆穴治疗高脂血症研究进展 . 上海医药，2016，37（24）：38 ～ 40.

4. 公孙〔SP 4〕足太阴经之络穴，八脉交会穴，通冲脉

【定位】在足内侧缘，当第 1 跖骨基底的前下方。

【解剖】皮肤→皮下组织→展肌→短屈肌→长屈肌腱。浅层布有隐神经的足内缘支，足背静脉弓的属支。深层有足底内侧动、静脉的分支或属支，足底内侧神经的分支。

【主治】

（1）中医病证：①胃痛，呕吐，腹胀，腹痛，泄泻，痢疾，足跟痛。②心痛，胸闷，月经不调。

（2）西医疾病：①胃痉挛，急、慢性胃肠炎，胃溃疡，消化不良，痢疾，肝炎，腹水，胃癌，肠痉挛。②子宫内膜炎。③心肌炎，胸膜炎，癫痫。

【刺灸法】直刺 0.5 ～ 1.0 寸。

【临床应用】

（1）配内关，治心、胸、胃部疾患。

（2）配梁门、足三里，治胃痛、吐酸。

（3）配束骨、八风，治足趾麻痛。

【现代研究】

（1）电针内关、公孙治疗原发性低血压：取双侧内关，公孙穴。操作：静卧，针刺时常规消毒皮肤，进针得气后，将 G6805-1 型电针治疗仪每对电极分别接于双侧同名穴，电针治疗仪输出的脉冲电流为 2～5 次／秒的慢波，强度以患者能忍受为宜，每次 20 分钟，10～20 天为 1 个疗程。有效率 98%。

——尹士东，曹英杰，张君．电针内关、公孙穴治疗原发性低血压 100 例临床观察．针灸临床杂志，200，016（2）：34～35.

（2）针刺公孙、内关为主治呃逆：患者取半坐位或仰卧位，均用普通毫针刺。公孙、内关采用提插捻转法，进针 0.5～1 寸，得气后每隔 5～10 分钟左右交叉捻转，均须有良好的感传；足三里、中脘均直刺 1.5 寸，采用平补平泻；膻中沿皮下刺至胸骨后，提退少许再向下刺 1～1.5 寸，1～3 次治愈。

——张玉红．针刺公孙、内关为主治疗呃逆 58 例．北京中医，2007，26（7）：393.

5. 通里（HT 5）手少阴经之络穴

【定位】在前臂掌侧，当尺侧腕屈肌腱的桡侧缘，腕横纹上 1 寸。

【解剖】皮肤→皮下组织→尺侧腕屈肌与指浅屈肌之间→指深屈肌→旋前方肌。浅层有前臂内侧皮神经，贵要静脉属支。深层分布有尺动、静脉和尺神经。

【主治】

（1）中医病证：①暴喑，舌强不语。②头痛，眩晕，心悸，怔忡。③腕臂痛。

（2）西医疾病：①头痛，眩晕，神经衰弱，癔症性失语，精神分裂症。②心绞痛，心动过缓。③扁桃体炎，咳嗽，支气管哮喘。④急性舌骨肌麻痹，胃出血，子宫内膜炎。

【刺灸法】直刺 0.3～0.5 寸。

【临床应用】

（1）通里穴为手少阴心经络穴，是临床治疗失语症的常用穴之一，还可用于治疗心痛、心慌、头痛等神志方面疾病。

（2）通里穴可治疗咽喉肿痛、舌体僵直、腕关节疼痛以及小儿遗尿等。

【现代研究】针刺通里穴对于失语症有良好的治疗作用。失语症是指由于神经中枢病损导致抽象信号思维障碍，而丧失口语、文字的表达和领悟能力的临床综合征。本症是脑血管病的一个常见症状，主要表现为对语言的理解、表达能力丧失，是由于大脑皮层（优势半球）的语言中枢损伤所引起的。失语症属中医"喑""暴喑"，后世医家又称为"音喑""失声""声不出"等。究其病因不外乎外感和内伤。外感多由风寒、风热之邪毒客于咽喉，阻遏肺气，气机不利，以致喉部气血瘀滞，络脉阻滞，声户开合不利而为病。内伤所致失声与肝、脾、肾有关。若年老体衰，肾虚精气不能上承，咽喉失于滋养，日久则音喑失语；若肝肾阴亏，或情志所伤而致肝阳无度，阳化风动，引动痰浊，风痰客于喉间，阻闭窍道，经络失和，发为失语。

失语症不包括由于意识障碍和普通的智力减退造成的语言症状，也不包括听觉、视觉、书写、发音等感觉和运动器官损害引起的语言、阅读和书写障碍。因先天或幼年疾病引致学习困难，造成的语言功能缺陷也不属失语症范畴。

取穴：双侧通里穴。

用具：0.30mm×40mm毫针，韩氏穴位神经刺激仪（型号LH202H）。

操作：取通里穴，用75%酒精棉球常规消毒，垂直进针6mm左右，然后向肘方向斜刺，继续进针20mm左右，捻转得气后接韩氏穴位神经刺激仪，选择频率为2/100Hz疏密波，强度以受术者能够耐受为度，留针30分钟，每日1次，10次为1个疗程，共2疗程，疗程间休息2日。如果患者体质比较虚弱，不能耐受电针，可以不用电针，直接留针30分钟即可。

结果：电针通里穴对于治疗失语症有治疗效果。

作用机制：电针通里穴可调节大脑皮质－丘脑－大脑皮质通路，使特异性传导系统和非特异性传导系统相互作用达到平衡，建立语言活动的神经环路；还可激活语言中枢功能低下的神经细胞和神经纤维，促进和加强脑功能的代偿作用，故而起到治疗失语症的作用。

——王儒蒙.针刺通里穴治疗运动性失语的临床疗效观察.实用中西医结合临床，2018，18（1）：135～138.

6.支正（SI 7）手太阳经之络穴

【定位】在前臂背面尺侧，当阳谷与小海的连线上，腕背横纹上5寸。

【解剖】皮肤→皮下组织→尺侧腕屈肌→指深屈肌→前臂骨间膜。浅层分布有前臂内侧皮神经，贵要静脉属支。深层有尺动、静脉和尺神经。

【主治】

（1）中医病证：①感冒，头痛，目眩。②热病，癫狂。③项强，肘臂酸痛。

（2）西医疾病：①头痛，神经衰弱，精神病。②糖尿病，颈部、肘臂、手指疼痛，疥疮。

【刺灸法】直刺0.5～0.8寸。

【临床应用】

（1）配曲池、肩髃，治肘臂手指痛麻，不能握物。

（2）配神门、水沟、上星透百会，治癫狂，精神病。

（3）配内关、神门，治心前区痛。

【现代研究】针刺治疗疣症：毫针直刺支正穴1～1.5寸，行泻法，针感沿经上下传达病所，留针20分钟，期间行针1～2次。每日1次，10次为1个疗程，76例患者，经治3个疗程，总有效率为96.05%。

——安华.针刺支正穴治疗疣症76例临床观察.中国针灸，1995，15（1）：33.

7.飞扬（BL 58）足太阳经之络穴

【定位】在小腿后面，当外踝后，昆仑穴直上7寸，承山外下方1寸处。

【解剖】皮肤→皮下组织→小腿三头肌→蹈长屈肌。浅层布有腓肠外侧皮神经。深层有胫神经和胫后动、静脉。

【主治】

（1）中医病证：①头痛，目眩，鼻塞，鼻衄。②腹背痛，腿软无力。③痔疾。

（2）西医疾病：①眩晕，癫痫。②风湿性关节炎，膀胱炎，痔疾。

【刺灸法】 直刺 1～1.5 寸。可灸。

【临床应用】

（1）配涌泉、额厌、后顶，治颈项疼，历节汗出。

（2）配束骨、承筋，治腰痛如折。

（3）配太乙、滑肉门，治癫疾狂吐舌。

（4）配白环俞，治痔疾。

（5）配太溪，治头痛，目眩，鼻衄。

【现代研究】 针刺治疗小儿脱肛：飞扬穴直刺行捻转补法，长强穴针尖向上与骶骨平行刺入 1.5cm，捻转补法，不留针。艾条灸飞扬、百会、大肠俞、足三里 5～10 分钟。每日针 1 次灸 2 次，10 天为 1 个疗程。治疗 15 例，全部获效。

——金孟梓 . 飞扬穴为主治疗小儿脱肛 15 例 . 浙江中医学院学报，1994，18（2）：51.

8. 大钟（KI 4）足少阴经之络穴

【定位】 在足内侧，内踝后下方，当跟腱附着部的内侧前方凹陷处。

【解剖】 皮肤→皮下组织→跖肌腱和跟腱的前方→跟骨。浅层布有隐神经的小腿内侧皮支大隐静脉的属支。深层有胫后动脉的内踝支和跟支构成的动脉网。

【主治】

（1）中医病证：①癃闭，遗尿，月经不调，便秘。②咯血，气喘。③痴呆，不寐，嗜卧。④足跟痛。

（2）西医疾病：①尿潴留，尿路感染，淋病。②癔症，失眠，精神病。③支气管哮喘，咯血，咽痛，口腔炎，食管狭窄，便秘，子宫痉挛，疟疾等。

【刺灸法】 直刺 0.3～0.5 寸。

【临床应用】

（1）配然谷、心俞，治咳血。

（2）配中极、三阴交，治遗尿，尿闭。

（3）配八风，治足趾部疼痛。

【现代研究】针刺通里、大钟穴治疗小儿遗尿：取通里、大钟为主穴，常规消毒，用1寸毫针刺入5分左右深，在得气的基础上，轻微地捻转或是提插5秒左右，即可留针15～30分钟，中间行针1次，加取关元、中极、归来、三阴交等穴，针刺的深度视患儿的年龄及胖瘦而定，小腹部的穴可加灸，10次为1个疗程，一般治疗1～3个疗程。有效率93%。

——谭玉华. 针刺通里、大钟穴治疗小儿遗尿30例. 中国中医药科技，2003，10（5）：300.

9. 内关（PC 6）手厥阴之络穴，八脉交会穴，通阴维脉

【定位】在前臂掌侧，当曲泽与大陵的连线上，腕横纹上2寸。掌长肌腱与桡侧腕屈肌腱之间。

【解剖】皮肤→皮下组织→桡侧腕屈肌腱与掌长肌腱之间→指浅屈肌→指深屈肌→旋前方肌。浅层分布着前臂内侧皮神经，前臂外侧皮神经的分支和前臂正中静脉。深层在指浅屈肌、拇长屈肌和指深屈肌三者之间有正中神经伴行动、静脉。在前臂骨间膜的前方有骨间前动、静脉和骨间前神经。

【主治】

（1）中医病证：①心痛，心悸，胸闷。②眩晕，癫病，不寐，偏头痛。③胃痛，呕吐，呃逆。④臂肘挛痛。

（2）西医疾病：①风湿性心脏病，心绞痛，心肌炎，心内、外膜炎，心动过速，心动过缓，心律不齐，无脉症，高血压，脉管炎，脑血管病后遗症。②胃炎，胃痉挛，肠炎，痢疾，膈肌痉挛，急性胆道疾患。③癫痫，癔症，失眠，血管性头痛，多发性神经炎。④支气管哮喘，咽喉炎，甲状腺功能亢进，疟疾，各种手术疼痛。

【刺灸法】直刺0.5～1.0寸。

【临床应用】

（1）内关穴是手厥阴心包经的络穴，为临床治疗心脏疾患最常用的腧穴，如心痛、心悸、心肌炎、心绞痛、心律不齐、心动过速等疾患。

（2）内关穴又是八脉交会穴，通于阴维脉，阴维脉可用于治疗除心脏疾患之外的胸、胃疾病，如胸闷、胸痛、胃痛、呕吐、呃逆等。

（3）内关穴还可治疗抑郁症等神志病，如失眠、偏头痛、癫痫、癔症等，还可醒神开窍，作为昏迷时的急救穴。

【现代研究】

（1）电针内关穴可以防治胃镜检查引起的不良反应：胃肠疾病中应用纤维胃镜的范围越来越广泛，但胃镜检查的不良反应较多，在纤维胃镜检查时，由于机械刺激，使患者感觉胃部胀痛、恶心、呕吐、胆汁反流。在胃镜直接观察下可见食管、贲门、幽门持续痉挛、紧闭不开放和胃镜插管受阻，并且在检查后还有腹痛不适等症状。针刺内关穴亦可缓解胃镜检查引起的不良反应（前面我们介绍过针刺足三里穴可以缓解胃镜检查引起的不良反应）。

取穴：双侧内关穴。

用具：0.30 mm×40 mm 毫针，韩氏穴位神经刺激仪（型号 LH202H）。

操作：在胃镜检查前 3～5 分钟，取双侧内关穴，用 75% 酒精棉球常规消毒，直刺约 1.5 寸，提插数次（如出现触电感，说明刺激到神经干，需退针到皮下调节进针方向重新进针），然后接韩氏穴位神经刺激仪，选用连续波，频率 100Hz，强度以患者能耐受为度，2～5 分钟后即可行胃镜检查。留针至胃镜检查结束后出针，用棉签按压针孔约半分钟。

结果：电针内关穴对减轻胃镜检查引起的呕吐、咽部不适等主要不良反应，有明显防治作用。

电针内关干预胃镜检查的不良反应，是安全有效、简便实用、花费低廉的方法，提高了胃镜检查使用率。

——刘志顺.电针内关穴防治胃镜检查不良反应的疗效和安全性评价.北京中医，2007，26（1）：18～21.

（2）电针内关穴可以治疗心脏过早搏动：心脏过早搏动亦称期前收

缩、期外收缩，简称早搏，是指异位起搏点发出提早冲动所引起的心脏搏动。按异位起搏点的位置不同可分为窦性、房性、房室交接处性和室性四种。

早搏是常见的心律失常，见于各种器质性心脏病患者和部分正常人。

取穴：双侧内关穴。

用具：0.30 mm×40 mm 毫针，韩氏穴位神经刺激仪（型号 LH202H）。

操作：患者取仰卧位，用 75% 酒精棉球常规消毒，直刺进针 15～25 mm，小幅度提插捻转得气后，接韩氏穴位神经刺激仪，选择疏密波，频率 2/100 Hz，刺激强度以患者能够耐受为度，电流强度为 1～2 mA，留针 20 分钟，每日 1 次，连续针刺 10 次为 1 个疗程，共治 1 个疗程。

结果：电针内关穴对治疗心脏过早搏动有确切疗效。

作用机制：内关穴与心脏相关形态学上的联系以神经节段的同一性为基础。针刺刺激通过正中神经，冲动一支经过脊神经节（第 6 颈神经节至第 1 胸神经节（C6～T1））沿内脏支传至心脏，通过神经体液对心脏进行调节，另一支经胸髓背角 T1～4 与心律失常的信息整合，上传至中枢神经系统，各级中枢参与心血管活动的调控，通过改变交感神经及副交感神经的紧张性而调整心脏活动，从而抑制心律失常。

——于慧娟. 内关穴治疗心脏过早搏动的特异性临床研究. 上海针灸杂志，2014，33（2）121～123.

（3）内关穴埋针对心肌组织的保护作用：贵阳中医学院崔瑾教授研究团队将 32 只小型猪随机分为假手术组、模型组、内关组和膈俞组，采用左冠状动脉前降支结扎建立心肌缺血模型，内关组和膈俞组分别进行内关、膈俞穴埋针治疗，用 real-time PCR 和 Western blot 方法检测 TGF-β3 mRNA 和蛋白表达水平。结果：假手术组有少量 TGF-β3 mRNA 和蛋白表达，模型组 TGF-β3 mRNA 和蛋白表达量比假手术组升高（$P < 0.05$），内关及膈俞穴位埋针治疗可上调 TGF-β3mRNA 和蛋白表达量，与模型组比较差异有统计学意义（$P < 0.01$），且在上调 TGF-β3 mRNA 和蛋白表达量方面内关优于膈俞（$P < 0.05$）。结论：

内关穴位埋针可能通过上调 TGF-β3 mRNA 和蛋白表达，刺激内皮细胞增殖，促进侧支循环建立，增加缺血心肌血流，实现对心肌组织的保护作用。

——杨孝芳，崔瑾，刘小雨，等."内关"穴埋针对心肌缺血小型猪心肌组织转化生长因子-β3 mRNA 和蛋白表达的影响.针刺研究，2010，35（4）：267.

（4）电针"内关"穴可上调心肌内源性保护物质的水平，降低 Ca^{2+} 超载：湖南中医药大学严洁教授研究团队将 50 只 Wistar 雄性大鼠随机分为假手术组、缺血再灌注模型组、电针内关组、电针列缺组、电针合谷组。采用冠脉结扎法建立心肌缺血再灌注模型，各电针组于冠脉结扎前后各电针 20 分钟。硝酸还原酶比色法检测各组心肌组织 NO、NOS 的含量，在 Fluo-3/ AM 染色后于激光共聚焦显微镜下检测心肌细胞内 Ca^{2+} 荧光强度。结果：与假手术组比较，模型组心肌组织 NOS 含量明显降低（$P < 0.05$），心肌细胞内 Ca^{2+} 荧光强度明显升高（$P < 0.01$）；电针内关穴组与模型组比较，心肌组织 NO、NOS 含量明显升高（$P < 0.05$），心肌细胞内 Ca^{2+} 荧光强度明显降低（$P < 0.01$）；电针肺经"列缺"穴及电针大肠经"合谷"穴与模型组比较，各指标的差异无统计学意义（$P > 0.05$）。

——王超，田岳凤，周丹，等.电针"内关"穴对心肌缺血再灌注大鼠心肌组织一氧化氮、一氧化氮合酶和细胞内钙的影响.针刺研究，2010，（2）：113

10. 外关（TE 5）手少阳经之络穴，八脉交会穴，通阳维脉

【定位】在前臂背侧，当阳池与肘尖的连线上，腕背横纹上 2 寸，尺骨与桡骨之间。见图 2-14。

【解剖】皮肤→皮下组织→小指伸肌和指伸肌→拇长伸肌和食指伸肌。浅层布有前臂后皮神经，头静脉和贵要静脉的属支。深层

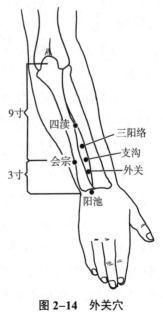

图 2-14　外关穴

有骨间后动、静脉和骨间后神经。

【主治】

（1）中医病证：①热病，头痛，不寐，目赤肿痛，耳鸣，耳聋。②胸胁痛。③落枕，上肢痿痹。

（2）西医疾病：①上呼吸道感染，肺炎。②腕关节炎，肘关节炎，急性腰扭伤，颞颌关节功能紊乱。③偏头痛，失眠，桡神经麻痹，脑血管病后遗症。④高血压，遗尿，耳鸣，耳聋。

【刺灸法】 直刺 0.5 ～ 1.0 寸。

【临床应用】

（1）外关穴是手少阳三焦经之络穴，八脉交会穴之一，通于阳维。外关穴是治疗感冒的常用穴之一。此外，感冒引起的发热，以及高血压病、脑血管病后遗症、偏头痛、内耳性眩晕等均可用之。

（2）外关穴还可用于治疗头面五官科疾病，如结膜炎、神经性耳聋、创伤性耳聋、鼻出血、牙痛等症。

（3）外关穴还可治疗运动系统疾病，如桡神经麻痹、肱骨外上髁炎、上肢关节炎、坐骨神经痛、急性腰扭伤、急性踝关节扭伤、落枕、颞颌关节功能紊乱。

（4）外关穴还可治疗消化系统疾病，如腹痛、胆囊炎、阑尾炎、便秘、霍乱。

（5）外关穴应用非常广泛，还可用于治疗无汗症、失眠、遗尿等症。

（6）按摩外关穴可以治疗踝关节扭伤。踝关节扭伤为临床常见病，多由于足部突然过度的内翻或外翻所致，任何年龄均可发生。扭伤后踝关节周围常有肿胀、压痛及瘀血。

操作：伸臂俯掌，在同侧腕背横纹上 2 寸、桡骨与尺骨之间取穴。施术者以拇指螺纹面按于穴位上揉动，施以中度压力，每次 10 分钟。术中患者如感踝关节疼痛处有温热感或疼痛加重感属正常现象。施术时可令患者活动患侧肢体（由轻到重），疼痛可减轻。施术结束后可用正红花油涂于踝关节痛处及穴位局部。多数患者踝关节局部疼痛于术后即可基本缓解，肌肉保护性收缩消除，关节活动功能恢复，甚至能进行奔跑弹跳动作，少数患者经 2～4 次治疗后，亦可痊愈。

按：急性踝关节扭伤后 24 小时内损伤局部的血管血栓尚未完全稳定，如直接在损伤的局部推拿按摩，可导致伤处再出血，有加重局部损伤之虑。而采用远隔部位进行推拿按摩可避免这一副作用。外关穴有统调全身气血，通经活络，理气止痛之效。按揉外关穴，能疏通少阳经气，并通过阳维脉直达足踝部，起到舒筋活络止痛的作用。

【现代研究】麦粒灸外关穴有治疗感冒的作用。感冒又称伤风、冒风，是风邪侵袭人体所致的常见外感疾病。临床表现以鼻塞、咳嗽、头痛、恶寒发热、全身不适为其特征。全年均可发病，尤以春季多见。西医学认为，当人体受凉、淋雨、过度疲劳等诱发因素导致全身或呼吸道局部防御功能降低时，则原已存在于呼吸道的或从外界侵入的病毒、细菌可迅速繁殖，引起本病，以鼻咽部炎症为主要表现。引起普通感冒的主要为鼻病毒。中医认为，西医学中上呼吸道感染属中医感冒范畴。由于感邪之不同、体质强弱不一，证候可表现为风寒、风热两大类，并有夹湿、夹暑的兼证，以及体虚感冒的差别。如果病情较重，在一个时期内广泛流行，称为"时行感冒"。

适应证：凡感冒初起，出现发热恶寒、鼻塞流涕、喷嚏咳嗽、全身不适，或平素经常感冒之虚人，或治疗时有任何感冒症状的健康人，能忍受艾火灼痛的男女老幼均适宜。

取穴：任意一侧外关穴。

用具：选用优质细艾绒。治疗时搓制成麦粒大小的艾炷以备用；另备创可贴及干净的瓶盖。

操作：患者取坐位，将一侧手平放于桌上，手心向下。施术者以点灸笔点取外关穴，然后做局部消毒处理，在外关穴上涂以经消毒的凡士林膏。用镊子将搓制好的小艾炷粘在外关穴并点燃，当艾炷燃至患者出现灼痛时，施术者以指轻叩穴位四周皮肤，转移患者注意力，以减轻疼痛，待艾炷将燃尽时，用干净之瓶盖将艾火压灭。稍待片刻后，去净艾灰，用同法施灸第 2 壮，第 3 壮……以灸穴处皮肤潮红，轻 I 度烧伤为度，最后一壮保留艾灰，然后用创可贴外敷灸处。第 2 天灸处皮肤出现水泡者为佳，水泡大者可用毫针透刺放净，再以创可贴外敷。1 周左右灸处结痂脱落，不留瘢痕。

治疗期间，患者饮食宜清淡，忌食辛辣、肥腻、生冷、鱼腥、烟、酒等，适量饮水，无须服用任何药物，保持施灸处干燥，防止弄破水泡而引起感染。

结果：麦粒灸外关穴对于治疗感冒初起者疗效显著。麦粒灸外关穴24小时内恶寒发热、鼻塞流涕、喷嚏咳嗽、全身不适等症状均消失。

作用机制：麦粒灸外关穴可增强人体免疫力，预防感冒。

——胡志平.麦粒灸外关治疗感冒120例.中国针灸，1999，（10）：612～613.

11. 光明（GB 37）足少阳经之络穴

【定位】在小腿外侧，当外踝尖上5寸，腓骨前缘（图2-15）。

【解剖】皮肤→皮下组织→腓骨短肌→前肌间隔→趾长伸肌→拇长伸肌→小腿骨间膜→胫骨后肌。浅层有腓浅神经和腓肠外侧皮神经，深层有腓深神经和胫前动、静脉。

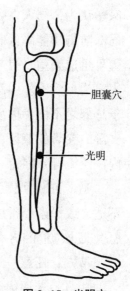

图2-15 光明穴

【主治】

（1）中医病证：①目痛，夜盲症，目视不明。②乳房胀痛，乳汁少。

（2）西医疾病：①睑缘炎，屈光不正，夜盲症，视神经萎缩。②偏头痛，精神病。③膝关节炎，腰扭伤。

【刺灸法】直刺1.0～1.5寸。

【临床应用】

（1）配睛明、地五会、风池、瞳子髎、承泣、合谷，治目痛。

（2）配环跳、风市、阳陵泉、昆仑，治下肢痿痹。

（3）配太冲，治头痛、颊肿、胁肋疼痛。

【现代研究】光明穴与中枢神经效应：采用2T全身成像系统观察针刺光明穴对中枢神经的效应。结果表明，针刺对单侧和双侧光明、太冲穴的刺激均能改善中枢神经的相关区域的血氧饱和水平，这进一步说明针刺不仅刺激了视觉皮层，同时也刺激了其他区域，诸如岛叶、颞叶、上丘、枕中回等，从而引起视觉反应、躯体运动和听觉刺激。

——胡卡明，王承平，J. 海宁. 光明、太冲穴与中枢神经相关效应的观察. 中国针灸，2005，25（12）：860～862.

12. 蠡沟（LR 5）足厥阴经之络穴

【定位】在小腿内侧，当足内踝尖上5寸，胫骨内侧面的中央。

【解剖】皮肤→皮下组织→胫骨骨面。浅层布有隐神经的小腿内侧皮支和大隐静脉。

【主治】

（1）中医病证：①睾丸肿痛，阳强挺长，外阴瘙痒，小便不利，遗精，阳痿，遗尿，月经不调，带下。②足胫疼痛。

（2）西医疾病：①膀胱炎，尿道炎，睾丸炎，阴囊湿疹，遗精，阳痿，性功能亢进，尿潴留。②子宫内膜炎，功能性子宫出血，宫颈糜烂。③精神病，脊髓炎。④心动过速。

【刺灸法】平刺0.5～0.8寸。

【临床应用】

（1）配曲泉、太冲，治睾丸痛。

（2）配太冲、气海，治疝气及睾丸肿痛。

（3）配百会、关元，悬灸或隔附子灸，治子宫脱垂。

【现代研究】针刺蠡沟治疗落枕、颈椎病：取蠡沟穴。端坐凳上，保持凳与双膝同高，用28～30号1.5寸毫针沿胫后缘局部按压敏感处，直刺0.5～1寸；针患病的对侧，如双侧病重，针双侧；施捻转补法，或平补平泻法。留针30分钟，中间行针1次。当针刺得气后，保持原坐位，即活动颈部、肩部或肩胛部，做前屈、后仰、侧屈，旋转活动头颈部；向前、后、外侧及旋转活动肩及肩胛部；一般宜向痛感较甚的方向活动，运动幅度要先慢后快，先小幅度再大幅度。患者应有越做越放松的感觉。留针期间保持活动25分钟以上。每天1次，落枕者一般治疗1～3次，总有效率100%，颈椎病者10次为1个疗程，有效率96.9%。

——罗本华. 针刺蠡沟穴运动疗法治疗落枕48例，四川中医，

2008，26（2）：117～118.

13. 鸠尾（CV 15）任脉之络穴，膏之原穴

【定位】在上腹部，前正中线上，当胸剑结合部下1寸。

【解剖】皮肤→皮下组织→腹白线→腹横筋腹→腹膜外脂肪→壁腹膜。浅层主要布有第7胸神经前支的前皮支。深层主要有第7胸神经前支的分支。

【主治】

（1）中医病证：①胸闷，心悸，心痛。②噎膈，呕吐，腹胀。③癫狂痫。

（2）西医疾病：①支气管扩张，肺气肿，咽炎，扁桃体炎，喉炎。②急性胃炎，胃溃疡，膈肌痉挛。③肋间神经痛，癫痫，癔症，精神分裂症。④心绞痛。

【刺灸法】直刺0.3～0.6寸，或向下斜刺；可灸。

【临床应用】

（1）配涌泉，治癫痫，呕痰沫。

（2）配中脘、少商，治食痫，胃脘胀满，不得眠。

（3）配脐中，治短气、心虚。

【现代研究】深刺鸠尾穴治疗癫痫：患者仰卧，穴位局部消毒后，嘱患者双臂上举或双手抱头以膈肌上抬。用26号毫针，在患者深吸气后进针，针尖微向下斜刺或直刺2～3寸，进针后略微转动针体。此时患者可感到局部胀闷，并向上下扩散。禁止大幅度捻转和提插。可缓解患者头晕、失眠、烦躁不安等症状并减少癫痫发作次数。

——王天才，任建梅，季雪风.深刺鸠尾穴治疗癫痫.中国民间疗法，2003，11（10）：11～12.

14. 长强（GV 1）督脉之络穴，督脉、足少阳、足少阴经之交会穴

【定位】在尾骨端下，当尾骨端与肛门连线的中点处。胸膝位或侧卧取之。

【解剖】皮肤→皮下组织→肛尾韧带。浅层主要布有尾神经的后支。深层有阴部神经的分支，肛神经，阴部内动、静脉的分支或属支，肛动、静脉。

【主治】

（1）中医病证：①痔疾，脱肛，泄泻，遗尿，便秘，遗精，阳痿。②癫狂痫，瘛疭。③腰痛，尾骶骨痛。

（2）西医疾病：①慢性肠炎，痢疾，便秘，痔，脱肛。②癫痫，精神分裂症。③遗尿，尿潴留，男性阴囊湿疹、遗精、阳痿，女性外阴瘙痒。④腰痛，骶尾部疼痛，小肠疝气。

【刺灸法】斜刺，针尖向上与骶骨平行刺入 0.5～1.0 寸，不得刺穿直肠，以防感染；慎灸。

【临床应用】

（1）配承山，治痔疾，便结。

（2）配小肠俞，治大小便难，淋证。

（3）配身柱，治脊背疼痛。

（4）配百会，治脱肛，头昏。

【现代研究】长强穴埋线治疗肛门神经官能症：用 10 号注射器，9 号针头抽取 2% 利多卡因 5mL，庆大霉素 8 万 U，取长约 1cm 的羊肠线放入针头前端。患者取侧卧位，肛门皮肤常规消毒，术者左手戴一次性手套。食指蘸取少许碘伏，插入肛门作引导，右手持针自尾骨尖方向缓慢推进 2～3cm，待患者自觉有酸麻胀重等得气感觉，回抽无回血时，推注药物，出针后用棉球按压针孔片刻，外敷创可贴，分别于第 1、7、14 天连续治疗 3 次，治疗 60 例，总有效率 75%。

——刘江涛.长强穴埋线加神经代谢合剂治疗肛门神经官能症 60 例.山东医药，2007，26（12）：89～90.

15. 大包（SP 21）脾之大络

【定位】在侧胸部，腋中线上，当第 6 肋间隙处。

【解剖】皮肤→皮下组织→前锯肌。浅层布有第 6 肋间神经外侧皮支和胸腹壁静脉的属支。深层有胸长神经的分支和胸背动、静脉的分支或属支。

【主治】

（1）中医病证：①哮喘，咳喘，胸胁胀痛。②全身疼痛，四肢无力。

（2）西医疾病：①胸膜炎。②心内膜炎，肋间神经痛，全身疼痛，无力。

【刺灸法】斜刺或平刺 0.5 ～ 0.8 寸。

【临床应用】配三阳络透郄门、阳辅、足临泣，治胸胁痛。

【现代研究】大包穴配支正治疗急性腰扭伤：令患者举臂侧卧，刺入大包穴后针稍向内斜刺 2 ～ 3 分深，支正穴刺入后针尖向上斜刺 8 ～ 9 分深，留针 30 分钟，灸 20 分钟。痊愈率 91%。

——何微．大包穴配支正穴治疗急性腰扭伤．甘肃中医学院学报，1996，13（3）：46.

四、郄　穴

1. 孔最（LU 6）手太阴经之郄穴

【定位】在前臂掌面桡侧，当尺泽与太渊连线上，腕横纹上 7 寸处（图 2-16）。

【解剖】皮肤→皮下组织→肱桡肌→桡侧腕屈肌→指浅层肌与旋前圆肌之间→拇长屈肌。浅层布有前臂外侧皮神经，头静脉等。深层有桡动、静脉，桡神经浅支等结构。

【主治】

（1）中医病证：①咯血，鼻衄，咳嗽，气喘，咽喉肿痛，热病无汗。②痔血。③肘臂挛痛。

（2）西医疾病：①肺结核咯血，咽喉炎，扁桃体炎，支气管炎，支气管哮喘。②肘关节痛，手关节痛。

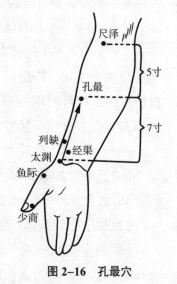

图 2-16　孔最穴

【刺灸法】直刺 0.5 ～ 1.0 寸。

【临床应用】孔最穴是戒烟的主穴之一，同时也是治疗痔疮的穴位。

（1）配鱼际穴，治疗咳血。

（2）配曲泽、肺俞，主治唾血。

（3）配肺俞、尺泽或风门，主治咳嗽、气喘。

（4）配少商，主治咽喉肿痛。

（5）配哑门，主治失音。

（6）配合谷、大椎或后溪，主治热病无汗、头痛。

【现代研究】针刺孔最穴治疗哮喘急性发作：取双侧孔最穴，用30号不锈钢毫针1～1.5寸。如治疗实喘，针尖向肘横纹方向，针身与皮肤呈75°角刺入；如治疗虚证，针尖稍向手掌方向，针身与皮肤呈75°角刺入，留针30分钟，中间每10分钟行针1次，每次3分钟左右。治疗40例，显效27例，占67.5%；好转12例，占30%；无效1例，占2.5%，总有效率为97.5%。

—— 安瑗麒.针刺孔最穴治疗哮喘急性发作的疗效观察.包头医学2006，30（1）：39.

2. 温溜（LI 7）手阳明经之郄穴

【定位】屈肘，在前臂背面桡侧，当阳溪与曲池的连线上，腕横纹上5寸。

【解剖】皮肤→皮下组织→桡侧腕长伸肌腱→桡侧腕短伸肌腱。浅层布有头静脉，前臂外侧皮神经和前臂后皮神经。深层在桡侧腕长伸肌和桡侧腕短伸肌腱之前有桡神经浅支。

【主治】

（1）中医病证：①头痛，面肿，咽喉肿痛。②肠鸣腹痛。③肩背酸痛。

（2）西医疾病：①口腔炎，舌炎，腮腺炎。②扁桃体炎，面神经麻痹，下腹壁肌肉痉挛，前臂疼痛。

【刺灸法】直刺0.5～1.0寸。

【临床应用】

（1）配足三里、上巨虚，治肠鸣腹痛、腹泻。

（2）配曲池，治咽喉肿痛。

（3）配仆参、丰隆，治癫痫。

【现代研究】治疗无先兆型血管性头痛：选取手足三阳经之双侧郄穴。单手快速进针法进针，行针得气后，除养老穴外其余穴位均接电针治疗仪，每次通电 30 分钟，每日 1 次，5 次为 1 个疗程，疗程间休息 2 日，连续治疗 4 个疗程。共治 30 例，痊愈 2 例，显效 8 例，有效 18 例，无效 2 例，总有效率为 93.33%。

——吴思平，熊家轩．电针郄穴治疗无先兆型血管性头痛 30 例疗效观察．新中医，2005，37（12）：59.

3. 梁丘（ST 34）足阳明经之郄穴

【定位】屈膝，在大腿前面，当髂前上棘与髌底外侧端的连线上，髌底上 2 寸。

【解剖】皮肤→皮下组织→股直肌腱与股外侧肌之间→股中间肌腱的外侧。浅层布有股神经的前皮支和股外侧皮神经。深层有旋股外侧动、静脉的降支和股神经的肌支。

【主治】

（1）中医病证：①急性胃痛，乳痈。②膝关节肿痛，下肢不遂。

（2）西医疾病：①胃痉挛，胃炎，腹泻。②乳腺炎，痛经。③风湿性关节炎，髌上滑囊炎，髌骨软化症，膝关节病变。

【刺灸法】直刺 1.0～1.5 寸。

【临床应用】

（1）配中脘、内关，治胃脘胀痛。

（2）配犊鼻、阳陵泉、阴陵泉、膝阳关、委中、委阳，治膝关节痛。

（3）配膝阳关、曲泉，治筋挛，膝不得屈伸。

【现代研究】针刺梁丘穴治疗胃肠痉挛：取 28 号 1.5 寸毫针，垂直刺入梁丘穴 1 寸左右，得气后，双手同时捻针，大幅度快速提插捻转泻法，连续行针 5 分钟，留针 30 分钟，必要时留针 45 分钟，每 5 分钟行针 1 次。96 例中，5 分钟内痊愈 69 例，占 72%；10 分钟内痊愈 23 例，占 24%；30 分钟内痊愈 4 例，占 4%。

——夏晓红．针刺梁丘穴治疗胃肠痉挛．中国针灸，2002，22（1）：41.

4. 地机（SP 8）足太阴经之郄穴

【定位】在小腿内侧，当内踝尖与阴陵泉的连线上，阴陵泉下 3 寸。

【解剖】皮肤→皮下组织→腓肠肌→比目鱼肌。浅层有隐神经的小腿内侧皮支和大隐静脉。深层有胫神经和胫后动、静脉。

【主治】

（1）中医病证：①腹胀，腹痛，泄泻，水肿，小便不利。②月经不调，痛经，遗精。③腰痛，下肢痿痹。

（2）西医疾病：①月经不调，痛经，功能性子宫出血，阴道炎。②腰痛，遗精，精液缺乏。③胃痉挛，乳腺炎，下肢麻痹。

本穴出现压痛揭示有胰腺疾患，与胰俞、中脘、水分互参可诊断急性胰腺炎。

【刺灸法】直刺 1.0 ～ 1.5 寸。

【临床应用】

（1）地机为足太阴脾经的郄穴，阴经郄穴多治血证，故临床常用地机穴配其他穴治疗各种血证，如功能性子宫出血、月经不调、过敏性紫癜等。

（2）此外，阴经郄穴还可用治痛证，地机穴可以通过调脾经经气，疏通气血而止痛，用于治疗痛经、腹痛、腰痛、胸胁痛等。

【现代研究】电针地机穴对原发性痛经有良好的治疗作用。

原发性痛经（primary dysmenorrhea，PD），是指月经期在生殖器官无器质性病变时出现的疼痛。致痛因素包括宫颈狭窄、子宫位置异常、缺少锻炼及对月经有忧虑心理因素。主要临床表现有：经前、经期、经后发生小腹部痉挛性疼痛，可伴有冷汗淋漓、四肢厥冷、恶心呕吐、肛门坠胀等，严重者需卧床休息，影响工作学习。原发性痛经为妇科常见病证之一，多见于未婚女子，常在分娩后自行消失，或在婚后随年龄增长逐渐消失。

取穴：双侧地机穴。

用具：0.30 mm×40 mm，韩氏穴位神经刺激仪（型号 LH202H）。

操作：用 75% 酒精棉球常规消毒，直刺 20 ～ 25mm，得气后接韩氏穴位神经刺激仪，一极接针柄，一极用自粘皮肤电极贴在穴位内侧

5cm 处，选等幅波，频率 2/100Hz，强度以患者能耐受为度，留针 30 分钟。在患者下次月经前 5 日进行针刺，每日 1 次，停经停止针刺。3 个月经周期为 1 个疗程。

结果：针刺地机穴对原发性痛经具有较好止痛作用。

作用机制：疼痛是由于子宫的收缩与缺血所致，子宫内膜合成前列腺素增多时，也能引起痛经。有研究显示，地机穴与子宫在神经解剖上存在某些联系。

——刘希茹 . 以地机为主穴针刺治疗原发性痛经 30 例 . 上海中医药杂志，2011，（9）：243.

5. 阴郄（HT 6）手少阴经之郄穴

【定位】在前臂掌侧，当尺侧腕屈肌腱的桡侧缘，腕横纹上 0.5 寸。

【解剖】皮肤→皮下组织→尺侧腕屈肌腱桡侧缘→尺神经。浅层有前臂内侧皮神经、贵要静脉属支等分布，深层有尺动、静脉。

【主治】

（1）中医病证：①心痛，惊悸。②吐血，衄血，骨蒸盗汗。③暴喑。

（2）西医疾病：①神经衰弱，癫痫。②鼻出血，急性舌骨肌麻痹。③胃出血，心绞痛，肺结核，子宫内膜炎。

【刺灸法】避开尺动、静脉，直刺 0.3～0.5 寸。

【临床应用】

（1）配曲泽、大陵，治心痛、心悸。

（2）配后溪、三阴交，治阴虚盗汗，骨蒸潮热。

（3）配中冲，治舌强，心下烦满。

【现代研究】针刺阴郄、身柱治疗癫痫。身柱向上斜刺 6 分，阴郄穴直刺 5 分，得气后留针 1 小时，每日针治 1 次，12 次为 1 个疗程。

——王锦槐 . 针刺身柱、阴郄穴治疗癫证的临床体会 . 上海中医药杂志，1995，（6）：28.

6. 养老（SI 6）手太阳经之郄穴

【定位】在前臂背面尺侧，当尺骨小头近端桡侧凹陷中。

【解剖】皮肤→皮下组织→尺侧腕伸肌腱。浅层布有前臂内侧皮神经，前臂后皮神经，尺神经手背支和贵要静脉属支。深层有腕背动、静脉网。

【主治】

（1）中医病证：①目视不明，头痛，面痛。②肩、背、肘、臂酸痛，急性腰痛，落枕，肩背肘臂痛，项强。

（2）西医疾病：①急性腰扭伤，脑血管病后遗症。②远视眼，耳聋，近视。

【刺灸法】以掌心向胸姿势，直刺 0.5～0.8 寸。

【临床应用】

（1）配肩髃、肩贞，治肩背肘疼痛

（2）配外关、阳池，治腕下垂及腕关节疼痛。

（3）配合谷、曲差、天柱，治目视不明。

（4）配腰眼、委中，治腰痛。

【现代研究】针刺治疗痛证：取健侧养老穴，毫针向肘关节方向刺入 1～1.5 寸，行捻转提插泻法 1～2 分钟，使针感向肩、颈、腰部放散，留针 20 分钟，令患者活动疼痛部位。本法可用于治疗肩周炎，腰扭伤及落枕等。

7. 金门（BL 63）足太阳经之郄穴

【定位】在足外侧，当外踝前缘直下，第 5 跖骨粗隆后方，骰骨下缘凹陷中。

【解剖】皮肤→皮下组织→腓骨长肌腱及小趾展肌。布有足背外侧皮神经，足外侧缘静脉（小隐静脉）。

【主治】

（1）中医病证：①头痛，癫病，小儿惊风。②腰痛，下肢痹痛，外踝肿痛。

（2）西医疾病：①足底痛，踝扭伤，膝关节炎。②癫痫，头痛。③疝气。

【刺灸法】直刺 0.3～0.5 寸。

【临床应用】

（1）配仆参、承山、承筋，治霍乱转筋。

（2）配水沟、仆参、中冲，治癫痫、惊风。

（3）配足临泣，治耳聋。

（4）配手三里、申脉，治头风、目眩、项强。

【现代研究】针刺金门穴治疗急、慢性腰痛：寻腰痛最明显的部位后进针，施以提插泻法，再刺金门穴，施提插泻法3分钟后留针，嘱患者做腰部运动。400例中，治愈21例，显效119例，好转33例。

——王海荣，韩汝训.针刺金门穴治疗急、慢性腰痛400例.中国中医急症，2004，13（9）：595.

8. 水泉（KI 5）足少阴经之郄穴

【定位】在足内侧，内踝后下方，当太溪直下1寸（指寸），跟骨结节的内侧凹陷处。

【解剖】皮肤→皮下组织→跟骨内侧面。浅层布有隐神经的小腿内侧皮支和大隐静脉的属支。深层有胫后动、静脉，足底内、外侧神经和跟内侧支（均是胫神经的分支）。

【主治】

（1）中医病证：①月经不调，痛经，闭经，阴挺。②小便不利。

（2）西医疾病：①痛经，闭经，子宫脱垂，不孕症。②近视，膀胱痉挛等。

【刺灸法】直刺0.3～0.5寸。

【临床应用】

（1）配承山、昆仑，治足跟痛

（2）配气海、三阴交，治月经不调、痛经。

【现代研究】

（1）穴位注射治疗骨刺性跟痛症：用利多卡因30mg、泼尼松龙12.5mg，维生素 B_1 1mg混合液于水泉穴注射。注射完毕后，用拇指按揉跟骨结节处，并弹拨跖腱膜附着点的前部30～60次。每周1次，3～4次为1个疗程，总有效率93.8%。

——范晓琳.水泉穴位注射治疗骨刺性跟痛症32例.针灸临床杂志，2006，22（7）：29.

（2）针刺水泉对高血压大鼠的作用：治疗时大鼠用乙醚轻度麻醉，

针刺双侧水泉穴，20 分钟 / 次，1 次 / 日，疗程为 15 天。结果显示，针刺水泉穴可以降低高血压大鼠的血压及血管紧张素的含量，进而达到降压的作用。

——纪中，马萍.针刺水泉穴对高血压大鼠血管紧张素 Ⅱ 的影响.浙江中医学院学报，2004，28（6）：5.

9. 郄门（PC 4）手厥阴经之郄穴

【定位】在前臂掌侧，当曲泽与大陵的连线上，腕横纹上 5 寸。掌长肌腱与桡侧腕屈肌腱之间。（见图 2-17）

【解剖】皮肤→皮下组织→桡侧腕屈肌腱与掌长肌腱之间→指浅屈肌→指深屈肌→前臂骨间膜。浅层分布有前臂外侧皮神经、前臂内侧皮神经分支和前臂正中静脉。深层有正中神经。正中神经伴行动、静脉，骨间前动脉、神经等结构。

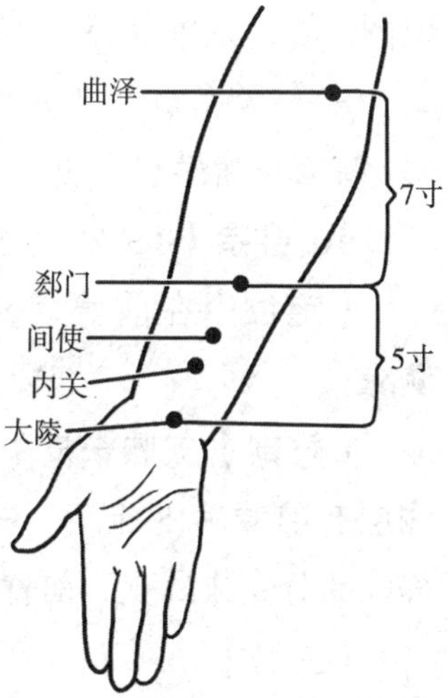

图 2-17　郄门穴

【主治】

（1）中医病证：①心痛，心悸，疔疮，癫病。②呕血，咯血。

（2）西医疾病：①风湿性心脏病，心肌炎，心绞痛。②癔症，精神病。③乳腺炎，胸膜炎，膈肌痉挛，胃出血，鼻出血。

【刺灸法】直刺 0.5 ～ 1.0 寸。

【临床应用】

（1）配大陵、曲泽、内关，治心胸痛。

（2）配尺泽、肺俞，治咳血。

（3）配心俞、神门，治心悸，心绞痛。

（4）配膈俞，治胸痛，膈肌痉挛。

（5）配大陵，治呕血，咳血。

【现代研究】

（1）针刺郄门对心脏早搏的影响：针刺郄门穴，对器质性心脏病尤其是以冠心病所引起的过早搏动有较显著的疗效。认为针刺郄门穴后，

下篇　特定穴临床应用

传入的冲动经同节段中枢的整合，通过支配心脏的传出神经，影响心肌细胞的电活动和收缩功能。

——乔进.针刺郄门穴对心脏早搏的疗效观察.黑龙江中医药，1995，（4）：44.

（2）针刺郄门穴治疗慢性冠状动脉供血不足：采用中等刺激强度针刺双侧郄门穴，留针30分钟，其间每5分钟行针1次，针后即刻做心电图检查。观察86例，总有效率81.4%。

——殷克敬，贾成文.针刺郄门穴对慢性冠脉供血不足的疗效观察.陕西中医学院学报，1990，13（2）：封一.

10. 会宗（TE 7）手少阳经之郄穴

【定位】在前臂背侧，当腕背横纹上3寸，支沟尺侧，尺骨的桡侧缘。

【解剖】皮肤→皮下组织→尺侧腕伸肌→食指伸肌→前臂骨间膜。浅层有前臂后皮神经，贵要静脉的属支等结构。深层有前臂骨间后动、静脉的分支或属支，前臂骨间后神经的分支。

【主治】

（1）中医病证：①耳鸣，耳聋。②癫病。③上肢痹痛。

（2）西医疾病：耳聋，癫痫，肘臂疼痛。

【刺灸法】直刺0.5～1.0寸。

【临床应用】

（1）配曲池、合谷、臂臑，治上肢疼痛，瘫痪。

（2）配耳门、翳风、听会，治耳鸣，耳聋。

（3）配百会、四神聪、大椎，治小儿癫痫。

【现代研究】会宗穴是手少阳三焦经的郄穴，根据"经络所过，主治所及"的治疗原理；齐刺则是直接疏通经络的刺法，《灵枢·官针》曰："四曰齐刺，齐刺者，直入一，傍入二，以治寒气小深者；或曰三刺，三刺者，治痹气小深者也。"由此可见，会宗配痛点齐刺治疗普通型偏头痛，既能针对偏头痛的发病机制，也充分体现了针刺选穴及刺法的治疗原理。

——李保吉.会宗穴配痛点齐刺治疗普通型偏头痛30例.中国中医

药科技，2013，20（2）：212.

11. 外丘（GB 36）足少阳经之郄穴

【定位】在小腿外侧，当外踝尖上7寸，腓骨前缘，平阳交。

【解剖】皮肤→皮下组织→腓骨长、短肌→前肌间隔→趾长伸肌→腓长伸肌。浅层分布有腓肠外侧皮神经。深层有腓浅神经，腓深神经和胫前动、静脉。

【主治】

（1）中医病证：①胸胁胀满。②颈项强痛，下肢痿痹。③癫狂。④狂犬伤毒不出。

（2）西医疾病：①腓神经痛，下肢麻痹，癫痫。②踝关节周围软组织疾病。

【刺灸法】直刺1.0～1.5寸。

【临床应用】

（1）配太冲、肝俞、支沟、阳陵泉、胆俞，治胸胁痛。

（2）配风池、风门、肩井、后溪，治颈项强痛。

（3）配阳陵泉、悬钟、环跳、风市，治下肢痿痹。

【现代研究】治疗中风偏瘫：应用提插捻转手法于孔最、中都、外丘穴，同时针刺患侧手足六针，并与郄穴交替使用，12天为1个疗程。治疗总有效率96%。外丘是郄穴，是该经脉在循环中逢到肌肉、筋脉、簿结的狭小的孔隙之处，有必须走的狭窄的路或接连的意思。可降逆，并有疏通畅达经气的作用，可养血柔筋祛邪散风。

——李英男，李晓三.郄穴配手足六针治疗中风偏瘫25例临床观察.1991，13（4）：20.

12. 中都（LR 6）足厥阴经之郄穴

【定位】在小腿内侧，当足内踝尖上7寸，胫骨内侧面的中央。

【解剖】皮肤→皮下组织→胫骨骨面。布有隐神经的小腿内侧皮支，大隐静脉。

【主治】

（1）中医病证：①疝气，崩漏，月经不调，恶露不尽。②腹痛，泄泻。③胁痛，下肢痿痹。

（2）西医疾病：①急性肝炎，肠炎。②功能性子宫出血，盆腔炎。③下肢麻痹疼痛，膝关节炎。④喉炎。

【刺灸法】平刺 0.5～0.8 寸。

【临床应用】

（1）配曲泉、太冲，治睾丸痛。

（2）配三阴交、阴陵泉，治胫寒痹痛。

（3）配归来、太冲，治疝气。

【现代研究】中都穴 MRI 研究：针刺中都穴，运用"平补平泻"手法以 1Hz 的频率顺时针和逆时针捻转。采用磁共振成像观察，发现针刺中都穴时激活了大脑对侧额内侧、对侧中央后回、小脑、额上回、同侧前扣带回、同侧枕叶、对侧顶叶和对侧上回。表明针刺中都穴激活了视区、小脑、边缘系统和皮下灰质结构，这些脑区有可能是中都穴的特异性区。

——鲁娜，赵箭光，单保慈. 针刺中都穴的 MRI 研究. 中国医学影像技术，2008，24（增刊）：46～48.

13. 交信（KI 8）阴跷脉之郄穴

【定位】在小腿内侧，当太溪直上 2 寸，复溜前 0.5 寸，胫骨内侧缘的后方。

【解剖】皮肤→皮下组织→趾长屈肌→胫骨后肌后方→长屈肌。浅层布有隐神经的小腿内侧皮支，大隐静脉的属支。深层有胫神经和胫后动、静脉。

【主治】

（1）中医病证：①月经不调，崩漏，阴挺。②泄泻，便秘。

（2）西医疾病：①功能性子宫出血，阴道炎。②痢疾，便秘。③尿潴留，淋病，睾丸炎。④腹膜炎，脊髓炎，腰、股、下肢内侧麻痛等。

【刺灸法】直刺 1.0～1.5 寸。

【临床应用】

（1）配三阴交、阴陵泉、血海，治崩漏。

（2）配百会、关元、子宫，治子宫脱垂。

（3）配水道、地机，治月经不调、赤白带下。

【现代研究】治疗急性盆腔炎：有研究组采用单手快速进针法，针刺下髎与交信，共四穴，直刺 0.5～0.8 寸，使其有得气感，强弱以患者耐受为度，留针 30 分钟，每 5 分钟运针 3 分钟，施以平补平泻之法。其中下髎穴的毫针必须刺入其髎孔而得气。每天治疗 1 次，7 次为 1 个疗程。结果发现针刺交信穴对治疗急性盆腔炎疼痛方面有较好的疗效。

——陈榛娴.针刺下髎与交信穴治疗急性盆腔炎疼痛的临床观察.广州中医药大学硕士论文，2015.

14. 跗阳（BL 59）阳跷脉之郄穴

【定位】在小腿后面，外踝后，昆仑穴直上 3 寸。

【解剖】皮肤→皮下组织→腓骨短肌→拇长屈肌。浅层布有腓肠神经和小隐静脉。深层有胫神经的分支和胫后动、静脉的肌支。

【主治】

（1）中医病证：①头痛，头重。②腰腿痛，下肢痿痹，外踝肿痛。

（2）西医疾病：①腓肠肌痉挛，急性腰扭伤，下肢瘫痪。②面神经麻痹，三叉神经痛，头痛。

【刺灸法】直刺 0.8～1.2 寸。

【临床应用】

（1）配天井，治瘰疬。

（2）配环跳、委中，治下肢痿痹。

【现代研究】

（1）针刺治疗股外侧皮神经炎：毫针直刺跗阳穴 0.5～1 寸，中等刺激至得气感出现留针 15 分钟，隔日针 1 次，10 次为 1 个疗程。治疗 60 例，总有效率 93.3%。

——施文凯.跗阳穴为主针刺治疗股外侧皮神经炎 60 例，针刺研究，1998，23（3）：215

（2）指揉跗阳穴治疗急性腰肌扭伤：轻揉双侧跗阳穴 3～5 分钟。再揉腰患处 1～2 分钟。每天 1 次，每次 20 分钟，3 次 1 个疗程。治疗 50 例，治愈 40 例，好转 10 例。

——王道全，王绍辉.指揉跗阳穴治疗急性腰肌扭伤 50 例.中国中医急症，2000，9（3）：135.

15. 筑宾（KI 9）阴维脉之郄穴

【定位】在小腿内侧，当太溪与阴谷的连线上，太溪上 5 寸，腓肠肌肌腹的内下方。

【解剖】皮肤→皮下组织→小腿三头肌。浅层布有隐神经的小腿内侧皮支和浅静脉。深层有胫神经和胫后动、静脉。

【主治】

（1）中医病证：①癫狂，呕吐。②不寐，疝气。③小腿疼痛。

（2）西医疾病：①癫痫，精神病，失眠。②肾炎，膀胱炎，睾丸炎。③神经性呕吐，腓肠肌痉挛等。

【刺灸法】直刺 1.0～1.5 寸。

【临床应用】

（1）配水沟、百会，主治癫狂、痫证。

（2）配肾俞、膀胱俞、三阴交，治尿赤、尿痛。

（3）配少海，治呕吐涎沫。

【现代研究】针刺筑宾等治疗慢性盆腔炎：取穴Ⅰ组：中极、归来、子宫、三阴交、筑宾、气海；Ⅱ组：肾俞、命门、关元俞、次髎、中髎。患者排尿后取仰卧位、俯卧位。选定穴位，常规皮肤消毒，腹部穴位用 1.5 寸毫针刺入，得气后，每穴予以艾条 1 节温针灸，再将 TDP 神灯照射在针刺部位。每日 1 次，10 次为 1 个疗程。一般只取Ⅰ组穴，若伴腰低部症状者 2 组穴位均取。总有效率 96.4%。

——王干 . 针灸为主治疗慢性盆腔炎 5 例 . 陕西中医，2003，24（5）：444.

16. 阳交（GB 35）阳维脉之郄穴

【定位】在小腿外侧，当外踝尖上 7 寸，腓骨后缘。

【解剖】皮肤→皮下组织→小腿三头肌→腓骨长肌→后肌间隔→腓长屈肌。浅层分布有腓肠外侧皮神经。深层有腓动、静脉，胫后动、静脉和胫神经。

【主治】

（1）中医病证：①胸胁胀满。②下肢痿痹。③癫狂。

（2）西医疾病：腓浅神经疼痛或麻痹，坐骨神经痛，癫痫，精神病。

【刺灸法】直刺 1.0～1.5 寸。

【临床应用】

（1）配太冲、支沟、阳陵泉、膻中、内关，治胸肋痛。

（2）配悬钟、梁丘、犊鼻、足三里、阴陵泉，治膝胫痛。

（3）配四神聪、神门、心俞、水沟，治癫狂。

【现代研究】针刺治疗腰椎间盘突出症：取腰阳关、命门，患侧带脉、阳交、跗阳、睛明、照海。留针 15 分钟，5 分钟行针 1 次，命门、带脉艾条悬灸 10 分钟，每日 1 次，10 次为 1 个疗程，疗程间隔 3 天，治疗 68 例，总有效率 97.8%。

——杨晓军.调理奇经治疗腰椎间盘突出症89例.中国针灸，1998，18（6）：346.

五、背俞穴

1. 肺俞（BL 13）肺之背俞穴

【定位】在背部，当第 3 胸椎棘突下，后正中线旁开 1.5 寸。

【解剖】皮肤→皮下组织→斜方肌→菱形肌→上后锯肌→竖脊肌。浅层布有第 2、4 胸神经后支的内侧皮支和伴行的肋间后动、静脉背侧支的内侧皮支。深层有第 2、4 胸神经后支的肌支和相应的肋间后动、静脉背侧支的分支或属支。

【主治】

（1）中医病证：①咳嗽，气喘，咯血，鼻塞。②骨蒸潮热，盗汗。③皮肤瘙痒，瘾疹。

（2）西医疾病：①上呼吸道感染，支气管炎，支气管哮喘，肺炎，肺气肿，肺结核，百日咳等。②心内膜炎，肾炎，风湿性关节炎，腰脊痛等。

【刺灸法】斜刺 0.5～0.8 寸。

【临床应用】

（1）肺俞为足太阳膀胱经腧穴，背俞穴，是临床医生治疗哮喘最常用的穴位。

（2）肺俞可疏风解表，通经活络，不仅可用于治疗外感表证之咳嗽、鼻塞等症，而且可用于治疗太阳经气阻滞而引起的其他病证，如风疹、带状疱疹等症。

【现代研究】 电针肺俞穴对支气管哮喘（急性发作期）平喘作用明显。

支气管哮喘（bronchial asthma，简称哮喘），是由多种细胞特别是肥大细胞、嗜酸性粒细胞和 T 淋巴细胞参与的慢性气道炎症性疾患。临床表现有：咳嗽、咳痰、胸闷、反复发作性呼吸困难，严重者被迫采取坐位或呈端坐呼吸，干咳或咳大量白色泡沫痰，甚至出现发绀等。常在夜间和（或）清晨发作、加剧。

中医认为本病病理变化主要以肺为主，涉及脾、肾，后期累及心脏。因此，哮喘大多初病在肺，以邪实为主，久病可累及于肾。但如本病反复发作，病程较长，临床上常常出现肺、脾、肾三脏俱虚的现象。如患者再感受诱因，新邪引动伏饮，痰气交阻，上壅于肺，便会导致哮喘发作，表现为邪实正虚的错杂现象。针灸在治疗支气管哮喘急性发作期轻、中度型疗效显著。中医对哮喘的记载颇多，如《黄帝内经》有喘鸣、喘喝之称；汉代张仲景《金匮要略》又名"上气"，并有"咳而上气，喉中水鸡声"的记载；元代朱丹溪《症因脉治》首创哮喘之名，后世医家又将哮和喘分而为二，明代虞抟《医学正传》中指出："喘以气息言，哮以声响名。"认为呼吸急促，张口抬肩为喘证，而喘气出入，喉间有声为哮证，哮证必兼喘，而喘证不必兼哮。这样区别对辨证论治有一定意义，但临床上喘和哮常不易区别，即使同一患者也可发作轻时似喘，而发作加重时则成哮。

取穴：双侧肺俞穴。

用具：0.30 mm×25 mm毫针，韩氏穴位神经刺激仪（型号 LH202H）。

操作：用 75% 酒精棉球常规消毒，持针向脊柱方向斜刺，根据患者胖瘦进针 15 ～ 20 mm，得气后，接韩氏穴位神经刺激仪，疏密波，频率 2/100 Hz，强度以患者能耐受为度，每次 30 分钟，每日 1 次。

结果：电针肺俞穴能显著改善支气管哮喘（急性发作期）患者喘息、气短、咳嗽、咳痰等症状，使患者生活质量明显提高。

作用机制：针刺肺俞穴具有调节人体免疫机制作用；可增强呼吸功能，使肺通气量、肺活量及耗氧量增加，明显减轻气道阻力。

——李俊.电针肺俞穴对支气管哮喘（急性发作期）平喘作用的疗效评价.北京中医药大学硕士论文，2005.

2. 大肠俞〔BL 25〕大肠之背俞穴

【定位】在腰部，当第 4 腰椎棘突下，后正中线旁开 1.5 寸。

【解剖】皮肤→皮下组织→背阔肌腱膜和胸腰筋膜浅层→竖脊肌。浅层有第 4、5 腰神经后支的皮支及伴行动、静脉。深层有第 4、5 腰神经后支的肌支和有关动、静脉的分或属支。

【主治】

（1）中医病证：①腰痛。②腹胀，泄泻，便秘，痢疾，遗尿，脚气，痔疾。

（2）西医疾病：①骶髂关节炎，骶棘肌痉挛，坐骨神经痛。②肠炎，痢疾，小儿消化不良，肠出血，阑尾炎。③肾炎，淋病，遗尿。

【刺灸法】直刺 0.5 ～ 1.2 寸。

【临床应用】

（1）配次髎，治大小便不利。

（2）配天枢、足三里，治泄泻，痢疾。

（3）配上巨虚、承山，治便秘。

（4）配腰阳关、至阳，治腰脊强痛。

【现代研究】深刺大肠俞治疗神经源性下肢肌肉痉挛：用 75mm 毫针略向内上方斜刺，使触电样针感窜向足，得气即止，不留针。每日 1 次，7 次为 1 个疗程。未愈，下 1 个疗程改为隔日针刺 1 次，总疗程不超过 30 天。治疗 20 例，总有效率 90%。

——刘志顺，张虹，张维，等.深刺大肠俞治疗神经源性下肢肌肉痉挛 20 例.上海针灸杂志，1998，17（6）：19.

3. 胃俞（BL 21）胃之背俞穴

【定位】在背部，当第 12 胸椎棘突下，后正中线旁开 1.5 寸。

【解剖】皮肤→皮下组织→胸腰筋膜浅层和背阔肌腱膜→竖脊肌。浅层布有第 12 脑神经和第 1 腰神经后支的皮支和伴行的动、静脉。深层有第 12 胸神经和第 1 腰神经后支的肌支和相应的动、静脉的分支或属支。

【主治】

（1）中医病证：①胃脘痛，呕吐，腹胀，肠鸣。②胸胁痛。

（2）西医疾病：①胃炎，胃溃疡，胃癌，胃扩张，胃下垂，胃痉挛，肝炎，胰腺炎，肠炎，痢疾。②糖尿病，神经衰弱。

【刺灸法】直刺 0.5～1 寸。

【临床应用】

（1）配肾俞，治呕吐，胃中寒胀，多食身羸瘦。

（2）配中脘、脾俞、内关、足三里，治胃脘痛、不思食。

（3）配脾俞、大肠俞，治肠鸣腹泻。

（4）配内关、梁丘，治胃痉挛、胰腺炎。

【现代研究】

（1）拔罐治疗急性胃脘痛：取胃俞、脊中穴，利用闪火（或留火）法拔罐于所取穴位上，一般留罐 15～20 分钟，使局部充血、瘀血为宜。治疗 30 例，疗效满意。

——刘银鸿，刘国峰. 拔罐治疗急性胃脘痛，四川中医，1998，16（12）：48.

（2）加味陷胸汤合胃俞穴封闭治疗难治性消化性溃疡：应用加味陷胸汤煎取 400mL，每天 1 剂，分早、晚 2 次温服。同时选胃俞穴（双）穴位封闭，隔天 1 次。治疗 30 例，痊愈 23 例（76.6%），显效 3 例，有效 2 例，无效 2 例，总有效率 93.3%，幽门螺杆菌转阴 17 例。

——刘福来，王淑珍，冯银香. 加味陷胸汤合胃俞穴封闭治疗难治性消化性溃疡 30 例临床研究. 北京中医，2004，23（6）：349.

4. 脾俞（BL 20）脾之背俞穴

【定位】在背部，当第 11 胸椎棘突下，后正中线旁开 1.5 寸。

【解剖】皮肤→皮下组织→背阔肌→下后锯肌→竖脊肌。浅层布有第 11、12 胸神经支的皮支和伴行的动、静脉。深层有第 11、12 胸神经后支的肌支和相应的肋间下动、静脉的分支或属支。

【主治】

（1）中医病证：①腹胀，呕吐，泄泻，痢疾，便血，纳呆，饮食不化，月经不调。②水肿，黄疸。③背痛。

（2）西医疾病：①胃溃疡，胃炎，胃下垂，胃痉挛，胃扩张，胃出血，神经性呕吐，肠炎，痢疾，肝炎。②进行性肌营养不良，贫血，慢性出血性疾病，糖尿病，肾炎，小儿夜盲，荨麻疹等。

【刺灸法】直刺 0.5 ～ 1 寸。

【临床应用】

（1）配肾俞，治热痉。

（2）配太白、足三里，治腹胀、腹泻。

（3）配膈俞、大椎，治吐血、便血。

（4）配足三里、三阴交，治黄疸、肝炎。

（5）配神门、三阴交、心俞，治失眠。

【现代研究】电针脾俞穴调节家兔胃运动的外周作用机理研究：用电生理学方法，研究了在分别切断脾俞穴主要神经通路后，电针脾俞穴对胃电运动影响的外周神经作用途径。结果：电针脾俞穴对胃电的效应为双重作用，电针前后胃电频率、振幅都有非常显著的差异。

——赵慧英，任晓玲，陈树林，等 . 电针脾俞穴调节家兔胃运动的外周作用机理研究 . 西北农林科技大学学报，2003，31（6）：121.

5. 心俞（BL 15）心之背俞穴

【定位】在背部，当第 5 胸椎棘突下，后正中线旁开 1.5 寸。

【解剖】皮肤→皮下组织→斜方肌→菱形肌下缘→竖脊肌。浅层分布有第 5、6 胸神经后支的内侧皮支及伴行的动、静脉。深层有第 5、6 胸神经后支的肌支和相应的肋间后动、静脉背侧支的分支或属支。

【主治】

（1）中医病证：①心痛，心悸，心烦，不寐，健忘，梦遗，癫狂痫。②咳嗽，吐血，盗汗。

（2）西医疾病：①冠心病，心绞痛，风湿性心脏病、心房纤颤、心动过速。②神经衰弱，精神分裂症，癫痫，癔症，肋间神经痛。③胃出血，食管狭窄，背部软组织损伤等。

【刺灸法】斜刺 0.5～0.8 寸。

【临床应用】

（1）配大杼，治心中郁郁。

（2）配肺俞、膈俞，治小儿龟背。

（3）配百会、气冲、复溜，治脏躁。

（4）配巨阙，治心痛引背，冠心病，心绞痛。

（5）配神门、三阴交，治失眠，健忘，惊悸，梦遗。

（6）配太渊、孔最，治咳嗽，咯血。

【现代研究】通心贴心俞穴外敷治疗冠心病心绞痛临床观察：通心贴穴位外敷心俞，观察临床症状、心电图、动态心电图、肝肾功能、电解质、三大常规等。治疗 60 例，显效 26 例，改善 28 例，无效 6 例，总有效率为 90%。

——冯润芬，罗陆一. 通心贴心俞穴外敷治疗冠心病心绞痛 60 例临床观察. 中国中医药科技，200，12（1）：47.

6. 小肠俞（BL 27）小肠之背俞穴

【定位】在骶部，当骶正中嵴旁 1.5 寸，横平第 1 骶后孔。

【解剖】皮肤→皮下组织→臀大肌内侧缘→竖脊肌腱。浅层布有臀中皮神经。深层布有臀下神经的属支和相应脊神经后支的肌支。

【主治】

（1）中医病证：①遗精，遗尿，尿血，带下，疝气。②腹痛，泄泻，痢疾。③腰痛。

（2）西医疾病：①遗尿，尿闭，遗精。②盆腔炎，子宫内膜炎。③痢疾，便秘，肠炎。④骶髂关节炎，痔。

【刺灸法】直刺 0.8～1.2 寸。

【临床应用】

（1）配长强，治小便难、淋癃。

（2）配中膂俞、白环俞，治腰脊疝痛。

（3）配关元、上巨虚，治腹泻、痢疾。

（4）配三阴交、肾俞，治月经不调、小腹痛。

（5）配归来、地机，治白带。

【现代研究】针刺对痛风镇痛效果的观察：取双侧小肠俞，毫针刺入 1.0～1.5cm 行泻法，留针 20～30 分钟，每日 1 次。治疗 10 例，6 例经 1 次针刺即获良好止痛效果，4 例针刺 2 次后疼痛明显减轻。

——吴自力．针刺小肠俞对痛风镇痛效果观察．四川中医，1994，12（11）：54.

7. 膀胱俞（BL 28）膀胱之背俞穴

【定位】在骶部，当骶正中嵴旁 1.5 寸，横平第 2 骶后孔。

【解剖】皮肤→皮下组织→臀大肌→竖脊肌腱。浅层布有臀中皮神经。深层有臀下神经的属支和相应脊神经后支的肌支。

【主治】

（1）中医病证：①小便不利，尿频，遗尿，遗精。②泄泻，便秘。③腰脊强痛。

（2）西医疾病：①腰骶神经痛，坐骨神经痛。②肠炎，便秘，痢疾。③膀胱炎，遗尿，子宫内膜炎。

【刺灸法】直刺 0.8～1.2 寸。

【临床应用】

（1）配完骨、小肠俞、白环俞，治小便赤黄。

（2）配肾俞，治尿闭，遗尿。

（3）配肾俞、曲泉、三阴交，治前列腺炎。

（4）配阴廉、血海，治阴部瘙痒、淋浊。

（5）配委中、风市，治腰腿痛、下肢瘫痪。

【现代研究】电磁疗合温针灸治疗良性前列腺增生症：电磁疗取穴中极、关元、水道，温针灸取穴肾俞、膀胱俞、足三里，每天 1 次。治疗 121 例，结果温针灸合电磁疗组 61 例，有效率为 93.4%，口服保列治组 60 例，有效率为 85.0%。

——朱秀平，黄少姬．电磁疗合温针灸治疗前列腺增生 61 例疗效观察．上海针灸杂志，2006，25（5）：24.

8. 肾俞（BL 23）肾之背俞穴

【定位】在腰部，当第 2 腰椎棘突下，后正中线旁开 1.5 寸。

【解剖】皮肤→皮下组织→背阔肌腱膜和胸腰筋膜浅层→竖脊肌。浅层布有第 2、3 腰神经后支的皮支及伴行动、静脉。深层有第 2、第 3 腰神经后支的肌支和相应腰动、静脉背侧支分支或属支。

【主治】

（1）中医病证：①遗精，阳痿，月经不调，带下，遗尿，小便不利，水肿。②耳鸣，耳聋。③气喘。④腰痛。

（2）西医疾病：①肾炎，肾绞痛，肾下垂，遗尿，尿路感染，膀胱肌麻痹及痉挛。②阳痿，早泄，遗精，精液缺乏。③胃出血，肠出血，痔。④支气管哮喘，耳聋，贫血，肋间神经痛，脑血管病后遗症，腰部软组织损伤等。

【刺灸法】直刺 0.5 ～ 1 寸。

【临床应用】

（1）肾俞穴为足太阳膀胱经背俞穴，临床常用肾俞穴治疗泌尿生殖系统疾病，如肾炎、肾绞痛、尿失禁、泌尿系结石、尿路感染、阳痿、遗精、早泄、精液缺乏、月经不调、性功能低下、附件炎、盆腔炎。

（2）肾俞穴还可用于外科系统疾病的治疗，如肾下垂、膀胱肌麻痹及痉挛、胃出血、肠出血、痔疮、肝肿大。

（3）肾俞穴配其他穴位常用于治疗腰部软组织损伤、哮喘、贫血、肋间神经痛、脑血管病后遗症等。

【现代研究】

（1）肾俞穴穴位注射治疗肾绞痛：肾绞痛又称肾、输尿管绞痛，是由于某种病因使肾盂、输尿管平滑肌痉挛或管腔的急性部分梗阻所造成的，它的发生与身体是否强壮无关。其特点是突然发作剧烈疼痛，疼痛从患侧腰部开始沿输尿管向下腹部、腹股沟、大腿内侧、睾丸或阴唇放射，可持续几分钟或数十分钟，甚至数小时不等。发作时常伴有恶心呕吐、大汗淋漓、面色苍白、辗转不安等症状，严重者可导致休克。

取穴：双侧肾俞穴。

用具：7 号针头，2% 普鲁卡因 2 mL 和 0.5mg 阿托品 1 mL。

操作：封闭前先做普鲁卡因皮试。常规消毒皮肤，选取 2% 普鲁卡因 2 mL 和 0.5 mg 阿托品 1 mL 混合液，于肾俞穴向脊柱侧斜刺进针，受术者有酸胀、麻感觉后，回抽无血，注射一半量，另一半注射另一侧肾俞穴。随后稍加按摩。

结果：穴位注射后患者疼痛缓解。

作用机制：肾绞痛绝大部分由上尿路结石移动刺激肾、输尿管平滑肌，引起平滑肌痉挛收缩所致。刺激肾俞穴，可以调节脏腑气血，平衡结石刺激造成的气血失调。普鲁卡因主要作用是阻断从病灶传向中枢神经的恶性刺激和引起腰部的牵涉痛。阿托品通过组织吸收后直接阻断了上尿路 M- 胆碱受体，引起痉挛平滑肌松弛，缓解了疼痛。

（2）隔姜灸肾俞穴治疗腰痛：腰痛是以腰部一侧或两侧疼痛为主要症状的一种病证，相当于西医的肾脏疾病、风湿病、腰肌劳损、脊椎及脊髓疾病等所致腰痛。引起腰痛的原因很多，约有数十种，比较常见的有肾虚、腰部骨质增生、骨刺、椎间盘突出症、腰椎肥大、椎管狭窄、腰部骨折、椎管肿瘤、腰部急慢性外伤或劳损、腰肌劳损、强直性脊柱炎等。常见证型有寒湿型及肾虚型。

寒湿型腰痛：腰部冷痛重着，转侧不利，静卧不减，阴雨天加重。舌苔白腻，脉沉。

肾虚型腰痛：腰痛而酸软，喜按喜揉，足膝无力，遇劳更甚，卧则减轻，常反复发作。脉沉细或细数。

《景岳全书》："腰痛证凡悠悠戚戚，屡发不止者，肾之虚也。"

《诸病源候论》："肾主腰脚……劳伤于肾，动伤经络，又为风冷所侵，气血相搏，故腰痛也。"

取穴：双侧肾俞穴。

用具：生姜，艾条，小号三棱针，打火机。

操作：将生姜切成直径 4 cm、厚约 0.4 cm 的姜片，用小号三棱针将姜片均匀穿刺数孔。将艾条截成约 2 cm 长的艾炷。患者取俯卧位，将 2 片姜片分别贴于双侧肾俞穴，艾炷置于姜片上，点燃艾炷。待患者感觉皮肤有热感且将不能忍受时将姜片略提起，稍后放下再灸。艾炷燃尽后换艾炷，每穴灸 5 壮（若姜片烤焦皱缩，可换姜片）。每日治疗 1 次，

7 次为 1 个疗程，共治疗 3 个疗程。

结果：腰痛明显缓解。

肾俞穴位于腰部，属于足太阳膀胱经腧穴。膀胱经夹脊抵腰中、络肾。因此，隔姜灸肾俞穴可温肾阳、逐寒湿、活气血、通经络，从而达到治疗腰痛的目的。

——阚丽娜 . 针刺结合隔姜灸治疗腰椎间盘突出症的临床研究 . 广州中医药大学硕士论文，2017.

9. 厥阴俞（BL14）心包之背俞穴

【**定位**】在背部，当第 4 胸椎棘突下，后正中线旁开 1.5 寸。

【**解剖**】皮肤→皮下组织→斜方肌→菱形肌→竖脊肌。浅层布有第 4、5 胸神经后支的内侧皮支和伴行的肋间后动、静脉背侧支。深层有第 4、5 胸神经后支的肌支和相应的肋间动、静脉背侧支的分支或属支。

【**主治**】

（1）中医病证：①心痛，心悸。②咳嗽，胸闷。③呕吐。

（2）西医疾病：①心绞痛，心肌炎，风湿性心脏病，心外膜炎。②神经衰弱，肋间神经痛，齿神经痛等。

【**刺灸法**】斜刺 0.5 ～ 0.8 寸。

【**临床应用**】

（1）配阴郄，治胸闷，心悸。

（2）配内关、胃俞，治胃痛，呕吐。

（3）配间使、神门，治失眠，神经衰弱。

（4）配少府、通里，治心动过速。

【**现代研究**】实验研究：电针心俞穴、厥阴俞穴对缺血再灌注损伤心肌有明显的保护作用。其机制可能与降低缺血再灌注损伤大鼠血清中 TNF-α、ICAM-1 含量，促进心肌细胞中 P38MAPK 的表达，降低 Fas 和 FasL、HtrA2、5-LOX 及 CYP450 的表达以及抑制细胞凋亡密切相关。

——张昕 . 电针心俞、厥阴俞对心肌缺血再灌注大鼠心肌细胞凋亡及相关因素的影响 . 山东中医药大学硕士论文，2012.

10. 三焦俞（BL 22）三焦之背俞穴

【**定位**】在腰部，当第 1 腰椎棘突下，后正中线旁开 1.5 寸。

【解剖】皮肤→皮下组织→背阔肌腱膜和胸腰筋膜浅层→竖脊肌。浅层布有第 1、2 腰神经后支的皮支及伴行的动、静脉。深层有第 1、2 腰神经后支的肌支及相应腰动、静脉背侧支分支或属支。

【主治】

（1）中医病证：①水肿、遗精、小便不利。②腹胀、肠鸣、泄泻、痢疾。③腰背强痛。

（2）西医疾病：①胃炎、胃痉挛、肠炎等。②肾炎、尿潴留、腹水、遗精、神经衰弱、腰肌劳损等。

【刺灸法】直刺 0.5～1 寸。

【临床应用】

（1）配小肠俞、下髎、意舍、章门，治肠鸣腹胀，欲泄注。

（2）配水分、大肠俞、气海、足三里、阴陵泉，治水肿。

（3）配身柱、命门，治腰脊强痛。

（4）配脾俞、中脘，治消化不良。

【现代研究】针刺三焦俞、肺俞，治疗皮肤感觉异常：取双侧三焦俞、肺俞，斜刺入约 1 寸，捻转泻法，每 5 分钟行针 1 次，留针 20 分钟，经治 9 例，在 3～7 次内治愈。

—— 肖俊芳.泻三焦俞肺俞治疗皮肤感觉异常 9 例.中国针灸，1997，17（8）：463.

11. 胆俞（BL 19）胆之背俞穴

【定位】在背部，第 10 胸椎棘突下，后正中线旁开 1.5 寸。

【解剖】皮肤→皮下组织→斜方肌→背阔肌→下后锯肌→竖脊肌。浅层布有第 10、11 胸神经后支的皮支和伴行的动、静脉，深层第 10、11 胸神经后支的肌支和相应的肋间后动、静脉的分支或属支。

【主治】

（1）中医病证：①黄疸，口苦，呕吐，食不化，胁痛。②肺痨，潮热。

（2）西医疾病：①胆囊炎，胆石症，胆道蛔虫病，胃炎，溃疡病，食管狭窄，神经性呕吐。②淋巴结核，肋间神经痛，胸膜炎，高血压，神经衰弱等。

【刺灸法】斜刺 0.5 ～ 0.8 寸。

【临床应用】

（1）配商阳、小肠俞，治口舌干，饮食不下。

（2）配章门，治胁痛不得卧，胸满呕无所出。

（3）配膈俞，治呃逆、胁痛、肺痨。

（4）配肝俞、足三里、三阴交、太冲，治黄疸。

（5）配阳陵泉、太冲，治呕吐、胃炎。

【现代研究】按摩指压治疗胆绞痛：取胆俞穴，用拇指尖探及疼痛最明显处，以中等力度按压穴位，同时做旋转运动以扩大按摩范围，施力方向朝向前腹胆囊部位，以患者感觉酸胀为佳，疼痛缓解后，持续按摩 20 ～ 30 分钟，治疗 48 例，总有效率 93.8%。

——梁承志 . 按摩胆俞穴治疗胆绞痛 48 例 . 广西中医药，1996，19（2）：36.

12. 肝俞（BL 18）肝之背俞穴

【定位】在背部，第 9 胸椎棘突下，后正中线旁开 1.5 寸。

【解剖】皮肤→皮下组织→斜方肌→背阔肌→下后锯肌→竖脊肌。浅层布有第 9、10 胸神经后支的皮支和伴行的动、静脉。深层有第 9、10 胸神经后支的肌支和相应的肋间后动、静脉的分支或属支。

【主治】

（1）中医病证：①黄疸，胁痛，脊背痛。②目赤，目视不明，夜盲。③吐血，衄血，月经不调。④眩晕，癫狂痫。

（2）西医疾病：①急、慢性肝炎，胆石症，胆囊炎，慢性胃炎，胃扩张，胃痉挛，胃出血，肠出血。②眼睑下垂，结膜炎，青光眼，夜盲症，视网膜炎。③偏头痛，精神病，神经衰弱，肋间神经痛。④淋巴结结核，支气管炎。

【刺灸法】斜刺 0.5 ～ 0.8 寸。

【临床应用】

（1）配膈俞，治癫疾。

（2）配胞肓，治少腹满。

（3）配脾俞、志室，治两胁急痛。

（4）配复溜、曲泉、太溪，治夜盲、目盲。

（5）配光明、百会，治目疾。

（6）配临泣、内庭，治衄血。

【现代研究】肝俞穴按摩封闭治疗妊娠腹痛：维生素 K_3 注射液每次 4～12mL，针刺入肝俞穴内，深 0.5～1.0cm，缓慢注入药液；山莨菪碱注射液每次 3～10mL，刺入肝俞穴内，深 0.5～1.0cm，缓慢注入药液。肝俞穴按摩与封闭交替或单独应用。治疗 36 例，1 天痊愈 11 例，2 天痊愈 18 例，3 天痊愈 5 例，无效 2 例。

——涂田富 . 肝俞穴按摩封闭治疗妊娠腹痛 . 临床和实验医学杂志，2006，5（8）：1141.

六、募　穴

1. 中府（LU 1） 肺募穴；手、足太阴经之交会穴

【定位】在胸前壁的外上方，云门下 1 寸，平第 1 肋间隙，距前正中线 6 寸。

取法：正坐位，以手叉腰，先取锁骨外端下方凹陷处的云门穴，当云门直下 1 寸，平第 1 肋间隙处取之。

【解剖】皮肤→皮下组织→胸大肌→胸小肌→胸腔。浅层布有锁骨上中间神经、第 1 肋间神经外侧皮支，头静脉等；深层有胸肩峰动、静脉和胸内、外侧神经。

【主治】

（1）中医病证：①咳嗽，气喘。②胸痛，肩背痛。

（2）西医疾病：支气管炎，肺炎，支气管哮喘，肺结核，支气管扩张。

【刺灸法】向外斜刺或平刺 0.5～0.8 寸，不可向内深刺，以免伤及脏器。

【临床应用】中府穴可以防治心绞痛，同时也是治疗咳喘的要穴。

（1）配肺俞，适用于哮喘、外感咳嗽。

（2）配肩髎穴，适用于肩痛。

（3）配大杼、膺俞、缺盆、背腧，适用于胸热。

【现代研究】临床观察 30 例慢性支气管炎、支气管哮喘患者，采用自身对照，分三次分别观察针刺肺俞、中府、肺俞配中府三个穴组对肺功能的影响。结果显示：肺俞穴配中府穴组对肺功能的改善最明显，这表明肺俞募配穴确实具有协同作用。

——孔素平.肺俞募配穴对肺功能的协同拮抗作用.山东中医药大学硕士论文，2003.

2.天枢（ST 25）大肠募穴

【定位】在腹中部，脐中旁开 2 寸。

【解剖】皮肤→皮下组织→腹直肌鞘前壁→腹直肌。浅层布有第 9、10、11 胸神经前支的外侧皮支和前皮支及脐周静脉网。深层有腹壁上、下动、静脉的吻合支，第 9、10、11 胸神经前支的肌支。

【主治】

（1）中医病证：①腹胀肠鸣，绕脐腹痛，便秘，泄泻，痢疾。②癥瘕，月经不调，痛经。

（2）西医疾病：①急性胃肠炎，小儿腹泻，痢疾，便秘，胆囊炎，肝炎。②痛经，子宫内膜炎，功能性子宫出血。③肾炎。

【刺灸法】直刺 1.0 ～ 1.5 寸。

【临床应用】

（1）天枢穴为足阳明胃经腧穴，大肠募穴。但凡肠道疾患，局部治疗首选天枢，诸如泄泻、便秘、痢疾、肠鸣腹胀等症均可用天枢穴进行治疗。

（2）天枢穴又可治疗一些妇科病证，如月经不调、痛经等。

【现代研究】

（1）深刺天枢穴加电针治疗结肠慢传输型便秘：便秘（chronic constipation，CC），是以大便排出困难、排便不适及排便时间延长为主诉的症候群。正常时每日便次 1 ～ 2 次或 2 ～ 3 日排便 1 次。引起便秘的原因很多，也很复杂。便秘有急性和慢性之分。

①急性便秘多由肠梗阻、肠麻痹、急性腹膜炎、急性心肌梗死、脑血管意外、肛周疼痛性疾病等急性疾病引起，主要表现为原发病的临床表现。

②慢性便秘多无明显症状，但较敏感者，可有口苦、嗳气、食欲减退、腹胀、发作性下腹痛、排气多等胃肠症状，还可伴有头昏、头痛、易疲劳等神经官能症症状。由于粪便干硬，或呈羊粪状，患者可有下腹部痉挛性疼痛、下坠感等不适感觉。有时左下腹可触及痉挛的乙状结肠。

国际上根据结肠动力学特点，将慢性功能性便秘分为结肠慢传输型便秘、功能性出口梗阻型便秘和混合型便秘。

①结肠慢传输型便秘系指结肠动力障碍，主要表现为排便次数减少，缺乏便意或粪质坚硬。

②功能性出口梗阻型便秘系指盆底动力障碍，主要表现为排便不净感、排便费力或排便量少，常伴肛门直肠下坠感。

③混合型则为结肠慢传输型与功能性出口梗阻型同时存在。

便秘在中医为"大便难""脾约"等，主要由燥热内结、气机郁滞、津液不足和脾肾虚寒导致大肠腑气不通，传导失职，故大便困难。

取穴：双侧天枢穴。

用具：0.30 mm×75 mm毫针，韩氏穴位神经刺激仪（型号LH202H）。

操作：用75%酒精棉球常规消毒，直刺2.5～2.8寸，接韩氏穴位神经刺激仪，选用连续波，频率20 Hz，强度以患者腹部轻度颤动为度，每次留针30分钟。每日1次，每周5次，疗程2周。

结果：深刺天枢穴治疗结肠慢传输型便秘疗效确切。

作用机制：与乳果糖口服液比较，电针天枢穴疗效明显且有一定后治疗效应，而且无不良反应，是一种简便、安全的疗法。排便动作受大脑皮层和腰骶部脊髓内低级中枢调节。通过直肠收缩、肛门括约肌松弛、腹肌及膈肌收缩，将粪便排出体外。天枢为大肠经之募穴，腑气之所通，大肠经经气汇聚于此。便秘属肠腑受病，病位深在，且腹深如井，非长针不能得之。长针深刺，当属《灵枢·官针》中"输刺"范畴："输刺者，直出直入，稀发针而深之，以治气盛而热者也。"所以，在保证安全的前提下，可以考虑对此穴位进行深刺，以达到最佳疗效。

——王琳.电针深刺天枢穴改善结肠慢传输型便秘患者临床症状及满意度的疗效观察.针灸临床杂志，2013，29（2）：1～3.

（2）电针天枢穴治疗腹泻型肠易激综合征：肠易激综合征（irritable bowel syndrome，IBS）是临床上常见的一种肠道功能紊乱性疾病，以持续性或间歇性腹痛、腹胀、排便习惯改变和大便性状异常、黏液便等为主要表现的临床综合征，经检查排除可以引起这些症状的器质性疾病。肠易激综合征可分为腹泻型、便秘型、腹泻便秘交替型三种，其中腹泻型最常见。腹泻型肠易激综合征可归属于中医学"腹泻""泄泻"等范畴，针灸疗法治疗该病已有悠久的历史和丰富的经验。《备急千金要方》："脉紧，脐下痛……灸天枢针关元补之。"

取穴：双侧天枢穴。

用具：0.30 mm×75 mm 毫针，韩氏穴位神经刺激仪（型号 LH202H）。

操作：用75% 酒精棉球常规消毒，直刺 50mm 左右，接韩氏穴位神经刺激仪，选疏密波，频率为20Hz，脉冲宽度 0.2～0.6 ms，电流强度 2～4mA。每次治疗20分钟，每日1次，6次为1个疗程，疗程间休息1日，共治疗两个疗程。

结果：电针双侧天枢穴治疗腹泻型肠易激综合征效果明显。

电针天枢穴治疗腹泻型肠易激综合征在腹泻症状、腹胀不适的频度等方面与非天枢穴比较，天枢穴明显优于非天枢穴。

——郑华斌.针刺治疗腹泻型肠易激综合征多中心大样本随机对照研究.成都中医药大学硕士论文，2014.

3. 中脘（CV 12）足阳明经之募穴；八会穴之腑会；手太阳、手少阳、足阳明经、任脉之交会穴

【定位】在上腹部，前正中线上，当脐中上4寸。

【解剖】皮肤→皮下组织→腹白线→腹横筋腹→腹壁外脂肪→壁腹膜。浅层主要布有第8胸神经前支的前皮支及腹壁浅静脉的属支；深层有第8胸神经前支的分支。

【主治】

（1）中医病证：①胃病，呕吐，吞酸，腹胀，饮食不化，泄泻，黄疸。②咳喘痰多。③癫病，不寐。

（2）西医疾病：①急、慢性胃炎，肠炎，胃溃疡，胃痉挛，胃下垂，胃扩张，阑尾炎，痢疾，肠梗阻，胆囊炎，肝炎，便秘。②癫痫，癔症，精神分裂症，神经衰弱。③支气管哮喘，心脏病等。

【刺灸法】直刺 0.5～1 寸，可灸。

【临床应用】

（1）中脘穴是任脉穴之一，是治疗胃脘部疾病的主要穴位，常用于治疗急慢性胃炎、各种消化性溃疡、胃下垂、胃扩张、胃痉挛、急性肠梗阻、膈肌痉挛、胆绞痛、肝炎、食物中毒等。

（2）中脘穴还可配合其他穴位治疗子宫下垂，以及失眠等精神失常类疾病。

【现代研究】针刺中脘穴治疗消化性溃疡：消化性溃疡主要指发生在胃和十二指肠的慢性溃疡，即胃溃疡和十二指肠溃疡，是临床常见病、多发病，以上腹部近心窝处疼痛、烧灼感为主，有时可牵连胁背及腹，时感嗳气、吞酸，并有食少等症状。该病病程较长，反复发作，临床表现复杂，如不积极治疗可发生出血、穿孔或梗阻等严重并发症。

本病属中医学"胃脘痛"等病证范畴。从古至今，针灸在治疗该病方面积累了丰富的经验，取得了确切的疗效。

取穴：中脘穴。

用具：0.30 mm×40 mm 毫针。

操作：用 75% 酒精棉球常规消毒，采用夹持进针法，垂直缓慢捻转进针，如针下阻力较大或患者较痛苦时不可强行进针，当患者自觉针感由胸向两胁肋、背部及下腹部放射时，即为得气。得气后，缓慢捻转，出针到皮下 30mm 时留针，每 10 分钟行针 1 次，行平补平泻手法 1 分钟，每次留针 30 分钟，每日 1 次。不管得气与否，当患者感觉针下有动脉搏动感，应停止进针，以免损伤腹主动脉。

结果：针刺中脘穴对治疗消化性溃疡安全有效。

作用机制：针刺中脘穴可以增加胃底部血流量，减少渗出，并借此保护胃黏膜的完整性，抑制氢离子的逆向弥散，减少钠离子的净流出量，抑制胃酸分泌，从而对胃黏膜细胞具有保护作用。

——牛红月，杨铭，强宝全，等.针刺中脘治疗消化性溃疡：多中心随机对照研究.中国针灸，2007，27（2）：89～92.

4. 章门（LR 13） 八会穴之脏会；足太阴经之募穴；足厥阴、足少阳经之交会穴

【定位】在侧腹部，当第 11 肋游离端的下方。见图 2-18.

【解剖】皮肤→皮下组织→腹外斜肌→腹内斜肌→腹横肌。浅层布有第 10 及第 11 胸神经前支的外侧皮支，胸腹壁浅静脉的属支。深层有第 10 及第 11 胸神经和肋间后动、静脉的分支或属支。

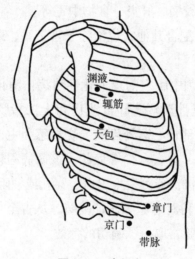

图 2-18　章门穴

【主治】

（1）中医病证：①腹胀，泄泻，痞块。②胁痛，黄疸。

（2）西医疾病：①肝、脾大，肝炎，肠炎，腹胀，消化不良，腹膜炎，黄疸。②高血压。

【刺灸法】直刺 0.8～1 寸。

【临床应用】

（1）配足三里、梁门，治腹胀。

（2）配内关、阳陵泉，治胸胁痛。

（3）配足三里、太白，治呕吐。

（4）配内关，治呃逆不止。

【现代研究】药物配合章门刺络拔罐治疗带状疱疹：首先口服阿昔洛韦，8～10mg/kg，5次/日，服用7～10天。必要时静脉滴注。同时，章门穴针刺拔罐放血，治疗时一般仅取一侧穴即可，全疗程均取同一穴位。选择0.8mm×50mm的圆利针，嘱患者取站立位或侧卧位，取准穴位，局部消毒，医者用左手将局部皮肤连同部分腹肌一同捏起，右手持针垂直刺入穴位，使之得气。如未得气，可将左手放平，用食指和中指顺势绷紧皮肤，右手继续探刺或提插，使之得气，随即出针。继之在出针处拔火罐3～5分钟，以出血为度，然后起罐，用消毒棉签揩净出血。治疗1次/日，3次为1个疗程，休息1～2日后进行第2个疗程。不超过2个疗程。与单纯口服阿昔洛韦相比，具有起效快，疗程短的优点。

——张建文.阿昔洛韦联合针刺疗法治疗带状疱疹41例临床观察.中国全科医学，2004，7（16）：1179～1180.

5. 巨阙（CV 14）心之募穴

【定位】在上腹部，前正中线上，当脐中上6寸。

【解剖】皮肤→皮下组织→腹白线→腹横筋膜→腹膜外脂肪→壁腹膜。浅层主要布有第7胸神经前支的前皮支及腹壁浅静脉。深层主要有第7胸神经前支的分支。

【主治】

（1）中医病证：①胃痛，吞酸，呕吐。②胸痛，心悸。③癫狂病。

（2）西医疾病：①支气管炎，支气管哮喘，胸膜炎。②急性胃肠炎，胃痉挛，胃扩张，膈肌痉挛，肝炎，胆道蛔虫病。③心绞痛，癫痫，精神分裂症，妊娠中毒症。

【刺灸法】直刺0.3～0.6寸，可灸。

【临床应用】

（1）配心俞、通里、神门，治心悸、心绞痛。

（2）配上脘，治腹胀、心腹满。

（3）配膻中，治胸痛、蓄饮、痰喘。

【现代研究】针刺内关、巨阙穴，治疗阵发性室上性心动过速：60例患者均予卧床休息、保暖吸氧等基础治疗。患者取仰卧位，全身放松。内关、巨阙局部消毒后，用28号2寸毫针，内关穴直刺，巨阙穴向下斜刺，得气后行平补平泻手法，令针感向上放射，以患者能耐受为度，每分钟行针1次，6次为1个疗程。每日3次，每次5分钟。共治疗3日。纠正心衰总有效率90%。

——纪昌义，刘子喜.针刺内关、巨阙穴治疗阵发性室上性心动过速60例.中国中医急症，2005，14（9）：870.

6. 关元（CV 4）手太阳经之募穴；足三阴经、任脉之交会穴

【定位】在下腹部，前正中线上，当脐中下3寸。

【解剖】皮肤→皮下组织→腹白线→腹横筋腹→腹膜外脂肪→壁腹膜。浅层主要布有12胸神经前支的前皮支和腹壁浅动、静脉的分支或属支。深层主要有第12胸神经前支的分支。

【主治】

（1）中医病证：①虚劳羸弱，中风脱证，眩晕。②阳痿，遗精，月经不调，痛经，闭经，崩漏，带下，不孕，遗尿，小便频数，癃闭，疝气。③腹痛，泄泻。

（2）西医疾病：①肾炎，泌尿系感染，遗精，阳痿。②痛经，功能性子宫出血，盆腔炎，不孕症，子宫脱垂，子宫内膜炎，胎盘滞留。③高血压，肠炎，痢疾，全身衰弱等。

【刺灸法】直刺0.5～1寸，需排尿后进行针刺；可灸，孕妇慎用。

【临床应用】

（1）配阴陵泉，治气尿黄，黄带阴痒。

（2）配太溪，治久泄不止，久痢赤白，下腹疼痛。

（3）配涌泉，治滑精，腰痛，气淋。

（4）配中极、阴交、石门、期门，治胸胁痞满。

【现代研究】治疗原发性痛经：取穴关元、三阴交、地机，患者排空小便，仰卧位，用0.25mm×40mm毫针，指切进针法进针，直刺20～30mm，行"烧山火"针法，产生热感即止。如针下未产生热感，可随患者呼气时，再施前法，一般不超过3次，手法操作完毕后，留针

30 分钟，待针下松弛，趁患者呼气时，将针快速拔出，疾按针孔，于月经来潮前 7 日开始治疗，至月经来潮第 1 日止，每日治疗 1 次，连续治疗 3 个月经周期。治疗期间停服任何止痛药物。总有效率 96.05%。

——陈仲新.烧山火手法治疗原发性痛经 76 例.陕西中医，2008，29（7）：874 ～ 875.

7. 中极（CV 3）足太阳经之募穴，足三阴经、任脉之交会穴

【定位】在下腹部，前正中线上，当脐中下 4 寸。

【解剖】皮肤→皮下组织→腹白线→腹横筋腹→腹膜外脂肪→壁腹膜。浅层主要布有髂腹下神经前皮支和腹壁浅动、静脉的属支。深层主要有髂腹下神经的分支。

【主治】

（1）中医病证：癃闭，遗尿，尿频，月经不调，带下，痛经，崩漏，阴挺，遗精，阳痿，疝气。

（2）西医疾病：①肾炎，泌尿系感染，尿潴留，遗尿，遗精，阳痿。②痛经，闭经，不孕症，功能性子宫出血，胎盘滞留。③坐骨神经痛。

【刺灸法】直刺 0.5 ～ 1 寸，需在排尿后进行针刺；可灸；孕妇禁针。

【临床应用】

（1）中极穴为任脉上穴位，而足三阴经及任脉与人体泌尿生殖系统无论在生理上还是病理上均密切相关，故在临床上常用于治疗慢性尿路炎症、前列腺炎等病症，屡用屡验，凡有小便不利或尿道感觉异常者，均可选用该穴。

（2）中极穴治疗对阳痿、遗尿、附件炎、盆腔炎、不孕等男女科疾病疗效颇佳。

【现代研究】电针中极穴治疗良性前列腺增生症：良性前列腺增生症是一种中老年男性常见的疾病，是导致前列腺癌的主要因素之一。增生的前列腺挤压尿道，导致一系列排尿障碍症状，如尿频、尿急、尿流细弱、残余尿感、排尿踌躇、尿不尽等，甚至导致尿失禁等症。这些症状严重影响患者的生活质量，不及时治疗会导致许多严重并发症（如急性尿潴留、尿路结石、肾功能不全等），甚至会危及患者的生命。良性前列腺增生症引起的膀胱出口梗阻，既有机械性因素，也有张力性因素。前列腺增生导致机械阻力增加，而张力性因素与膀胱颈、尿道、前列腺、前列腺包膜中的平滑肌和纤维组织张力大小直接有关。

取穴：中极穴。

用具：0.30 mm×75 mm 毫针，韩氏穴位神经刺激仪（型号 LH202H）。

操作：用 75% 酒精棉球常规消毒，施术者以指切进针法刺入穴位，毫针针尖与皮肤约成 75°角，针尖向会阴部进针 50～60 mm，局部酸胀感，行雀啄法使针感放射至会阴即停止操作，接韩氏穴位神经刺激仪，将输出旋钮调至 0 位，再将输出电极的一端夹在中极穴处的针柄上，另一端夹在置于耳垂的无关电极上（即将盐水棉球固定于耳垂），慢慢旋动输出旋钮，选择频率 2/100 Hz 的疏密波，电压 9 V，刺激强度以患者能耐受为度，时间 20 分钟。

结果：针刺中极穴是治疗良性前列腺增生症的有效方法。多中心随机对照研究结果显示电针中极穴与口服前列康片比较，两种方法在改变良性前列腺增生症症状上，前者明显优于后者，且具有较好的安全性，针刺中极穴疗法不良事件发生率低。

针刺中极穴疗法在改善患者前列腺症状评分、生活质量、夜尿次数、尿线现状、小腹症状、最大尿流量、残余尿量和前列腺体积上有十分显著的疗效。

——刘清国. 电针中极穴治疗良性前列腺增生症：多中心随机对照研究. 中国针灸，2008，28（8）：555～559.

8. 京门（GB 25）足少阴经之募穴

【定位】在侧腰部，章门后 1.8 寸，当第 12 肋骨游离端的下方。

【解剖】皮肤→皮下组织→腹外斜肌→腹内斜肌→腹横肌。浅层布有第 11、12 胸神经前支的外侧皮支及伴行的动、静脉。深层有第 11、12 胸神经前支的肌支和相应的肋间、肋下动、静脉。

【主治】

（1）中医病证：①小便不利，水肿。②腹胀，泄泻，肠鸣，呕吐。

③腰痛，胁痛。

（2）西医疾病：①肾炎，疝痛，尿石症。②肋间神经痛，腰背肌劳损，肠炎。

【刺灸法】直刺 0.5 ～ 1.0 寸。

【临床应用】

（1）①配肾俞、委中、三阴交，治肾虚腰痛。

（2）配天枢、中脘、支沟、阳陵泉，治腹胀。

（3）配关元、复溜、三阴交，治水肿。

（4）配足三里、中脘、天枢，治腹泻。

【现代研究】治疗肾绞痛：取患侧京门和患侧腹部压痛点，毫针直刺两穴后加电针仪通电，绞痛即减轻，2 ～ 3 分钟痛止，持续半小时，如复发可重复针刺，治疗 27 例绞痛皆止。

——董玉珍. 电针京门穴治肾绞痛. 山东中医杂志，1990，9（2）：41.

9. 膻中（CV 17）手厥阴经之募穴，八会穴之气会，任脉、足太阴经、足少阴经、手太阳经、手少阳经之交会穴

【定位】在胸部，当前正中线上，平第 4 肋间隙，两乳头连线的中点。

【解剖】皮肤→皮下组织→胸骨体。布有第 4 肋间神经的前皮支和胸廓内动、静脉的穿支。

【主治】

（1）中医病证：①胸闷，气短，胸痛，心悸，咳嗽，气喘。②乳汁少，乳痛。③呕逆，呕吐。

（2）西医疾病：①支气管炎，支气管哮喘，肺炎。②心绞痛，肋间神经痛，乳腺炎，产后乳汁分泌不足。

【刺灸法】直刺 0.3 ～ 0.5 寸，或平刺；可灸。

【临床应用】

（1）膻中是任脉腧穴，临床多用于心肺病变，尤宜于心肺气虚病证，如心痛、心悸、心烦，及咳嗽、气喘、呼吸困难、咳唾脓血、肺结核等呼吸系统病证。

（2）膻中穴在临床上还常用于噎膈、臌胀、呃逆、呕吐涎沫等消化系统病证，以及乳腺炎、产后缺乳、肥胖、消瘦、瘿气、霍乱、转筋、尸厥、胸部疼痛、腹部疼痛、肋间神经痛等其他病证。

【现代研究】电针膻中穴有治疗产后缺乳：产后缺乳是指产后乳腺分泌的乳汁量少，甚或全无，不能满足哺乳的需要。多由身体虚弱，气血生化不足；或由肝气郁结，乳汁不行所致。另外，精神紧张、劳逸失常、哺乳方法不当均可影响乳汁分泌。

取穴：膻中穴。

用具：0.30 mm×25 mm 长毫针，韩氏穴位神经刺激仪（型号LH202H）。

操作：用 75% 酒精棉球常规消毒，在膻中穴向下平刺进针约 20 mm 左右，捻转得气后，接韩氏穴位神经刺激仪，一端接针柄，另一端握于患者右手，疏密波型，频率为 2.5 Hz，强度以患者耐受为度，留针 20 分钟。每日针刺 1 次，3 日为 1 个疗程。

结果：电针膻中穴治疗产后缺乳疗效良好。

其对产妇乳房的充盈度、泌乳量均有所提高，并可进一步改善新生儿体重、人工喂养次数及容量、婴儿小便次数等。其作用与中医药食的通乳汤疗效相当。而针刺膻中穴的方法，疗效确切，费用低廉，操作简单，对产妇及新生儿无任何毒副作用。

作用机制：产妇分泌乳汁可能与丘脑－垂体－卵巢这三个主要环节所构成的生殖内分泌轴的调节有关。电针时，下丘脑产生抑泌乳素分泌的因子水平提高，使得血中的泌乳素含量趋于下降。

——何军琴 . 针刺膻中穴治疗产后缺乳：多中心随机对照研究 . 中国针灸，2008，28（5）：317 ～ 320.

10. 石门（CV 5）手少阳经之募穴

【定位】在下腹部，前正中线上，当脐中下 2 寸。

【解剖】皮肤→皮下组织→腹白线→腹横筋腹→腹膜外脂肪→壁腹膜。浅层主要布有第 11 胸神经前支的前皮支和腹壁浅动、静脉的分支或属支。深层主要有第 11 胸神经前支的分支。

【主治】

（1）中医病证：①小便不利，遗精，阳痿，带下，崩漏，产后恶露不尽，疝气。②腹痛，腹胀，水肿，泄泻。

（2）西医疾病：①外阴炎，肾炎，膀胱炎，尿道炎，尿潴留。②闭经，不孕症，功能性子宫出血，乳腺炎。③肠炎，阑尾炎等。

【刺灸法】直刺 0.5～1 寸，可灸，孕妇慎用。

【临床应用】

（1）配三焦俞，属俞募配伍，治腹胀，腹水，癃闭。

（2）配商丘，治少腹坚痛，下引阴中。

（3）配气海，治下元亏损，崩中漏下。

（4）配大肠俞，治大便不禁，肠鸣腹痛。

【现代研究】对雌性大鼠生育能力的影响：电针妊娠大鼠"石门"穴 30 分钟 / 天，针刺组妊娠动物数、每鼠着床胎数减少，全子宫重量减轻，孕酮、睾酮水平显著降低，表明针刺石门穴能够起到节制生育的目的。

——徐秋玲，张鸥，谷世喆 . 针刺"石门"穴对雌性大鼠生育能力的影响 . 上海针灸杂志，2008，27（ ）：44～46.

11. 日月（GB 24）胆之募穴； 足少阳、足太阴经之交会穴

【定位】在上腹部，当乳头直 ，第 7 肋间隙，前正中线旁开 4 寸。

【解剖】皮肤→皮下组织→ 腹外斜肌→肋间外肌。浅层布有第 6、7、8 肋间神经外侧皮支和伴行的 静脉。深层有第 7 肋间神经和第 7 肋间后动、静脉。

【主治】

（1）中医病证： ，呕吐，吞酸，呃逆，胃脘痛。②胁肋胀痛。

（2）西医疾病： 黄疸，膈肌痉挛，胃及十二指肠溃疡，急、慢性肝炎，胆囊炎。③ 间神经痛。

【刺灸法】 刺或平刺 0.5～0.8 寸。

【临床应用】

（ 穴为足少阳胆经募穴，是治疗胆囊疾患的首选穴，临床上 囊炎、胆结石等症均可选用该穴进行治疗。

（2）日月穴还可用于治疗因胆囊炎、胆结石引起的各种消化道症状，如呕吐、呃逆、反酸等。

（3）应用日月穴邻近治疗作用，可治疗胁肋胀痛、肋间神经痛等症。

（4）日月穴激光照射治疗胆道疾病取日月穴，用7毫瓦氦氖激光器（波长9328 nm，光斑直径3 cm），用导光纤维直接照射穴位，每穴10分钟。每日1次，10次为1个疗程。

【现代研究】针刺日月穴治疗慢性胆囊炎：慢性胆囊炎系胆囊慢性病变，大多数是由胆囊结石、慢性感染、化学刺激及急性胆囊炎反复迁延发作所致。临床上常表现为上腹部隐痛、消化不良等症状。具体症状表现有：上腹或右上腹疼痛，以及上腹饱胀不适、反酸嗳气、恶心、呕吐等消化不良症状。

取穴：双侧日月穴。

用具：0.30mm×25mm毫针。

操作：用75%酒精棉球常规消毒，采用夹持进针法，沿肋骨缘斜刺10 mm左右，行泻法1分钟，以酸胀感至右上腹或背部为度，留针30分钟，留针期间不行针。每日1次，每周针刺5次，连续4周。

夹持进针法：左手拇、食二指夹持针身下端，将针尖固定于皮肤表面部位，右手持针柄，使针体垂直。右手指力下压时，左手拇、食指同时用力，将针刺入皮肤。或用右手拇、食二指夹持针体下端，露出针尖3～5 mm，对准穴位利用腕力快速刺入，然后再与押手配合刺入所需深度。

结果：针刺日月穴可以改善慢性胆囊炎的临床症状。针刺日月穴在减轻患者阵痛、胆囊区压痛等方面疗效优于对照的昆仑穴效果。

作用机制：针刺日月穴有促进胆汁分泌和使胆道口括约肌松弛的功能，从而起到排石、泻火的作用。中医学认为日月为胆经募穴，为胆经经气募集之处，针之可调理肝胆之经气，疏肝利胆；本穴又为足太阴、足少阳、阳维之会，可助脾胃之运化水谷，降上逆之气，功可健脾降逆，治疗胆囊炎的各种临床症状。

——杜翠云.针刺日月穴治疗慢性胆囊炎的临床观察.针灸临床杂志，2007，23（4）：35～37.

12. 期门（LR l4）足厥阴经之募穴；足厥阴、足太阴经与阴维脉之交会穴

【定位】在胸部，当乳头直下，第 6 肋间隙，前正中线旁开 4 寸。

【解剖】皮肤→皮下组织→胸大肌下缘→腹外斜肌→肋间外肌→肋间内肌。浅层布有第 6 肋间神经的外侧皮支，胸腹壁静脉的属支。深层有第 6 肋间神经和第 6 肋间后动、静脉的分支或属支。

【主治】

（1）中医病证：①胸胁胀痛②腹胀，呃逆，吐酸。③乳痈，郁闷。

（2）西医疾病：①肋间神经痛。②肝炎，肝大，胆囊炎，胃肠神经症，腹膜炎。③胸膜炎，心肌炎，高血压。

【刺灸法】斜刺 0.5 ～ 0.8 寸。

【临床应用】

（1）配肝俞、膈俞，治胸胁胀痛。

（2）配内关、足三里，治呃逆。

（3）配阳陵泉、中封，治黄疸。

【现代研究】治疗顽固性呃逆：取双侧期门穴。取维生素 B_1 注射液 50mg/mL，2% 利多卡因注射液 1mL 的混合液，操作方法：患者仰卧位，期门常规消毒，用一次性 5mL 注射器将上述 2mL 混合液，斜刺或平刺 0.5 ～ 0.8 寸，患者感胀痛有时向腹后壁放射即得气，回抽无血，可向穴内注混合药液 1mL，用同样方法注射对侧期门穴，每日 1 次，3 次为 1 个疗程，有效率 97%。

——刘显．期门穴阻滞治疗顽固性呃逆 61 例．针灸临床杂志，2004，20（1）：41.

七、八会穴

1. 章门（LR 13）

详见"下篇 特定穴临床应用 六、募穴"。

2. 中脘（CV 12）

详见"下篇 特定穴临床应用 六、募穴"。

3. 膻中（CV 17）

详见"下篇 特定穴临床应用 六、募穴"。

4. 膈俞（BL 17）八会穴之血会

【定位】在背部，当第 7 胸椎棘突下，后正中线旁开 1.5 寸。

【解剖】皮肤→皮下组织→斜方肌→背阔肌→竖脊肌。浅层布有第 7、8 胸神经后支的侧皮支和伴行的动、静脉。深层有第 7、8 胸神经后支的肌支和相应肋间后动、静脉背侧的分支或属支。

【主治】

（1）中医病证：①胃脘痛，呕吐，呃逆，饮食不下，便血。②咳嗽，气喘，吐血，潮热，盗汗。③瘾疹。

（2）西医疾病：①心内外膜炎，心脏肥大，心动过速，贫血，慢性出血性疾患。②胃炎，胃溃疡，食管癌，胃癌，食管狭窄，肝炎，肠炎，肠出血，神经性呕吐，膈肌痉挛。③淋巴结核，小儿营养不良，荨麻疹。

【刺灸法】斜刺 0.5～0.8 寸。

【临床应用】

（1）膈俞穴为足太阳膀胱经腧穴，又为血之所会，可活血、补血、理血，又可调心肺、理肠胃，对全身性血液病如贫血、血小板减少症等亦有很好的调理作用；对肿瘤患者在放疗、化疗后所致的白细胞减少症有明显疗效。《循经考穴编》：膈俞"主诸血症妄行"。《医宗金鉴》:"更治一切失血症"。

（2）膈俞穴可用于治疗其邻近部位的疾病，如治疗肺部疾病，咳嗽、哮喘、支气管炎等症；心脏疾患，如心动过速、心脏肥大、心膜炎等症。

（3）膈俞穴还可用治一些皮肤病，如荨麻疹、瘾疹等。

（4）针刺膈俞治疗血管性头痛。患者俯卧位，取双侧膈俞穴，常规消毒，斜刺进针约 20 mm，捻转手法得气，加韩氏穴位神经刺激仪。留针 30 分钟，每日 1 次。膈俞穴放血加火罐治疗荨麻疹取双侧膈俞穴，用 75% 酒精棉球常规消毒后，用三棱针直刺约 0.5 cm，随即用真空罐拔在穴位上，5～10分钟取下，有少量鲜血流出即可。

（5）中医认为荨麻疹为风邪侵袭肌肤所致，膈俞穴为八会穴之血会，具有行血活血之功，治疗时常以"治风先治血，血行风自灭"为原则。膈俞为治疗血证之要穴。

【现代研究】电针膈俞穴用于防治癌症化疗不良反应：化疗引起的恶心呕吐，是肿瘤患者化疗过程中常见的胃肠道不良反应。严重的恶心呕吐会影响化疗的顺利进行以及患者的生存质量，大约有6%的患者因无法耐受化疗引起的胃肠道逆反应而拒绝继续治疗。

取穴：双侧膈俞穴。

用具：0.25mm×25mm毫针，韩氏穴位神经刺激仪（型号LH202H）。

操作：用75%酒精棉球常规消毒，刺皮后，以45°角向后正中线的方向斜刺15～20 mm，得气后，接韩氏穴位神经刺激仪，疏密波，频率2/100Hz，强度以患者能耐受为度，通电20分钟。从化疗第1天开始，1天1次，治疗1周。

结果：癌症化疗时配合膈俞穴治疗，对因化疗引起的生存质量、体力下降及血液系统损害、胃肠道不适等症状均有一定的改善作用，在一定程度上减轻了癌症化疗的不良反应。

——李巧林.电针膈俞穴治疗癌症化疗毒副反应的临床研究.广州中医药大学硕士论文，2007.

5. 阳陵泉〔GB 34〕

详见"下篇　特定穴临床应用　一、五输穴"。

6. 太渊〔LU 9〕

详见"下篇　特定穴临床应用　一、五输穴"。

7. 大杼〔BL 11〕八会穴之骨会；足太阳、手太阳经之交会穴

【定位】在背部，当第1胸椎棘突下，后正中线旁开1.5寸。见图2-19。

【解剖】皮肤→皮下组织→斜方肌→菱形肌→上后锯肌→颈夹肌→竖脊肌。浅层布有第1、2胸神经后支的内侧皮支和伴行的肋间后动、静脉背侧支的内侧皮支。深层有第1、2胸神经后支的肌支和相应的肋间后动、静脉背侧支的分支等结构。

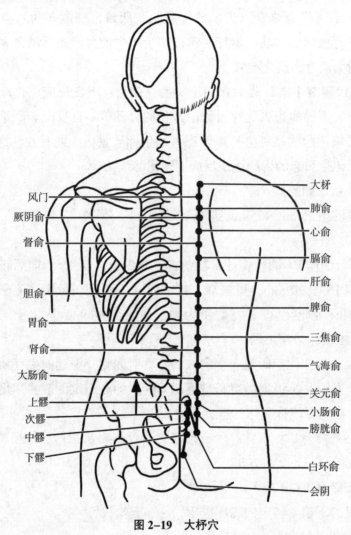

风门
厥阴俞
督俞
胆俞
胃俞
肾俞
大肠俞
上髎
次髎
中髎
下髎

大杼
肺俞
心俞
膈俞
肝俞
脾俞
三焦俞
气海俞
关元俞
小肠俞
膀胱俞
白环俞
会阴

图 2-19　大杼穴

【主治】

（1）中医病证：①咳嗽，发热。②头痛，肩背痛。

（2）西医疾病：①上呼吸道感染，咽炎，支气管炎，支气管哮喘，肺炎，头痛。②颈椎病，腰背肌痉挛，骨结核，膝关节骨质增生等。

【刺灸法】斜刺 0.5 ～ 0.8 寸。

【临床应用】

（1）配心俞，治胸中郁郁。

（2）配曲泉，治风痹痿厥。

（3）配丰隆、膻中，治哮喘。

（4）配夹脊、绝骨，治颈椎病、软骨病。

（5）配间使，治疟疾。

【现代研究】

（1）大杼穴刺络拔罐治疗膝关节痛：大杼穴用三棱针点刺出血，辅以火罐拔吸 10 分钟，出血量 10 ～ 15mL，隔天 1 次，7 次 1 个疗程。治疗 48 例，有效率 97.9%。

——王健 . 大杼穴刺络拔罐治疗膝关节痛 48 例 . 中国针灸，2003，23（1）：35.

（2）电针大杼穴治疗牙痛：取大杼穴，快速斜刺入皮肤 0.5 ～ 0.7 寸，行提插转手法，接电针仪两极于针柄上，每 5 分钟停电 1 次，留针 30 分钟，治疗 32 例，总有效率 96.88%。

——任华 . 电针大杼穴治疗牙痛 32 例 . 中医外治杂志，2005，14（2）：52.

8. 悬钟（GB 39）又称绝骨，八会穴之髓会

【定位】在小腿外侧，当外踝尖上 3 寸，腓骨前缘。

【解剖】皮肤→皮下组织→趾长伸肌→小腿骨间膜。浅层分布有腓肠外侧皮神经。深层有腓深神经的分支。如穿透小腿骨间膜可刺中腓动、静脉。

【主治】

（1）中医病证：①颈项强痛，落枕，偏头痛，咽喉肿痛。②胸胁胀痛。③痔疾，便秘。④中风后遗症，下肢痿痹，脚气。

（2）西医疾病：①下肢麻痹，踝关节及周围软组织疾病，脊髓炎，腰扭伤。②头痛，扁桃体炎，鼻炎，鼻出血。

【刺灸法】直刺 0.5 ～ 0.8 寸。

【临床应用】

（1）配风池、后溪、外关、阳陵泉，治颈项痛。

（2）配环跳、风市、阳陵泉、委中、足三里、殷门，治坐骨神经痛。

（3）配肾俞、太溪、阳陵泉、膝关、申脉、昆仑、丘墟，治腰腿痛。

【现代研究】

（1）指压悬钟穴治疗落枕：患者双足跟并拢，双上肢下垂，中指紧贴于裤缝，呈立正姿势站于高 45～50cm 的凳上，术者下蹲于患者背面，重叠按压悬钟穴，患者觉酸或胀或麻时，用力快速旋转按压，按压时嘱患者上身保持不动，站稳，随着按压旋转的节律由慢而快逐渐向左右或前后转动或旋转颈部，转动时逐渐增大向活动受限侧的幅度，每天1 次，每次每侧 3～5 分钟。按压时先按患侧，后按健侧。2 次治愈率87%，总有效率 100%。

——李凯 . 指压悬钟穴治疗落枕 136 例报告 . 西南国防医药，2007，17（1）：36.

（2）针刺悬钟治疗高血压病：针刺前先静卧 10 分钟。取双侧悬钟穴。针刺得气后用平补平泻手法，留针 30 分钟，期间每 10 分钟，运针1 分钟，每日 1 次，治疗 5 日后休息 2 日，10 次为 1 个疗程，治疗期间停用其他降压药物。总有效率 92.5%。

——张为 . 针刺悬钟穴治疗高血压病 40 例 . 河北中医，2006，28（2）：154.

八、八脉交会穴

1. 内关（PC 6）

详见"下篇　特定穴临床应用　三、络穴"。

2. 公孙（SP 4）

详见"下篇　特定穴临床应用　三、络穴"。

3. 外关（TE 5）

详见"下篇　特定穴临床应用　三、络穴"。

4. 足临泣（GB 4l）

详见"下篇　特定穴临床应用　一、五输穴"。

5. 列缺（LU 7）

详见"下篇　特定穴临床应用　三、络穴"。

6. 照海（KI 6）八脉交会穴，通阴跷脉

【定位】在足内侧，内踝尖下方凹陷处。

【解剖】皮肤→皮下组织→胫骨后肌膜。浅层布有隐神经的小腿内侧皮支、大隐静脉的属支。深层有跗内侧动、静脉的分支或属支。

【主治】

（1）中医病证：①月经不调，痛经，带下，阴挺，阴痒，小便频数，遗尿，遗精，阳痿，癃闭。②咽喉干痛，耳鸣，耳聋，目赤肿痛。③痫证，不寐。

（2）西医疾病：①阴道炎，子宫脱垂，遗尿，遗精，阳痿，肾炎，膀胱炎。②结膜炎，牙痛，耳鸣，耳聋，慢性喉炎，口腔炎。③头痛，脑脊髓膜炎，失眠，癫痫，精神分裂症。④下肢瘫痪，踝关节扭伤。

【刺灸法】直刺 0.5～0.8 寸。

【临床应用】

（1）照海穴属足少阴肾经，肾经循咽喉，故可治疗与咽喉相关的病证。如咽炎、扁桃体炎等。

（2）照海穴还用于治疗某些泌尿系疾病及妇科病。如小便频数、小便不通，月经不调、痛经、带下病，前、后二阴病等。

（3）揉按照海治疗肾虚牙痛。充分暴露患者照海穴，施术者用指按揉患者照海穴，加压逐渐增大，以患者能耐受为度，一般 10 分钟左右即可见效。肾虚牙痛：牙齿隐隐作痛或微痛，牙龈微红、微肿，久则龈肉萎缩，牙齿浮动，咬物无力，午后疼痛加重。全身可兼见腰膝酸软，头晕眼花，口干不欲饮，舌质红嫩，脉多细数。

【现代研究】电针照海穴治疗慢性单纯性咽炎：慢性单纯性咽炎是以咽黏膜的慢性炎症为主要病理的病证，多因急性咽炎反复发作或治疗不彻底，以及邻近器官病灶，如鼻窦炎、扁桃体炎、鼻咽炎、气管炎等刺激引起；烟酒过度、粉尘及有害气体刺激亦为常见病因。慢性单纯性咽炎临床表现：咽部不适，有异物感，总感到咽部有咽不下又吐不出的东西，咽喉干痒，刺激性咳嗽，发胀、堵塞等，晨起用力咳出黏稠痰块易引起恶心。食道或下咽部的癌症早期也会有类似的症状，因此发现以上症状之后应及早到医院做详细检查，以免贻误病情。

本病相当于中医学的"音喑""喉痹"。中医学认为主要因为肺肾气虚，虚火上炎，痰热或痰瘀互阻所致。临床常见症状有咽部不适，或疼或痒或干燥感、灼热感、异物感等，刺激性咳嗽，晨力咳出分泌物甚或作呕为主要表现，多言、受凉、疲劳等使症状加重，病程多两个月以上。

取穴：双侧照海穴。

用具：0.30mm×25mm 毫针，韩氏穴位神经刺激仪（型号 LH202H）。

操作：用 75% 酒精棉球常规消毒，将针与皮肤成 15°～ 20°角迅速刺入皮下，刺入 20 mm 左右，得气后，接韩氏穴位神经刺激仪，用特定时间间隔的 2/100 Hz 疏密波，刺激强度以患者能耐受为度，留针 20 分钟，隔日 1 次，30 日为 1 个疗程。

结果：电针照海穴在改善慢性咽炎临床症状方面有明显疗效。与中成药复方草珊瑚含片对比的试验结果显示，电针照海穴治疗慢性咽炎比口服中成药复方草珊瑚含片效果好，而且安全有效。

作用机制：照海乃足少阴肾经穴，足少阴肾经所过咽喉，肾为音声之根。又照海为八脉交会穴，通阴跷脉，而阴跷脉起于照海，上至于咽喉。

——孙远征 . 针刺列缺、照海配合药物治疗慢性咽炎疗效观察 . 上海针灸杂志，2013，32（7）：581 ～ 582.

7. 后溪（SI 3）

详见"下篇　特定穴临床应用　一、五输穴"。

8. 申脉（BL 62）八脉交会穴，通阳跷脉

【定位】在踝口，外踝尖直下，外踝下缘与跟骨之间凹陷中。

【解剖】皮肤→皮下组织→腓骨长肌腱→腓骨长肌腱→腓骨短肌腱→距跟外侧韧带。布有小隐静脉，腓肠神经的分支和外踝前动、静脉。

【主治】

（1）中医病证：①头痛，眩晕，不寐，嗜卧，癫狂痫。②目赤痛，眼睑下垂。③腰腿痛，项强；足外翻。

（2）西医疾病：①头痛，脑脊髓膜炎，内耳性眩晕，失眠，癫痫，精神分裂症。②腰肌劳损，下肢瘫痪，关节炎，踝关节扭伤。③肠炎，脑血管病后遗症。

【刺灸法】直刺 0.3～0.5 寸。

【临床应用】

（1）配京骨，治鼻衄，淋沥。

（2）配丘墟，治腋下肿，寒热，头肿。

（3）配风池、大椎，治癫疾。

（4）配阳陵泉、足三里，治下肢痿痹。

（5）配后溪，治头肩疼痛。

【现代研究】山莨菪碱申脉穴位注射治疗轮状病毒腹泻：申脉穴位注射山莨菪碱注射液 0.03mg，无效者第 2 天可重复使用 1 次。治疗 50 例，总有效率 96%。

——郑红英. 山莨菪碱申脉穴位注射治疗轮状病毒腹泻 50 例疗效分析. 中国医药导报，2007，4（6）：32.

九、下合穴

1. 足三里（ST 36）

详见"下篇　特定穴临床应用　一、五输穴"。

2. 上巨虚（ST 37）手阳明经之下合穴

【定位】在小腿前外侧，当犊鼻下 6 寸，距胫骨前缘一横指（中指）。见图 2-20。

【解剖】皮肤→皮下组织→胫骨前肌→小腿骨间膜→胫骨后肌。浅层布有腓肠外侧皮神经。深层有胫前动、静脉和腓深神经。如深刺可能刺中胫后动、静脉和胫神经。

【主治】

（1）中医病证：①肠中彻痛，肠痈，泄泻，便秘。②下肢痿痹，脚气。

（2）西医疾病：①阑尾炎，胃肠炎，痢疾，疝气，便秘，消化不良。②脑血管病后遗症，下肢麻痹或痉挛，膝关节肿痛。

【刺灸法】直刺 1.0 ～ 1.5 寸。

【临床应用】

（1）上巨虚穴为足阳明大肠经的下合穴，常用于治疗肠道疾病，如泄泻、便秘、阑尾炎、胃肠炎、细菌性痢疾等。治疗时常用补法。

（2）上巨虚穴的近治作用可用于治疗脚气、膝胫酸痛等下肢疾病。

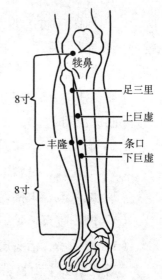

图 2-20　上巨虚、下巨虚穴

【现代研究】针刺上巨虚穴治疗溃疡性结肠炎：溃疡性结肠炎，又称慢性非特异性溃疡性结肠炎，是一种原因不明的结肠炎性疾病。病变主要限于大肠黏膜与黏膜下层。临床表现有腹泻、黏液脓血便、腹痛和里急后重（大便时腹痛窘迫、时时欲泻、肛门重坠、便出不爽之症）。病情轻重不等，多呈反复发作慢性病程。

取穴：双侧上巨虚穴。

用具：0.30mm×40mm 毫针。

操作：用 75% 酒精棉球常规消毒，直刺 25 ～ 35mm，得气后用平补平泻手法捻转 1 分钟，捻转角度 90°～ 180°，频率 60 次 / 分，每 10 分钟行针 1 次，留针 30 分钟。每日 1 次，10 日为 1 个疗程，疗程间隔 2 日，共针刺 3 个疗程。可同时每天口服水杨酸柳氮磺吡啶，剂量遵医嘱。

结果：针刺双侧上巨虚穴，对于溃疡性结肠炎患者的症状、体征有明显改善作用。针刺双侧上巨虚穴加口服水杨酸柳氮磺吡啶，对于溃疡性结肠炎患者的症状体征、结肠黏膜状态及大便隐血等方面均有明显改善作用，且与疗程呈正相关。

——黄建强. 针灸治疗溃疡性结肠炎作用机制探讨. 中国医药导报，2014，11（5）：166-168.

3. 下巨虚（ST 39）手太阳经之下合穴

【定位】在小腿前外侧，当犊鼻穴下9寸，距胫骨前缘一横指（中指）。见图2-20。

【解剖】皮肤→皮下组织→胫骨前肌→小腿骨间膜→胫骨后肌。浅层布有腓肠外侧皮神经。深层有胫前动、静脉和腓深神经。

【主治】

（1）中医病证：①小腹痛，腰脊痛引睾丸。②泄泻，痢疾，乳痈。③下肢痿痹。

（2）西医疾病：①急、慢性肠炎，急、慢性肝炎，胰腺炎。②癫痫，精神病，肋间神经痛。③下肢瘫痪，下肢麻痹痉挛。

【刺灸法】直刺1.0～1.5寸。

【临床应用】

（1）配阳陵泉、解溪，治下肢麻木。

（2）配幽门、太白，治泄痢。

（3）配足三里、梁丘、侠溪、肩井，治乳痈。

【现代研究】治疗面肌痉挛：用交叉取穴法取下巨虚、合谷，毫针刺入得气后，接G6805治疗仪，连续波，强度以患者能耐受为宜，每次留针25～30分钟，每日1次，隔日换取对侧穴位，7天1个疗程，每疗程间隔2～3日。共治疗38例，痊愈26例，显效9例，有效率92.1%。

——韩誉功.双穴治疗面肌痉挛38例.中国民间疗法，2004，12（11）：17.

4. 委中（BL 40）

详见"下篇　特定穴临床应用　五输穴"。

5. 委阳（BL 39）手少阳经之下合穴

【定位】在腘横纹外侧端，当股二头肌腱的内侧。

【解剖】皮肤→皮下组织→股二头肌→腓肠肌外侧头→腘肌起始腱和腘肌。浅层有股后皮神经。深层有腓总神经和腓肠外侧皮神经。

【主治】

（1）中医病证：①腹满，水肿，小便不利。②腰脊强痛，下肢挛痛。

（2）西医疾病：①腰背肌痉挛，膝腘肿痛，腓肠肌痉挛，下腹部痉挛。②肾炎，膀胱炎，乳糜尿，癫痫。

【刺灸法】直刺 1 ～ 1.5 寸。

【临床应用】

（1）配阴交、石门，治小腹坚痛引阴中，不得小便。

（2）配地五会、阳辅、申脉、天池、临泣，治腋下肿。

（3）配五处、身柱、委中、昆仑，治脊强反折、瘈疭、癫病、头痛。

（4）配中极，治遗尿。

（5）配殷门，治腰痛。

【现代研究】

（1）委阳肺俞刺络拔罐治疗湿疹：用三棱针快速点刺双侧委阳、肺俞出血，然后在穴位上拔火罐，每穴留罐 10 ～ 15 分钟，隔日治疗 1 次，3 次为 1 个疗程。治疗 38 例手部顽固性湿疹患者，总有效率 94.7%。

——徐田 . 刺络拔罐治疗手部顽固性湿疹 38 例 . 中国针灸，1997，17（5）：351.

（2）针刺委阳穴结合手法治疗腰突症：针刺委阳穴，提插捻转，由轻至重，以局部酸胀麻木为度，留针 30 分钟，亦对腰部做斜扳法整骨复位。每日治疗 1 次，10 次为 1 个疗程。观察 36 例，有效率 89%。

——孙德斌 . 针灸委阳穴结合手法治疗腰突症的临床观察 . 上海针灸杂志，1998，17（6）：12.

6. 阳陵泉（GB 34）

详见"下篇 特定穴临床应用 一、五输穴"。

十、交会穴

（一）督脉交会穴

1. 神庭（GV 24）督脉，足太阳、足阳明经之交会穴

【定位】在头部，当前发际正中直上 0.5 寸。

【解剖】皮肤→皮下组织→帽状腱膜→腱膜下疏松组织。布有额神经的滑车上神经和额动、静脉分支或属支。

【主治】

（1）中医病证：①头痛，眩晕，不寐，癫病。②目赤肿痛，流泪，鼻渊。

（2）西医疾病：①癫痫，精神病，神经官能症，癔症，脑血管意外及后遗症。②神经性呕吐，心动过速，感冒，鼻炎，结膜炎。

【刺灸法】平刺 0.3 ～ 0.5 寸，可灸。

【临床应用】

（1）配神门、内关、三阴交，治失眠。

（2）配风池、合谷、太冲，治小儿惊风。

（3）配攒竹、迎香、风门、合谷、至阴、通谷，治鼻衄清涕出。

【现代研究】治疗中风后焦虑症。

取穴：百会、神庭、印堂、水沟。

配穴：合谷、太冲、神门、内关。

针刺方法：选用 28 号 1 ～ 1.5 寸毫针，穴位常规消毒。先针刺水沟穴，针尖指向鼻中隔方向，重雀啄法，以患者能耐受为度；然后针刺百会穴，针尖指向前额方向，针刺神庭穴，向百会方向进针。行捻转补法 1 分钟，有传导感为佳。接 G6805 型电针仪，密波，频率 80 ～ 100 次/分，通电 30 分钟。再针刺印堂、合谷、太冲、神门、内关穴，平补平泻法，得气后留针 30 分钟。以上治疗每日 1 次，15 次为 1 个疗程，连续治疗 2 个疗程，有效率 82.35%。

——吴萍，刘松海．针刺治疗中风后焦虑症临床观察．辽宁中医杂志，2006，33（5）：600.

2. 百会（GV 20）督脉、足太阳经之交会穴

【定位】在头部，当前发际正中直上 5 寸，或两耳尖连线的中点处。

【解剖】皮肤→皮下组织→帽状腱膜→腱膜下疏松组织。布有枕大神经、额神经的分支和左、右颞浅动脉与左、右颞浅静脉及枕动、静脉吻合网。

【主治】

（1）中医病证：①头痛，眩晕，中风不语，癫狂痫。②不寐，耳鸣，耳聋，健忘。③脱肛，阴挺，泄泻。

（2）西医疾病：①头痛，脑血管意外及后遗症，癫痫，癔症，精神病，休克，失眠，神经衰弱。②痢疾，肠炎，脱肛。③高血压，子宫脱垂，耳鸣，耳聋，咽炎。

【刺灸法】 平刺 0.5～0.8 寸，可灸。

【临床应用】

（1）百会穴是督脉腧穴，居头顶正中，位于人体至高正中之处，为百脉聚会，故临床多用于治疗脏器下垂性以及下陷性疾病，如脱肛、子宫下垂、阴挺、崩漏、泄泻、遗尿等症。

（2）督脉是十四经脉中唯一一条入络于脑的经脉。经络所过，主治所及，故督脉可以治疗中枢神经系统的疾病，如中风、头痛、眩晕、癫狂痫、失眠、健忘等。

【现代研究】

（1）百会穴透刺对急性脑梗死运动功能障碍：脑梗死，是指局部脑组织因血液循环障碍，缺血、缺氧而发生的软化坏死，是最常见的缺血性脑血管病。主要是由于供应脑部血液的动脉出现粥样硬化和血栓形成，使管腔狭窄甚至闭塞，导致局灶性急性脑供血不足而发病；也有因异常物体（固体、液体、气体）沿血液循环进入脑动脉或供应脑血液循环的颈部动脉，造成血流阻断或血流量骤减而产生相应支配区域脑组织软化坏死。

脑梗死属中医学"中风"范畴，因其起病急骤，见症多端，变化迅速，与风性善行数变、风性主动之特征相符，故名为"中风"。《黄帝内经》对猝然跌倒、昏迷有"击仆""薄厥""煎厥""暴厥""气厥""大厥"的描述，而半身不遂则多以"偏枯""偏风""身偏不用""风痱"命名。中风的主要症状有：偏瘫、神志昏蒙、言语不利或不语、偏身感觉异常、口舌㖞斜；次要症状为：头痛、眩晕、瞳神变化、饮水发呛、目偏不瞬、共济失调。针灸治疗适用于意识清楚、病情基本稳定的急性脑梗死运动功能障碍患者。关于中风的记载，始见于《灵枢·九宫八风》：

"其有三虚偏于邪风，则为击仆偏枯矣"（"击仆偏枯"即指中风）。

取穴：百会穴。

用具：0.30mm×40mm 毫针。

操作：用 75% 酒精棉球常规消毒，百会穴向前透刺，针体与皮肤成 15°角刺入约 40mm 至帽状腱膜下，针后捻转 200 次 / 分，捻转 1 分钟，留针 8 小时。采用长时间留针间断行针法，留针期间，开始每隔 30 分钟行针 1 次，重复 2 次，然后每隔 2 小时行针 1 次，直至出针。每日 1 次，6 次为 1 个疗程，共治疗 3 疗程。

结果：百会穴透刺治疗急性脑梗死运动功能障碍有明显效果。

——李海涛 . 急性脑梗死运动功能障碍 . 黑龙江中医药大学硕士论文，2006.

（2）针刺百会穴可治疗中风后抑郁症：中风后抑郁症（简称 PSD）是常见中风并发症，占中风患者的 20% ～ 79%。症状一般在中风后 6 个月～ 2 年内最严重，对中风患者的功能恢复和死亡率有重要影响。中风后抑郁症临床表现多样，有些程度较轻，表现为睡眠紊乱、早醒、食欲丧失、体重减轻、对自身缺乏信心。

取穴：百会穴。

用具：0.30mm×25mm 毫针。

操作：用 75% 酒精棉球常规消毒后，平刺百会穴 6 ～ 10mm，得气后采用小幅度捻转补法，施术 1 分钟，留针 30 分钟。每日 2 次，连续 4 周为 1 个疗程。

结果：针刺百会穴对中风后抑郁症有肯定的治疗作用。

作用机理：针刺可提高中枢神经系统的多巴胺（DA）、去甲肾上腺素（NE）及 5- 羟色胺（5–HT）的含量，说明针刺是通过改变患者的单胺类递质含量发挥作用的。《难经》曰："督脉者，起于下极之俞，并于脊里，上至风府，入属于脑。"脑为元神之府，参与神经功能活动，调节思维情志，故针刺百会穴有调节中风后抑郁症作用。

——谢青 . 百会穴穴位疗法干预脑梗死后抑郁的临床研究 . 广州中医药大学硕士论文，2016.

3. 脑户（GV 17）督脉、足太阳经之交会穴。

【定位】在头部，后发际正中直上2.5寸，风府上1.5寸，枕外隆凸的上缘凹陷处。

【解剖】皮肤→皮下组织→左、右枕额肌枕腹之间→腱膜下疏松组织。布有枕大神经的分支和枕动、静脉的分支或属支。

【主治】

（1）中医病证：①头重，头痛，眩晕，项强。②癫病，瘛疭。

（2）西医疾病：①头痛，脑出血，癫痫，癔症，功能性失语。②结膜炎，视神经炎。

【刺灸法】平刺0.5～1寸，可灸。

【临床应用】

（1）配通天、脑空，治头重痛。

（2）配太阳、合谷，治眩晕。

（3）配胆俞、意舍、阳纲，治目黄、胁痛、食欲不振。

【现代研究】治疗脑动脉硬化性痴呆：

主穴：百会、强间、脑户。

配穴：本神、风池、足三里。

操作：患者取坐位，皮肤常规消毒，用0.35mm×40mm毫针，主穴沿督脉向后针刺，至帽状腱膜下；配穴针刺得气后，行针1分钟，留针40分钟，每日1次，30次为1个疗程。总有效率92%。

——张宏，郇玉红，郭文乾.针刺督脉三穴治疗脑动脉硬化性痴呆疗效分析.四川中医，2008，26（1）：116～117.

4. 风府（GV 16）督脉、阳维脉之交会穴

【定位】在项部，当后发际正中直上1寸，枕外隆凸直下，两侧斜方肌之间凹陷中。

【解剖】皮肤→皮下组织→左、右斜方肌腱之间→项韧带（左、右头半棘肌之间）→左右头后大、小直肌之间。浅层布有枕大神经和第3枕神经的分支及枕动、静脉的分支或属支深层有枕下神经的分支。

【主治】

（1）中医病证：①头痛，眩晕，项强，中风不语，半身不遂，癫狂痫。②咽喉肿痛，目痛，鼻衄。

（2）西医疾病：①癫痫，精神病，癔症，脑血管意外及后遗症，神经性头痛。②急、慢性支气管炎，感冒，支气管哮喘，咽喉炎。③高血压，聋哑，颈椎病，项背肌损伤。

【刺灸法】伏案正坐位，使头微前倾，项肌放松，向下颌方向缓慢刺入 0.5～1 寸，针尖不可向上，以免刺入枕骨大孔，误伤延髓。可灸。

【临床应用】

（1）配大椎、本神、身柱、腰奇，治癫痫。

（2）配百会、太阳、昆仑，治头痛。

（3）配风池、水沟、太冲、合谷，治小儿惊风。

（4）配肺俞、太冲、丰隆，治狂躁奔走，烦乱欲死。

【现代研究】治疗中风后遗症：

主穴：风府、哑门，每次选 1 穴，两穴交替进行。风府、哑门按颈围法计算进针深度，用 30 号针，针刺以得气为准，隔日针 1 次。

配穴：曲池、肩髃、合谷、外关、环跳、足三里等，每次选用 2～4 个穴，诸穴交替使用按常规进针深度，针刺感应向上下传导为最佳效果。同时配合肢体功能锻炼。15 天为 1 个疗程，一般治 3～4 个疗程。后遗症时间长者，宜针刺 4～6 个疗程，总有效率 96.7%。

——刘雅玲. 针刺风府哑门穴治疗中风后遗症 152 例疗效观察. 山西中医，2006，22（1）：33～35.

5. 哑门（GV 15）督脉、阳维脉之交会穴

【定位】在项部，当后发际正中直上 0.5 寸，第 1 颈椎下。

【解剖】皮肤→皮下组织→左、右斜方肌之间→项韧带（左、右头夹肌之间→左、右头半棘肌之间）。浅层有第 3 枕神经和皮下静脉。深层有第 2、3 颈神经后支的分支。椎外（后）静脉丛和枕动、静脉的分支或属支。

【主治】

（1）中医病证：①舌强不语，暴喑，重舌。②癫狂痫。③头痛，项强，中风。

（2）西医疾病：①脑血管意外，癫痫，癔症，精神病，头痛，脑膜炎，脊髓炎，大脑发育不全。②聋哑，声音嘶哑，喉炎，舌肌麻痹，鼻出血。③颈部软组织损伤，颈椎综合征。

【刺灸法】伏案正坐位，使头微前倾，项肌放松，向下颌方向缓慢刺入 0.5～1 寸。

【临床应用】

（1）配廉泉、耳门、翳风、合谷，治聋哑。

（2）配水沟、足三里、大钟，治痴呆。

（3）配水沟、腰奇，治癫痫。

【现代研究】治疗经前期紧张综合征：取穴风池、哑门。患者取俯伏坐位，用 75% 乙醇消毒穴位皮肤，选用 50mm 毫针，针尖向鼻尖方向斜刺风池穴 1～1.5 寸深，施捻泻法，强刺激，得气后，连续捻转 2 分钟使针感尽量上行至头部，然后留针 20 分钟，每 5 分钟行针 1 次；用长 40mm 毫针，针尖向下斜刺哑门穴 0.8～1.2 寸深，手法同上。出针后，悬灸风池、哑门两穴，以舒适热感、穴位皮肤红润为宜，每穴灸 15 分钟。月经来前出现临床症状时开始针灸，至月经来停止。针灸每日 1 次，连续治疗 2 个月，总有效率 89%。

——徐树立. 针灸风池哑门治疗经前期紧张综合征疗效观察. 上海针灸杂志，2008，27（4）：23.

6. 大椎（GV 14）督脉，手、足六阳经之交会穴

【定位】在背部，后正中线上，第 7 颈椎棘突下凹陷中。

【解剖】皮肤→皮下组织→棘上韧带→棘间韧带。浅层主要布有第 8 颈神经后支的内侧支和棘突间皮下静脉丛。深层有棘突间的椎外（后）静脉丛和第 8 颈神经后支的分支。

【主治】

（1）中医病证：①热病，疟疾，骨蒸潮热，咳嗽，喘逆，中暑。②小儿惊风，癫狂痫。③畏寒，风疹，头项强痛，落枕。

（2）西医疾病：①感冒，支气管炎，支气管哮喘，肺结核，肺气肿，扁桃体炎。②精神病，癫痫，小儿惊厥，癔症，脑血管病后遗症。③肝炎，呕吐，黄疸，小儿消化不良。④鼻出血，牙龈炎，老年初期白内障，颈椎病。

【刺灸法】斜刺 0.5 ～ 1 寸，可灸，也可刺络放血。

【临床应用】

（1）大椎穴是督脉腧穴。针刺大椎穴可以提高人体免疫力，降低各种疾病引起的高热，尤其对感冒引起的高热效果更好。

（2）针刺大椎穴还可以增加机体白细胞数量，提高肺功能，用于治疗风疹、荨麻疹、痤疮等皮肤病，以及小儿惊风、癫痫等神志病证。

【现代研究】

（1）电针大椎穴治疗感冒高热：感冒，中医学称"伤风"，是由多种病毒引起的一种呼吸道常见病。多发于初冬，但春、夏季也可发生。早期症状有咽部干痒或灼热感、喷嚏、鼻塞、流涕，开始为清水样鼻涕，2 ～ 3 日后变稠；可伴有咽痛；一般无发热及全身症状，或仅有低热、头痛。一般经 5 ～ 7 日痊愈。高热是指体温达到 39.0℃以上。

中医诊断感冒高热的标准为：发热较甚，摸之烫手，或出现恶热、烦渴症状，体温在 39.0℃以上，谓之壮热，又称高热。常见感冒分型：

①风寒证：可见恶寒重，发热轻，无汗，头痛，肢节酸疼，鼻塞声重，时流清涕，脉浮或浮紧。还可伴有咽痒，咳嗽，痰吐稀薄色白，口不渴或喜喝热饮，舌苔薄白而润。

②风热证：可见身热较重，微恶风，汗泄不畅，咽燥，或咽喉乳蛾红肿疼痛，鼻塞，流黄浊涕，脉象浮数。

取穴：大椎穴。

用具：0.30 mm×25 mm 毫针，韩氏穴位神经刺激仪（型号 LH202H）。

操作：用 75% 酒精棉球常规消毒，针刺大椎，针尖略向上，将韩氏穴位神经刺激仪输出线的小针夹一端夹在刺入大椎的针柄上，令患者手持另一端作为无关电极，选用 2/100Hz 疏密波，刺激强度以引起肌肉微微颤动、患者感觉舒适为宜（8 ～ 20 mA）。每次治疗 20 分钟，治疗 1 次。

结果：针刺大椎穴治疗感冒退热迅速，效果明显。针刺大椎穴不但退热快，还可以改善感冒的其他症状，如恶寒、鼻塞、肢体酸痛、咽痛、流涕、出汗、头痛、咳嗽、口渴等均有好转。

作用机制：针刺对特异性免疫和非特异性免疫都有增强作用，从而解除发热的外致热源。大椎穴处布有第 8 颈神经后支和棘突间皮下静脉丛，针刺通过刺激外周神经，调节下丘脑体温调节中枢的放电，使之恢复到正常水平；针刺还可以降低发热患者的交感神经兴奋性，通过抑制交感神经的活动来降低机体的代谢，并提高皮肤血流量以调节体温。

——肖蕾.针刺大椎对感冒高热退热效果的临床观察.中国针灸，2007，27（3）：169～172.

（2）针刺大椎配合拔罐治疗痤疮：中医学认为痤疮大多是因肺热血热，肺主皮毛，其华在面。丘疹色红，乃肺热熏蒸，血热蕴阻肌肤所致，故在治疗上以清肺热、祛肺风为主。大椎穴隶属督脉，又是督脉与手、足三阳之会，主治热性病。在该穴上点刺放血少许，再配合拔罐疗法，具有清泄肺热血热、活血化瘀作用。

操作：取大椎穴，局部消毒，然后用消毒后三棱针快速点刺放血少许；即刻用火罐拔其穴位上，5 分钟后取下。2 日 1 次，5 次为 1 个疗程。用该法治疗 30 例，痊愈：皮损基本消退，16 例；有效：皮损消除 50% 以上，12 例；无效：皮损消除不足 50%，2 例。

——赵宏.不同腧穴、频次刺络放血拔罐治疗寻常痤疮疗效观.上海针灸杂志，2015，34（12）：1200～1203.

7. 陶道（GV 13）督脉、足太阳经之交会穴

【定位】在背部，当后正中线上，第 1 胸椎棘突下凹陷中。

【解剖】皮肤→皮下组织→棘上韧带→棘间韧带。浅层主要布有第 1 胸神经后支的内侧皮支和伴行的动、静脉，深层有棘突间的椎外（后）静脉丛，第 1 胸神经后支的分支和第 1 肋间后动、静脉背侧支的分支或属支。

【主治】

（1）中医病证：①热病，骨蒸潮热，疟疾。②头痛，眩晕，脊强。③癫狂痫。

（2）西医疾病：①流行性感冒。②头痛，眩晕，神经衰弱，癫痫，精神分裂症，小儿麻痹后遗症。③发热，疟疾，荨麻疹，颈项、肩胛部肌肉痉挛。

【刺灸法】斜刺 0.5～1 寸，可灸。

【临床应用】

（1）配神堂、风池，治洒淅寒热，颈项强痛，头昏头痛。

（2）配肺俞，治咳嗽喘急。

【现代研究】治疗交感型颈椎病：临床试验取陶道、风池、肩井穴（双侧），选用 0.25mm×40mm 不透钢一次性针灸针直刺进针，用平补平泻法，以患者有酸胀感为得气。得气后予同侧风池、肩井接通电针仪 2组，调以疏密波，强度以患者能耐受为度。陶道穴进针时针尖与皮肤成15°夹角，针刺方向向上，从陶道穴向上透刺，以透刺到胸 1 与胸 2 棘突间为佳，不接电针，每隔 10 分钟捻转法行针 1 次。在治疗 2 个疗程后，结果提示陶道为主治疗交感型颈椎病有更显著的疗效，对阻止疾病的发展有良好的效果。

——顾忠平.陶道穴为主治疗交感型颈椎病.浙江中医药大学学报，2012，36（2）：197～198.

8. 水沟（GV 26）督脉、手足阳明经之交会穴

【定位】在面部，当人中沟的上 1/3 与中 1/3 交点处。

【解剖】皮肤→皮下组织→口轮匝肌。布有眶下神经分支及上唇动、静脉。

【主治】

（1）中医病证：①昏厥，中风，抽搐，中暑，癫狂痫。②口㖞，唇肿，齿痛，鼻塞，鼻衄，牙关紧闭。③黄疸，消渴，遍身水肿。④脊膂强痛，闪挫腰痛。

（2）西医疾病：①癫痫，癔症，精神病，晕车。②鼻炎，鼻出血，面肌痉挛，面神经麻痹，面部蚁行感。③急性腰扭伤，糖尿病。

【刺灸法】向上斜刺 0.3～0.5 寸，或用指甲按掐；不灸。

【临床应用】

（1）配中冲、合谷，治中风不省人事。

（2）配委中，治闪挫腰痛。

（3）配百会，治昏迷。

（4）配十宣、涌泉、委中，治中暑。

（5）配合谷透劳宫，治癔病。

【现代研究】

（1）电针水沟穴对脑出血大鼠脑血管神经调节物质 NPY 的作用与机制

方法：将健康青年 wistar 大鼠随机分为正常组、假手术组、模型3、24、72 小时组、电针 3、24、72 小时组，每组各 10 只。采用胶原酶Ⅶ诱发的大鼠尾壳核出血模型；电针组取水沟穴治疗，用连续波，频率120 次 / 分，强度 1mA，留针 30 分钟。造模麻醉醒后立即针刺 1 次，每隔 24 小时再针刺 1 次。根据 Bederson 神经体征评分法进行综合等级评分，并采用免疫组化方法检测各组大鼠皮层组织 NPY 的动态表达。

结果：①造模麻醉醒后电针治疗组的神经缺损体征综合评分略高于模型组。3 日后，电针治疗组神经缺损体征综合评分与模型组及电针治疗前比较均有明显差异。②正常组与假手术组大鼠大脑皮层神经元和内皮细胞有少量的 NPY 阳性表达；脑出血后 3 小时大鼠大脑皮层 NPY 的阳性表达开始增高，24 小时呈最高峰，胞浆和突起浓染呈棕褐色，血管内皮细胞细胞质中有棕色颗粒，72 小时时有所下降，与正常组比较均有显著差异。电针组大鼠大脑皮层神经元和内皮细胞的 NPY 阳性表达，也于 3 小时开始表达，于 24 小时表达较高，72 小时表达减弱，与模型组比较均有显著差异。结论：电针水沟穴能有效抑制脑出血后 3、24、72 小时时大脑皮质神经元和血管内皮细胞 NPY 的表达增强，改善脑出血大鼠的行为体征。

——杜艳军，孙国杰，孔立红.电针水沟对脑出血大鼠大脑皮质 NPY 调节作用的动态观察.中国中医急症，2011，20（2）：254.

（2）电针水沟对脑缺血大鼠海马降钙素基因相关肽、神经肽 γ 含量的影响

方法：将 40 只 SD 大鼠随机分为正常组、假手术组、模型组、电针组，每组 10 只。采用线栓法制作大鼠局灶性脑缺血模型。造模成功后即刻开始电针水沟穴，连续波，频率 2 Hz，强度 1mA，治疗 30 分钟，每天 1 次，连续治疗 5 天。采用放射免疫法检测各组大鼠海马 P 4CGRP 和 NPY 含量。

结果：造模后大鼠海马 CGRP 含量明显下降，NPY 含量明显升高

（$P < 0.01$）；电针组 CGRP 含量较模型组显著升高，NPY 含量明显降低（$P < 0.01$）。

结论：电针可通过调节海马神经肽含量，达到抗脑缺血损伤的作用。

——黄伟.电针"水沟"对脑缺血大鼠海马降钙素基因相关肽、神经肽 γ 含量的影响.针刺研究，2009，34（1）：13.

（二）手太阳小肠经交会穴

1. 颧髎（SI 18）手少阳、太阳经之交会穴

【定位】在面部，当目外眦直下，颧骨下缘凹陷处。

【解剖】皮肤→皮下组织→颧肌→咬肌→颞肌。浅层布有上颌神经的眶下神经分支，面神经的颧支、颊支，面横动、静脉的分支或属支。深层有三叉神经的下颌神经分支分布。

【主治】

（1）中医病证：口喎，眼睑动，齿痛，面痛，颊肿。

（2）西医疾病：①面神经麻痹，面肌痉挛，三叉神经痛。②鼻炎，鼻窦炎，牙痛等。

【刺灸法】直刺 0.3 ～ 0.5 寸或斜刺 0.5 ～ 1 寸。慎灸。

【临床应用】

（1）配攒竹、太阳、下关、地仓、颊车，治口眼喎斜。

（2）配合谷、二间、颊车、翳风，治齿痛，三叉神经痛。

【现代研究】

（1）治疗三叉神经痛：28 号 3 寸毫针以与颧骨尖切面呈 80°角刺入，针尖朝风府方向，刺入 2.5 ～ 2.8 寸，以患者出现可耐受的电击样麻胀感半面放散为度，留针 30 分钟。

——李世对.颧髎穴深刺治疗三叉神经痛探析.中国针灸，1997，17（2）：89.

（2）治疗过敏性鼻炎：毫针垂直刺入颧髎穴 5 ～ 8mm，局部有酸胀或发麻之感即可，留针 20 分钟，每天 1 次（双侧），5 次为 1 个疗程。治疗 38 例，总有效率 94.7%。

——宋振芳.针刺颧髎穴治疗过敏性鼻炎 38 例疗效观察.针灸临床

杂志，1996，12（10）36.

2. 听宫（SI 19）手、足少阳，手太阳经之交会穴

【定位】在面部，耳屏前，下颌骨髁状突的后方，张口时呈凹陷处。

【解剖】皮肤→皮下组织→外耳道软骨。分布有耳颞神经，颞浅动、静脉耳前支的分支或属支等结构。

【主治】

（1）中医病证：①耳鸣，耳聋，聤耳，齿痛。②癫狂痫。

（2）西医疾病：①聋哑，耳鸣，耳聋，中耳炎，外耳道炎，失音，牙痛。②三叉神经痛，精神病，癫痫。③颞颌关节炎等。

【刺灸法】张口，直刺 0.5～1 寸。慎灸。

【临床应用】

（1）配耳门、翳风、外关、中渚，治耳鸣，耳聋。

（2）配颊车、合谷、下关，治齿痛。

【现代研究】治疗突发性耳聋：针刺耳门、听宫、听会，不提插不捻转，以患者得气为度，双侧耳门加用 G6805 电针治疗仪，连续波，频率 40Hz，电流强度以患者耐受为度。

——张翠彦，王寅.深刺与浅刺治疗突发性耳聋的疗效观察.中国针灸，2006，26（4）：256.

3. 臑俞（SI 10）手、足太阳经，阳维、阳跷脉之交会穴

【定位】在肩部，当腋后纹头直上，肩胛冈下缘凹陷中。

【解剖】皮肤→皮下组织→三角肌→冈下肌。浅层分布有锁骨上外侧神经。深层有肩胛上动、静脉的分支或属支，旋肱后动、静脉的分支或属支等。

【主治】

（1）中医病证：肩臂痛，足跟痛，瘰疬。

（2）西医疾病：①肩周炎。②颈淋巴结结核。

【刺灸法】向前直刺 1～1.2 寸。

【临床应用】

（1）配后溪、臂臑、肩井，治肩周炎。

（2）配曲池，治上肢不遂。

（3）配膻中、肩井、太冲、合谷、少泽，治乳痈。

【现代研究】治疗足跟痛：取患侧臑俞穴，得气后继续行针 1 分钟，部分患者足部有酸胀冷热感，温针灸清艾 5 壮，起针后注意局部保暖，隔日 1 次，10 次为 1 个疗程。治疗 123 例，总有效率 95.9%。

——吴正涛. 臑俞穴温针灸治跟痛证 123 例. 南京中医药大学学报，1995，11（5）：29.

4. 秉风（SI 12）手阳明、太阳经，手、足少阳经之交会穴

【定位】在肩胛部，冈上窝中央，天宗直上，举臂有凹陷处。

【解剖】皮肤→皮下组织→斜方肌→冈上肌。浅层分布有第 2 胸神经后支的皮支和伴行的动、静脉。深层有肩胛上神经的分支和肩胛上动、静脉的分支或属支分布。

【主治】

（1）中医病证：肩背疼痛，手臂酸麻。

（2）西医疾病：①肩关节周围炎，冈上肌腱炎，肩胛神经痛。②支气管炎等。

【刺灸法】直刺 0.5～0.8 寸。

【临床应用】

（1）配天宗、后溪、治肩背痛。

（2）配天容、肩髃、外关，治上肢酸麻疼痛。

【现代研究】针刺加火罐治疗风湿背脊痛：取天宗、秉风、曲垣、大杼、风门、肺俞、大椎，针刺得气直达病所，留针 20～30 分钟后出针，再取各部位的痛点施用闪火法拔罐，留罐 10～15 分钟，针刺每日 1 次，火罐隔日 1 次，10 次为 1 个疗程，疗程间休息 3 天。治疗 64 例，有效率 9.0%。

——李淑红，针刺加火罐治疗风湿病 200 例. 中国针灸，1998，18（6）：370.

（三）手阳明大肠经交会穴

1. 迎香（LI 20）手、足阳明经之交会穴

【定位】在鼻翼外缘中点旁，当鼻唇沟中。

【解剖】皮肤→皮下组织→提上唇肌。浅层有上颌神经的眶下神经分支。深层有面动、静脉的分支或属支，面神经颊支。

【主治】

（1）中医病证：①鼻塞，鼽衄，口㖞，面痒。②胆道蛔虫病。

（2）西医疾病：①鼻炎，鼻窦炎，嗅觉减退，鼻出血，鼻息肉。②胆道蛔虫病，便秘。③面神经麻痹。

【刺灸法】斜刺或平刺，0.3～0.5寸。

【临床应用】

（1）迎香穴为手阳明大肠经腧穴，是治疗鼻部疾病的第一要穴。可治疗过敏性鼻炎、鼻窦炎、鼻衄、鼻塞、嗅觉减退、流涕等鼻部病变。

（2）迎香穴还可用于治疗其邻近的头面部疾病，如面神经麻痹、面肌痉挛、面部蚁行感、头痛等。

（3）迎香穴配合四白穴（取穴：瞳孔正中央下的2 cm处）可治疗胆道蛔虫症。

【现代研究】电针迎香穴治疗过敏性鼻炎。观察电针迎香穴和口服开瑞坦对于治疗过敏性鼻炎，其各指标（喷嚏、流涕、鼻塞、鼻痒等）改善情况。

结果：电针优于服用开瑞坦。

作用机理：蝶腭神经节发出的副交感神经节后纤维，以及感觉和交感神经纤维，分布于眼眶、泪腺、鼻腔、蝶窦等处，支配一般感觉、腺体分泌、小血管运动，故针刺迎香穴对过敏性鼻炎具有很好的治疗作用。治疗时还应积极寻找过敏源并尽量避免接触；少食生冷油腻辛辣之品；加强身体锻炼，增强体质，坚持治疗，方可达治愈之目的。

——黄嫚.电针迎香穴治疗过敏性鼻炎的临床研究.北京中医药大学硕士论文，2006.

2.巨骨（LI 16）手阳明、阳跷脉之交会穴

【定位】在肩上部，当锁骨肩峰端与肩胛冈之间凹陷处。见图2-21。

【解剖】皮肤→皮下组织→肩锁韧带→冈上肌。浅层布有锁骨上外侧神经。深层布有肩胛上神经的分支和肩胛上动、静脉的分支或属支。

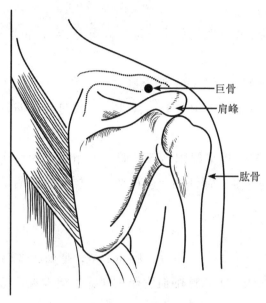

图 2-21　巨骨穴

【主治】

（1）中医病证：①肩臂挛痛不遂。②瘰疬，瘿气。

（2）西医疾病：①肩关节周围炎，肩关节及肩部软组织损伤。②吐血，胃出血。③颈淋巴结核，高热痉挛，下牙痛。

【刺灸法】直刺，微斜向外下方，进针 0.5 ～ 1.0 寸。

【临床应用】

（1）配前谷，治臂不举。

（2）配绝骨，治颈项强痛。

（3）配孔最、尺泽、鱼际、肺俞，治咯血。

【现代研究】巨骨穴穴位注射加手法治疗肩周炎：注射用 2% 利多卡因 6mL，泼尼松龙 2mL，维生素 B_1 100mg，维生素 B_{12} 500g 混合液，将药物缓慢注入。5 ～ 7 日注射 1 次，3 次为 1 个疗程。穴位注射后，进行肩部手法治疗，先采用揉搓等手法使肩部肌肉放松，然后施以点按、弹拨、捏拿等以梳理肌肉，最后采取牵引、斜扳手法将患肢上提、前屈、后伸、外展、绕肩等活动，每天进行 1 次，每次手法不少于 45 分钟，10 ～ 15 天为 1 个疗程。152 例中，痊愈 86 例，显效 40 例，好转

20 例，无效 4 例。

——王洁伟.穴位注射加手法治疗肩周炎.井冈山医专学报，2000，7（3）：93.

3. 肩髃（LI 15）手阳明、阳跷脉之交会穴

【定位】在肩部，三角肌上，臂外展，或向前平伸时，当肩峰前下方凹陷处。

【解剖】皮肤→皮下组织→三角肌→三角肌下囊→冈上肌腱。浅层布有锁骨上外侧神经、臂外侧上皮神经。深层有旋肱后动、静脉和腋神经的分支。

【主治】

（1）中医病证：①上肢不遂，肩痛不举，瘰疬。②瘾疹。

（2）西医疾病：①急性脑血管病后遗症，肩周炎。②高血压，乳腺炎，荨麻疹。

【刺灸法】直刺或向下斜刺 0.8 ～ 1.5 寸。

【临床应用】

（1）肩髃穴为手阳明大肠经腧穴，有行气止痛、祛风散寒、通利血脉之功，为治疗肩关节周围炎第一要穴。

（2）肩髃穴还可用于治疗一些皮肤病，如荨麻疹、淋巴结结核等。

（3）肩髃穴的近治作用，还可以用于治疗落枕、头痛、面瘫等。

【现代研究】肩髃穴对肩关节周围炎有良好的治疗作用。临床研究显示：

（1）电针肩髃穴对粘连前期的疗效优于粘连期。

（2）电针肩髃穴的治疗作用与口服双氯芬酸钠作对比的研究结果显示，电针肩髃穴治疗肩周炎的疗效优于口服双氯芬酸钠对照组。

作用机理：针刺可通过影响中枢系统，促进内源性鸦片样物质、5-羟色胺、乙酰胆碱等神经介质释放，而达到镇痛作用。中医认为取肩髃穴治疗肩周炎，以疏通阳明、阳跷脉两经之气。阳明为多气多血之经，针之能调和气血，振奋阳气，疏经通络，祛风散寒，祛瘀止痛，通利关节，"通则不痛"。

——车涛.电针肩髃穴治疗肩关节周围炎疗效观察.上海针灸杂志，

2006, 5（1）: 21～22.

（四）手少阳三焦经交会穴

1. 角孙（TE 20） 手少阳、足少阳、手阳明经之交会穴

【定位】在头部，折耳郭向前，当耳尖直上入发际处。见图2-22。

【解剖】皮肤→皮下组织→耳上肌、颞筋膜浅层及颞肌。分布着耳颞神经的分支，颞浅动、静脉耳前支。

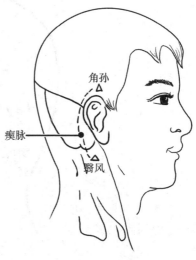

图2-22 角孙

【主治】

（1）中医病证：①目翳，齿痛，疖腮，耳聋，耳鸣。②偏头痛，项强。

（2）西医疾病：①腮腺炎，牙痛，牙龈炎，角膜白斑，视神经炎，视网膜出血，中耳炎，口腔炎，耳聋，耳鸣。②甲状腺肿。

【刺灸法】平刺0.3～0.5寸。小儿腮腺炎宜用灯火灸。

【临床应用】

（1）配翳风、耳门、风池，治耳部肿痛。

（2）配睛明、攒竹、肝俞，治目赤肿痛。

（3）配颊车、下关、合谷、小海，治牙痛。

（4）配太阳、头维、太冲、风池，治偏头痛。

（5）配曲池、下关、合谷、外关、颊车、翳风，治颊肿。

【现代研究】点灼角孙穴治疗腮腺炎：将点燃的火柴头对准角孙穴快速点灼一下，见一点黄白色，轻微有点烧灼感。48例患者经1次点灼治愈30例，2次治愈16例。2例因下颌下淋巴结炎加用抗生素治疗而愈。

——刘镜斌，刘医清.火柴头点灼角孙穴治疗腮腺炎48例.社区医学杂志，2008，6（14）: 72.

2. 翳风（TE 17） 手、足少阳经之交会穴

【定位】在耳垂后方，当乳突与下颌角之间的凹陷处。见图2-23。

【解剖】皮肤→皮下组织→腮腺。浅层分别有耳大神经和颈外静脉的属支。深层有颈外动脉的分支、耳后动脉、面神经等。

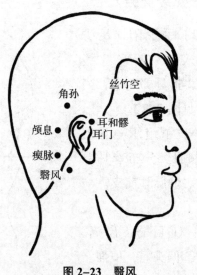

角孙　丝竹空

颅息　耳和髎　耳门

瘈脉

翳风

图 2-23　翳风

【主治】

（1）中医病证：①耳鸣，耳聋，聤耳。②口㖞，牙关紧闭，头痛，齿痛，呃逆，瘰疬，颊肿。

（2）西医疾病：①聋哑，腮腺炎，眼疾，牙痛，下颌关节炎。②面神经麻痹，头痛，膈肌痉挛，笑肌麻痹。

【刺灸法】直刺 0.8 ～ 1.2 寸。

【临床应用】

（1）配合谷、内庭，治胃热齿痛。

（2）配复溜、太溪，治虚火上炎之齿痛。

（3）配地仓、颊车、下关、四白、合谷，治面瘫或颊肿。

（4）配听宫、听会、会宗、下关，治耳鸣、耳聋。

（5）配合谷、大迎，治咽喉疼痛。

【现代研究】针刺加激光翳风穴治疗周围性面瘫：取翳风穴刺 1.0 ～ 1.5 寸使有针感并扩散；牵正穴向后斜刺 1 寸；余穴常规针刺，平补平泻。急性期浅刺留针 20 分钟；恢复期深刺或透刺，中强刺激，电针翳风和牵正穴，主穴接负极，以面肌抽动，能耐受，无胀痛感为宜，每次 20 分钟。每日 1 次，10 次 1 个疗程。治疗 86 例，总有效率为 96.5%。

——藏伟. 针刺加激光翳风穴为主治疗周围性面瘫 86 例. 湖北中医杂志，2008，30（7）：51.

3. 天髎（TE 15）手少阳经、阳维脉之交会穴

【定位】在肩胛部，肩井与曲垣连线中点，当肩胛骨上角处。

【解剖】皮肤→皮下组织→斜方肌、冈上肌。浅层分布着锁骨上神经和第 1 胸神经后肢外侧皮支。深层有肩胛背动、静脉的分支或属支，肩胛上动、静脉的分支和属支以及肩胛上神经等结构。

【主治】

（1）中医病证：肩臂痛，落枕，颈项强痛。

（2）西医疾病：颈椎病，冈上肌腱炎。

【刺灸法】直刺 0.5 ～ 0.8 寸。

【临床应用】

（1）配天宗、肩髃、曲池，治肩臂痛。

（2）配风池、大椎，治颈项强痛。

（3）配内关、膻中，治胸中烦满。

【现代研究】治疗肩胛肋骨综合征：取背部天髎、神堂、膈关三穴，采用齐刺法配合在天髎穴和膈关穴接通直流电电针治疗，治疗 10 次为 1 疗程，50 例患者经 1 个疗程结束后，其中痊愈者 36 例，显效者 8 例，有效者 5 例，总有效率达到 98%。

——冉鹏飞. 齐刺法配合电针治疗肩胛肋骨综合征 50 例. 光明中医，2016，31（16）：2389 ～ 2390.

4. 耳和髎（TE 22）手少阳、足少阳、手太阳经之交会穴

【定位】在头侧部，当鬓发后缘，平耳郭根之前方，颞浅动脉的后缘。

【解剖】皮肤→皮下组织→耳前肌→颞筋膜浅层及颞肌。浅层分布有耳颞神经，面神经颞支，颞浅动、静脉的分支及属支。深层有颞深前、后神经，均是三叉神经下颌神经的分支。

【主治】

（1）中医病证：①头痛，耳鸣。②牙关紧闭，口㖞。

（2）西医疾病：①头痛，面神经麻痹，面肌痉挛。②外耳道炎，耳鸣，鼻炎，下颌关节炎。

【刺灸法】避开动脉，斜刺或平刺 0.3 ～ 0.5 寸。

【临床应用】

（1）配翳风、听宫、太溪，治耳鸣。

（2）配颊车，治面瘫。

（3）配风池、太阳、印堂、足临泣，治偏头痛。

（4）配下关、四白、攒竹、夹承浆、颊车、地仓、合谷、内庭、太冲，治三叉神经痛。

【现代研究】灯火灸治疗急性扁桃体炎：取双侧耳和髎穴，灯心草一根蘸以麻油，点燃后迅速在穴位皮肤上灸之，一点即起，火灸部位即起微红的小泡，不愈者，隔日再行 1 次。治疗 34 例，有效率为 97.1%。

——戴文涛 . 灯火灸治急性扁桃体炎 34 例 . 中国针灸,1994,14（2）: 34.

（五）足太阳膀胱经交会穴

1. 大杼（BL 11）

详见"下篇　特定穴临床应用　七、八会穴"。

2. 风门（BL 12）督脉、足太阳经之交会穴

【定位】在背部，当第 2 胸椎棘突下，后正中线旁开 1.5 寸。

【解剖】皮肤→皮下组织→斜方肌→菱形肌→上后锯肌颈夹肌→竖脊肌。浅层布有第 2、3 胸神经后支的内侧皮支和伴行的肋间后动、静脉背侧支的内侧皮支；深层有第 2、3 胸神经后支的肌支和相应的肋间后动、静脉背侧支的分支等。

【主治】

（1）中医病证：①伤风，咳嗽。②发热，头痛，项强，胸背痛。

（2）西医疾病：①感冒，支气管炎，肺炎，哮喘，胸膜炎，百日咳等。②荨麻疹，背部痈疽，颈淋巴结核，遗尿等。

【刺灸法】斜刺 0.5 ～ 0.8 寸。

【临床应用】

（1）配五处，治时时嚏不已。

（2）配肩井、中渚、支沟、后溪、腕骨、委中，治肩背酸痛。

（3）配大椎、合谷，治流感。

（4）配肺俞、孔最，治胸痛、咯血。

（5）配曲池、列缺、血海，治荨麻疹。

【现代研究】风门穴拔罐治疗顽固性面神经麻痹。取穴位 2 组：阳白、上明、地仓；太阳、下关、翳风。2 组穴位交替使用。分别用 0.3mm×25mm 毫针针刺，得气后按电针治疗用连续波，留针 15 分钟。同时取风门穴拔罐。针刺每日 1 次，拔罐隔日 1 次，10 次为 1 个疗程。治疗 42 例，总有效率达 97.62%。

——白芬兰 . 电针加拔罐治疗顽固性面神经麻痹 42 例 . 河北中医，2003，25（5）：372.

3. 附分（BL 41）手太阳、足太阳经之交会穴

【定位】在背部，当第 2 胸椎棘突下，后正中线旁开 3 寸。

【解剖】皮肤→皮下组织→斜方肌→菱形肌→上后锯肌→竖脊肌。浅层布有第 2、3 胸神经后支的皮支和伴行的动、静脉。深层有肩胛背神经，肩胛背动、静脉，第 2、3 胸神经后支的肌支和相应的肋间后动、静脉背侧支的分支或属支。

【主治】

（1）中医病证：颈项强痛，肩背拘急，肘臂麻木。

（2）西医疾病：①感冒，肺炎。②颈椎病，颈部肌肉痉挛。③肋间神经痛，副神经麻痹。

【刺灸法】斜刺 0.5 ～ 0.8 寸。

【临床应用】

（1）配大椎、肩髃、天井，治肩背拘急疼痛。

（2）配风池、后溪，治颈项强痛。

【现代研究】治疗肋椎关节错位：患者取俯卧位，两上肢自然平放在躯干两侧，术者站在患者的健侧，两手掌施令呼滑推法，紧贴背伸肌自上而下反复推按 2～3 分钟，然后用进按法用双拇指按压风门穴、附分穴，可治疗肋椎关节错位，缓解肌肉痉挛，抑制疼痛。

——黄闼.肋椎关节错位的按摩疗法.按摩与导引，1986，（4）：50～51.

4. 睛明（BL 1）手、足太阳经，足阳明经与阴跷、阳跷脉之交会穴

【**定位**】在面部，目内眦内上方眶内凹陷处。见图 2-24。

【**解剖**】皮肤→皮下组织→眼轮匝肌→上泪小管上方→内直肌与筛骨眶板之间。浅层布有三叉神经眼支的滑车上神经，内眦动、静脉的分支或属支。深层有眼动、静脉的分支或属支，眼神经的分支和动眼神经的分支。

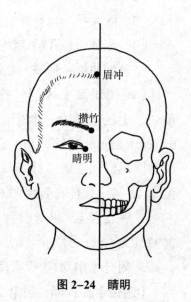

图 2-24　睛明

【**主治**】

（1）中医病证：①目视不明，目赤肿痛，夜盲，目翳。②急性腰痛。

（2）西医疾病：①近视，视神经炎，视神经萎缩，青光眼，色盲，视网膜炎，视网膜色素变性，结膜炎，角膜白斑。②急性腰扭伤，坐骨神经痛。

【**刺灸法**】嘱患者闭目，医者押手轻轻固定眼球，刺手持针，于眶缘和眼球之间缓缓直刺 0.5～1 寸，不宜提插捻转，以防刺破血管引起血肿；不宜灸。

【**临床应用**】

（1）配合谷、四白，治目生翳膜。

（2）配合谷、风池，治目赤肿痛，目痒。

（3）配肝俞、光明，治夜盲，色盲，近视，散光。

（4）配球后、风池、太冲，治青光眼。

（5）配瞳子髎，治外斜视；配合谷、太冲，治内斜视。

【现代研究】

（1）针刺对视神经萎缩闪光视觉诱发电位的影响：针刺睛明、承泣、上明穴，对 18 例 28 只眼的观察显示，针刺对视神经萎缩的视觉通路状态有改善作用。

——张宏.针刺对视神经萎缩闪光诱发电位的影响.上海针灸杂志，1997，16（1）：9.

（2）针刺治疗急性腰扭伤：直刺睛明穴 0.5～1 寸，不提插捻转，使其局部有针感为度，令患者活动腰部。留针 15 分钟，出针后按压针孔。治疗 67 例，1 次治愈 59 例。

——燕金芳.针刺睛明穴治疗急性腰扭伤 67 例.上海针灸杂志，1997，16（1）：46.

（六）足阳明胃经交会穴

1. 头维（ST 8）足阳明经、足少阳经、阳维脉之交会穴

【定位】在头侧部，当额角发际上 0.5 寸，头正中线旁 4.5 寸。

【解剖】皮肤→皮下组织→颞肌上缘的帽状腱膜→腱膜下疏松结缔组织→颅骨外膜。布有耳颞神经的分支，面神经的颞支，颞浅动、静脉的额支等。

【主治】

（1）中医病证：①头痛，眩晕。②目痛，迎风流泪，眼睑瞤动。

（2）西医疾病：①偏头痛，前额神经痛，精神分裂症，面神经麻痹。②脑出血，高血压病。③结膜炎，视力减退。

【刺灸法】向后平刺 0.5～0.8 寸或横刺透率谷。

【临床应用】

（1）配风池、百会、太阳、率谷、合谷、列缺，治偏正头痛。

（2）配风池、角孙、睛明，治目赤肿痛。

（3）配阳白、丝竹空、上关、合谷，治面瘫。

【现代研究】

（1）针刺头维治疗过敏性鼻炎：取上星、头维、印堂、太阳、头皮部位斜刺深至帽状腱膜下层，必须获得明显痛胀感并向外周扩散。用小

幅度提插捻转，中等刺激，平补平泻法，留针 30 分钟。治疗 76 例，总有效率 100%，显效率为 84.21%。

——纪晓平．针刺治疗过敏性鼻炎 76 例．中医杂志，1997，28（9）：536.

（2）头维十字刺治疗偏头痛：主穴取头维用十字刺法，一针从头维穴进针沿头皮自上而下，另一针沿头皮从前向后，两针十字交叉，同时行针，留针 1 小时，其间行针 2 次。风池穴左右对刺法，合谷、太冲常规刺法，三穴均平补平泻，留针 30 分钟，期间行针 1 次，5 次 1 个疗程，疗程间隔 2 日。共治疗 32 例，总有效率为 90.6%。

——成汝梅．头维十字刺治疗偏头痛 32 例．陕西中医，2007，28（8）：1067.

2. 承泣〔ST 1〕足阳明经、阳跷脉、任脉之交会穴

【定位】在面部，瞳孔直下，当眼球与眶下缘之间。见图 2-25。

【解剖】皮肤→皮下组织→眼轮匝肌→眶脂体→下斜肌。浅层布有眶下神经的分支，面神经的颧支。深层有动眼神经的分支，眼动、静脉的分支或属支。

【主治】

（1）中医病证：①目赤肿痛，流泪，夜盲，近视，眼睑动。②口喎，面肌痉挛。

（2）西医疾病：①急、慢性结膜炎，近视，远视，散光，青光眼，色盲，夜盲症，睑缘炎，角膜炎，视神经炎，视神经萎缩，白内障，视网膜色素变性，眶下神经痛。②面肌痉挛，面神经麻痹。

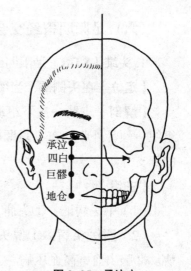

图 2-25　承泣穴

【刺灸法】嘱患者闭目，医者押手轻轻固定眼球，刺手持针，于眶下缘和眼球之间缓慢直刺 0.5 ～ 1 寸，不宜提插捻转，以防刺破血管引起血肿；禁灸。

【临床应用】

（1）配风池、合谷、睛明，治目赤肿痛。

（2）配睛明、风池、太冲，治青光眼。

（3）配睛明、足三里、肝俞、肾俞，治视神经萎缩。

（4）配合谷、攒竹、足三里、颊车、地仓，治口眼㖞斜。

【现代研究】

（1）针刺承泣穴治疗眼轮匝肌痉挛：取承泣穴，直刺 0.3 ～ 0.7 寸，得气后行捻转泻法，留针 30 分钟，每 5 分钟运针 1 次。每日 1 次，3 次 1 个疗程。治疗 22 例，总有效率为 95.5%。

——赵爱文，陈国勇.针刺承泣穴治疗眼轮匝肌痉挛 22 例.人民军医，2004，47（11）：682.

（2）针刺睛明、承泣穴为主治疗面肌痉挛：取睛明、承泣穴为主穴，阳白、四白、迎香等为辅穴。先针刺各辅穴，然后再针刺主穴，行平补平泻法。各穴均留针 30 分钟，隔日 1 次，10 次 1 个疗程。治疗 38 例，经 1 个疗程治愈率 39.47%，2 个疗程治愈率 69.57%，经第 3 个疗程治疗，全部痊愈。

——陈志刚.针刺睛明、承泣穴为主治疗面肌痉挛 38 例.针灸临床杂志，2004，20（8）：45.

3. 巨髎（ST 3）足阳明经、阳跷脉之交会穴

【定位】 在面部，瞳孔直下，平鼻翼下缘处，当鼻唇沟外侧。

【解剖】 皮肤→皮下组织→提上唇肌→提口角肌。布有上颌神经的眶下神经，面神经的颊支，面动、静脉和眶下动、静脉分支或属支的吻合支。

【主治】

（1）中医病证：①口㖞，面痛，齿痛，鼻衄，唇颊肿。②眼睑动。

（2）西医疾病：①面神经麻痹，面肌痉挛，三叉神经痛。②青光眼，近视，白内障，结膜炎，鼻炎，上颌窦炎，牙痛。

【刺灸法】 直刺 0.5 ～ 0.8 寸。慎灸。

【临床应用】

（1）配合谷、颊车、颧髎、睛明、风池、阳白，治口眼㖞斜。

（2）配合谷、下关、内庭，治牙痛。

（3）配天窗、颊车、外关、合谷，治唇颊肿。

【现代研究】治疗动眼神经麻痹：采用巨刺颔厌、巨髎穴治疗动眼神经麻痹，采用经络辨证、表里辨证，并根据本病分期、分型论治。发病前期以疏风散寒、疏通经络为主，采用毛刺法，选穴少、手法轻；发病中后期以扶助正气、调和气血为主，采用深刺法，选穴多、手法重，临床疗效显著。

——雷云.武连仲教授运用"维筋相交、巨刺法"治疗动眼神经麻痹经验.中国针灸，2018，38（7）：757～760.

4. 地仓（ST 4）足阳明经、手阳明经、阳跷脉之交会穴

【定位】在面部，瞳孔直下，当口角外侧。

【解剖】皮肤→皮下组织→口轮匝肌→颊肌、咬肌。浅层有眶下神经、颊神经（下颌神经分支）分布；深层有面神经颊支和面动脉分布。

【主治】

（1）中医病证：①口眼㖞斜，流涎，齿痛，颊肿，唇颊肿，流泪，唇缓不收。②口角瞤动。③中风失语，牙关紧闭。

（2）西医疾病：①面神经麻痹，面肌痉挛，三叉神经痛。②口角炎，小儿流涎。

【刺灸法】斜刺或平刺 0.5～0.8 寸。

【临床应用】

（1）配水沟、承泣、合谷、颊车，治口眼㖞斜。

（2）配承浆、合谷、颊车、下关，治口噤不开。

（3）配颊车、合谷，治齿痛。

【现代研究】针刺地仓穴为主治疗顽固性口腔溃疡：以 15°角由地仓向水沟透刺，得气后留针 5 分钟，然后退至皮下；再由地仓透刺承浆穴，得气后留针 5 分钟，再退至皮下；再由地仓透刺颊车，得气后留针 10 分钟。此外，在溃疡面对应的口腔外直刺，透过肌肉层，行大幅度捻转提插 10 余次，治疗 65 例，全部有效。

——张德利.针刺地仓穴为主治疗顽固性口腔溃疡 65 例.上海中医药杂志，2003，37（10）：1.

5. 下关（ST 7）足阳明经、足少阳经之交会穴

【定位】在面部耳前方，当颧弓与下颌切迹所形成的凹陷中。在颧弓下缘凹陷处，当下颌骨髁状突的前方，闭口取穴。

【解剖】皮肤→皮下组织→腮腺→咬肌与颞骨颧突之间→翼外肌。浅层布有耳颞神经的分支，面神经的颧支，面横动、静脉等。深层有上颌动、静脉，舌神经，下牙槽神经，脑膜中动脉和翼丛等。

【主治】

（1）中医病证：①耳聋，耳鸣，聤耳。②齿痛，口㖞，面痛。

（2）西医疾病：①牙痛，颞颌关节功能紊乱，下颌关节脱位，下颌关节炎，咬肌痉挛，耳聋，耳鸣。②面神经麻痹，三叉神经痛。③眩晕，足跟痛。

【刺灸法】直刺或斜刺 0.5～1.0 寸。慎灸。

【临床应用】

（1）配颊车、合谷、外关、翳风，治牙关紧闭。

（2）配大迎、颊车、巨髎，治面瘫。

（3）配阳溪、关冲、液门、阳谷、耳门、翳风、听宫，治耳鸣，耳聋，中耳炎。

（4）配合谷、翳风、听宫、耳门，治颞颌关节炎。

【现代研究】针刺下关穴为主治疗面肌痉挛：针刺阳白透鱼腰，下关穴直刺 0.5～1.5 寸，提插捻转后用泻法，有针感后，颧髎穴直刺 1 寸，瞳子髎透太阳穴，足三里、合谷、三阴交直刺，针双侧平补平泻，6805A 型电针，电极接下关和颧髎穴，电量以患者耐受为度，时间 40 分钟，10 次后休息两日，继续第 2 个疗程。共治疗 31 例，总有效率 93.5%。

——李丽琼.针刺下关穴为主治疗面肌痉挛 31 例疗效观察.云南中医中药杂志，2006，27（3）：33.

（七）足少阳胆经交会穴

1. 本神（GB 13）足少阳、阳维脉之交会穴

【定位】在头部，当前发际上 0.5 寸，神庭旁开 3 寸，神庭与头维连线的内 2/3 与外 1/3 的交点处。

【解剖】皮肤→皮下组织→枕额肌额腹。分布有眶上动、静脉和眶上神经以及颞浅动、静脉额支。

【主治】

（1）中医病证：①头痛，眩晕，目赤肿痛。②癫病，小儿惊风，中风昏迷。

（2）西医疾病：①神经性头痛，眩晕，癫痫。②胸胁痛，脑卒中，脑血管病后遗症。

【刺灸法】平刺 0.3 ～ 0.5 寸。

【临床应用】

（1）配神庭、攒竹、合谷、印堂，治前额头痛。

（2）配内关、颅息、期门、膻中，治胸胁痛。

（3）配前顶、囟会、天柱，治小儿惊风。

（4）配百会、十宣、水沟，治中风不省人事。

（5）配心俞、大陵、合谷、行间，治癫痫。

【现代研究】四神针治神：四神针是督脉之神庭，手少阴经之神门，足少阳胆经之本神及经外奇穴之四神聪，为治疗精神、神经方面疾患的组方，具有宁神开窍、疏郁镇静、止晕定惊之功效。对缺血性脑卒中、眩晕、儿童抽动秽语综合征、失眠、癫痫、一氧化碳中毒及各种疑难杂症多有良效。

——刘淳. 四神针治神之法. 针灸临床杂志，2006，22（8）：23～24.

2. 头临泣（GB 15）足少阳经、足太阳经与阳维脉之交会穴

【定位】在头部，当瞳孔直上入前发际 0.5 寸，神庭与头维连线的中点处。

【解剖】皮肤→皮下组织→帽状腱膜→腱膜下疏松结缔组织。分布有眶上神经和眶上动、静脉。

【主治】

（1）中医病证：①头痛，目眩，流泪，鼻塞，鼻渊。②小儿惊风，癫病。

（2）西医疾病：①头痛，小儿高热惊厥。②角膜白斑，急、慢性结膜炎，屈光不正。③急性脑血管病。

【刺灸法】 平刺 0.3 ～ 0.5 寸。

【临床应用】

（1）配攒竹、丝竹空、合谷、瞳子髎，治目赤痛。

（2）配百会、水沟、内关、后溪、太冲，治小儿惊痫。

（3）配肝俞、攒竹、瞳子髎、合谷，治目翳。

【现代研究】 头部透穴法治疗失眠：神庭透前神聪、左右头临泣透左右神聪、后神聪透强间。患者取仰卧位，用 0.38mm×40 ～ 50mm 毫针，针身与头皮呈 15°角刺入帽状腱膜下，各穴进针深度 40 ～ 50mm，以快速小幅度捻转，200 转 / 分，每针行针约 1 分钟。取得较强针感后，留针 1 小时。每日 1 次，10 次为 1 个疗程，共治疗 3 个疗程。总有效率 91.7%。

——董建萍，王顺，孙伟义 . 头部透穴法治疗失眠症随机对照观察 . 中国针灸，2008，28（3）：159 ～ 162.

3. 目窗（GB 16） 足少阳经、阳维脉之交会穴

【定位】 在头部，当前发际上 1.5 寸，头正中线旁开 2.25 寸。

【解剖】 皮肤→皮下组织→帽状腱膜→腱膜下疏松结缔组织。布有眶上神经和颞浅动、静脉的额支。

【主治】

（1）中医病证：①目赤肿痛，青盲，视物模糊，鼻塞。②头痛，眩晕，小儿惊痫。

（2）西医疾病：①神经性头痛，眩晕。②结膜炎，视力减退，牙痛。③感冒。

【刺灸法】 平刺 0.3 ～ 0.5 寸。

【临床应用】

（1）配睛明、瞳子、风池、攒竹、络却、大陵，治目赤肿痛。

（2）配天冲、风池、印堂，治头痛。

（3）配百会、水沟、神门、中冲、合谷，治癫痫。

【现代研究】 针刺目窗为主治疗单纯性青光眼：取目窗穴，毫针向

眼部方向沿皮刺入 0.5 寸，使针感向眼区放射，留针 30 分钟，每日 1 次，10 次为 1 个疗程，疗程间隔 2 日。属肝郁者加太冲、膻中、内关；肝肾两虚者加肝俞、肾俞、太溪；心脾两虚者加心俞、脾俞、神门，治疗 46 例，总有效率 84.8%。

——景宽.针刺目窗穴为主治疗单纯性青光眼的疗效观察.云南中医杂志，1990，11（4）：31.

4. 正营（GB 17）足少阳经、阳维脉之交会穴

【定位】在头部，当前发际上 2.5 寸，头正中线旁开 2.25 寸。

【解剖】皮肤→皮下组织→帽状腱膜→腱膜下疏松结缔组织。布有眶上神经和枕大神经的吻合支，颞浅动、静脉的顶支，枕大神经和枕动、静脉的分支。

【主治】

（1）中医病证：①头痛，眩晕，项强。②齿痛，唇强。

（2）西医疾病：①牙痛，视神经萎缩，头痛，眩晕。②呕吐。

【刺灸法】平刺 0.3 ～ 0.5 寸。

【临床应用】

（1）配风池、外关、头维、率谷，治偏头痛。

（2）配颊车、下关、合谷、太阳，治牙关不利、牙齿痛。

（3）配风池、行间、内关、太阳、印堂，治眩晕、呕吐。

【现代研究】针刺目窗穴为主治疗单纯性青光眼：目窗穴取 1 寸毫针，向眼部方向沿皮刺入 0.5 寸，使针感向眼区放射，背俞穴取 1.5 寸毫针，针尖向脊柱方向斜刺，深 1 寸左右。每日 1 次，留针 30 分钟，10 次为 1 个疗程，结果 46 例中，痊愈 16 例，显效 23 例，总有效率为 84.8%。

——景宽.针刺目窗穴为主治疗单纯性青光眼的疗效观察.云南中医杂志，2009，11（4）：31 ～ 32.

5. 承灵（GB 18）足少阳经、阳维脉之交会穴

【定位】在头部，当前发际上 4.0 寸，头正中线旁开 2.25 寸。

【解剖】皮肤→皮下组织→帽状腱膜→腱膜下疏松结缔组织。分布有枕大神经和枕动、静脉的分支。

【主治】

（1）中医病证：①头痛，眩晕。②目痛，鼻塞，鼻衄。

（2）西医疾病：头痛，感冒，鼻炎，鼻出血，发热。

【刺灸法】平刺 0.3～0.5 寸。

【临床应用】

（1）配太冲、百会，治巅顶头痛。

（2）配迎香、风池、合谷、印堂，治鼻渊、鼻塞不通、鼻衄。

（3）配大椎、风池、曲池、合谷，治发热、恶风寒。

6. 脑空（GB 19）足少阳经、阳维脉之交会穴

【定位】在头部，当枕外隆凸的上缘外侧，头正中线旁开 2.25 寸，平脑户。

【解剖】皮肤→皮下组织→枕额肌枕腹。分布有枕大神经，枕动、静脉，面神经耳后支。

【主治】

（1）中医病证：①头痛，耳鸣，目眩，颈项强痛。②癫狂痫，惊悸。

（2）西医疾病：①感冒，支气管哮喘。②癫痫，精神病，头痛。③耳鸣，鼻炎，鼻出血。④肩颈部肌痉挛。

【刺灸法】平刺 0.3～0.5 寸。

【临床应用】

（1）配脑户、风池、昆仑，治后头痛。

（2）配风池、支沟、后溪、悬钟，治颈项强痛。

（3）配神门、内关，治心悸。

（4）配腰奇、大椎、身柱、神门、束骨，治癫疾。

（5）配听会、翳风，治耳聋。

【现代研究】治疗椎动脉型颈椎病：临床研究针刺脑空穴结合艾灸治疗椎动脉型颈椎病，治愈 21 例，显效 8 例，总有效率为 80%。研究证实，针刺能够通过双向调节方式有效改善椎动脉供血，从而纠正血流动力学紊乱，保证颈动脉椎－基底动脉供血，缓解患者因颈部供血不足而引发的一系列临床症状。

——韦丽丽．针刺结合艾灸脑空穴治疗椎动脉型颈椎病的效果．中

7. 率谷（GB 8）足少阳经、足太阳经之交会穴

【定位】在头部，当耳尖直上入发际 1.5 寸，角孙直上方。

【解剖】皮肤→皮下组织→耳上肌→颞筋膜→颞肌。布有耳神经和枕大神经会合支及颞浅动、静脉顶支。

【主治】

（1）中医病证：①偏正头痛，眩晕，耳鸣，耳聋。②小儿急、慢惊风。

（2）西医疾病：①偏头痛，三叉神经痛，面神经麻痹，眩晕。②胃炎，小儿高热惊厥。

【刺灸法】平刺 0.5～0.8 寸。

【临床应用】

（1）配风池、太阳、中渚、足临泣，治偏头痛。

（2）配足三里、中脘、内关，治呕吐。

（3）配水沟、曲池、太冲，治小儿急惊风。

（4）配足三里、神阙，治小儿慢惊风。

【现代研究】丝竹空透率谷治疗偏头痛：医用 28 号 4 寸毫针，穴位及手指常规消毒后，由丝竹空向率谷穴透刺 3 寸，行泻法使针感扩散到整个颞部，留针 30 分钟，间歇行针 2 次，每日 1 次，10 次为 1 个疗程。可酌情选配患侧外关、风池穴。外关穴要求经气感传至头部风池穴要求经气感传至后枕部和颞部。若两侧交替头痛，则双侧穴位交替进行针刺。治疗 1 个疗程，停止治疗 1 个月后观察疗效。有效率 90%。

——周玉松，吕有魁，何宗宝.丝竹空透率谷治疗偏头痛疗效观察.中医药临床杂志，2006，18（6）：536～537.

8. 曲鬓（GB 7）足少阳经、足太阳经之交会穴

【定位】在头部，当耳前鬓角发际后缘的垂线与耳尖水平线交点处。

【解剖】皮肤→皮下组织→耳上肌→颞筋膜→颞肌。浅层布有耳颞神经，颞浅动、静脉顶支。深层有颞深前、后神经的分支。

【主治】

（1）中医病证：①偏头痛，颔颊肿。②目赤肿痛，暴喑，牙关紧闭。

（2）西医疾病：①三叉神经痛，偏头痛，面神经麻痹，眩晕。②颞肌痉挛，牙痛，视网膜出血及其他眼病。

【刺灸法】平刺 0.5 ～ 0.8 寸。

【临床应用】

（1）配太阳、头维、风池，治偏头痛。

（2）配翳风、听会，治疗耳鸣、耳聋。

（3）配冲阳、颊车、下关，治齿痛。

（4）配廉泉、扶突、合谷，治暴喑。

【现代研究】对脑出血大鼠脑组织形态学影响：对脑出血模型大鼠行百会透曲鬓针法，每次留针 30 分钟，期间捻转 3 次，每次 5 分钟，每天针刺 1 次，分别观察连续针刺 2 天、3 天、7 天结果，光镜下观察脑组织细胞形态。结果表明，针刺百会透曲鬓能减轻脑组织水肿和炎症反应，保护神经元，促进脑组织功能修复。

——邹伟，张国威，刘芳，等．针刺百会透曲鬓穴对脑出血大鼠脑组织形态学影响的实验研究．针灸临床杂志，2007，23（11）：41 ～ 44.

9. 浮白（GB 10）足少阳经、足太阳经之交会穴

【定位】在头部，当耳后乳突的后上方，天冲与完骨的弧形连线的中 1/3 与上 1/3 交点处。

【解剖】皮肤→皮下组织→帽状腱膜。布有枕小神经和枕大神经的吻合支以及耳后动、静脉。

【主治】

（1）中医病证：①头痛，耳鸣，耳聋，目痛。②瘿气。

（2）西医疾病：①头痛，牙痛，耳鸣，耳聋，甲状腺肿大。②支气管炎，扁桃体炎。③脑血管病后遗症。

【刺灸法】平刺 0.5 ～ 0.8 寸。

【临床应用】

（1）配风池、太阳、百会、外关，治偏正头痛。

（2）配颊车、下关、合谷、地仓、完骨，治齿痛。

（3）配天容、天突、天牖、天冲、丰隆，治瘰疬。

【现代研究】针刺浮白穴合星状神经节阻滞治疗甲亢：患者正坐位，浮白穴位皮肤常规消毒后，取 0.35mm×40mm 毫针，往天冲穴方向平刺 12～25mm，行泻法。得气后，留针 30 分钟，每隔 5 分钟行针 1 次。每日 1 次，10 次为 1 个疗程，配合星状神经节阻滞疗法（阻滞剂为 1% 利多卡因 10m 加地塞米松注射液 2.5mg），隔日 1 次，每次阻滞一侧星状神经节，左右交替，5 次为 1 个疗程。3 个疗程后，总有效率 93.9%。

——方针. 针刺浮白穴合星状神经节阻滞治疗甲亢症 33 例. 上海针灸杂志，2006，25（7）：34.

10. 头窍阴（GB 11）足少阳、足太阳经之交会穴

【定位】在头部，当耳后乳突的后上方，天冲与完骨的中 1/3 与下 1/3 交点处。

【解剖】皮肤→皮下组织→帽状腱膜。布有枕小神经和耳后动、静脉的分支。

【主治】

（1）中医病证：①耳鸣，耳聋。②头痛，眩晕，颈项强痛。

（2）西医疾病：①头痛，三叉神经痛，四肢痉挛抽搐。②喉炎，神经性耳聋，耳鸣，甲状腺肿大。③脑血管病，胸痛，支气管炎。

【刺灸法】平刺 0.5～0.8 寸。

【临床应用】

（1）配听宫、翳风、听会，治耳鸣、耳聋。

（2）配内关、支沟、阳陵泉，治胁肋痛。

（3）配风池、肝俞、太冲、侠溪，治眩晕。

（4）配天突、合谷，治咳逆喉痹。

【现代研究】治疗耳鸣：临床研究用 HNL-1 型氦氖激光治疗仪，波长为 632.8nm，输出功率为 25mW，照射听会、头窍阴穴，每穴各 8 分钟，治疗总有效率 88.8%。

——陈海洋. 低功率 He-Ne 激光穴位照射治疗耳鸣. 南京部队医药，1998，（2）：46～47.

11. 完骨（GB 12）足少阳、足太阳经之交会穴

【定位】在头部，当耳后乳突的后下方凹陷处。

【解剖】皮肤→皮下组织→胸锁乳突肌→头夹肌→头最长肌。浅层布有枕小神经，耳后动、静脉的分支或属支。深层有颈深动、静脉。如果深刺可能刺中椎动脉。

【主治】

（1）中医病证：①头痛，颈项强痛，不寐。②齿痛，口㖞，口噤不开，颊肿。③癫病，疟疾。

（2）西医疾病：①头痛，失眠，癫痫，面神经麻痹，失语。②腮腺炎，牙龈炎，中耳炎，扁桃体炎，口唇肌肉萎缩，牙痛。

【刺灸法】直刺 0.5 ～ 0.8 寸。

【临床应用】

（1）配风池、率谷、太阳，治偏头痛。

（2）配天容、气舍、天突、前谷、天牖，治喉痹。

（3）配风池、内关、大椎、丰隆，治癫疾。

（4）配天柱、后溪、绝骨，治颈项痛、落枕。

（5）配太阳、攒竹、肝俞，治目疾。

【现代研究】

（1）电针完骨、太冲穴治疗抑郁症：常规消毒皮肤，选用 1.5 寸毫针针刺完骨、太冲，提插捻转得气后，连接 G6805 型电针仪，选用高频、疏密波，强度以患者能耐受为度，留针期间多次调高频率，以使患者能够保持电针持续的刺激感，通电 30 分钟后出针。每日治疗 1 次，每周治疗 5 次后休息 2 天。结果：电针治疗与口服舍曲林疗效相当，且起效更快。

——赵志国，王秀芬，郭登州.电针完骨、太冲穴治疗抑郁症 38 例临床观察.江苏中医药，2006，27（9）：62 ～ 63.

（2）完骨穴穴位注射治疗偏头痛：取 VitB$_{12}$0.5mg，VitB$_1$50mg，盐酸利多卡因 2mL 用 5mL 注射器、牙科 5 号针头抽取上述混合液 4mL，患侧完骨穴常规消毒，进针得气后回抽无血，再将药物缓慢注于穴位中。隔日 1 次，3 次为 1 个疗程。3 个疗程后，总有效率 93.3%。

——王红梅，孙萍.完骨穴穴位注射治疗偏头痛.中国针灸，2006，26（6）：430.

12. 天冲（GB 9） 足少阳、足太阳经之交会穴。

【定位】在头部，当耳根后缘直上入发际 2 寸，率谷后 0.5 寸处。

【解剖】皮肤→皮下组织→耳上肌→颞筋膜→颞肌。布有耳神经和枕小神经以及枕大神经的会合支，颞浅动、静脉顶支和耳后动、静脉。

【主治】

（1）中医病证：①头痛，耳鸣，耳聋，牙龈肿痛。②癫病。

（2）西医疾病：①头痛，癫痫。②牙龈炎，耳鸣，耳聋，甲状腺肿大。

【刺灸法】平刺 0.5～0.8 寸。

【临床应用】

（1）配风池、太阳、角孙、头维、百会，治头痛、癫痫。

（2）配天突、水突、天容，治瘿气。

（3）配百会、内关、太冲、神门，治癔病。

（4）配风池、百会、神庭、听宫、合谷，治眩晕。

【现代研究】治疗儿童精神发育迟滞：临床研究选取颞三针率谷穴、角孙穴、悬厘穴、曲鬓穴、天冲穴为主穴，配合神经心理分析结果及中医辨证分型，以智商及社会适应行为商数，作为疗效评定标准，采用广州黄海电器厂生产的 JS78-3 型电针治疗仪治疗 51 例儿童精神发育迟滞患儿，取得了 88.23% 的有效率。

——洪志文.电针治疗儿童精神发育迟滞的疗效观察与实验研究.广州中医药大学硕士论文，2018.

13. 风池（GB 20） 足少阳经、阳维脉之交会穴

【定位】在项部，当枕骨之下，与风府相平，胸锁乳突肌与斜方肌上端之间的凹陷处。

【解剖】皮肤→皮下组织→斜方肌和胸锁乳突肌之间→头夹肌→头半棘肌→头后大直肌与头上斜肌之间。浅层布有枕小神经和枕动、静脉的分支或属支。深层有枕大神经。

【主治】

（1）中医病证：①头痛，眩晕，不寐，癫病，中风。②目赤肿痛，视物不明，鼻塞，鼻衄，鼻渊，耳聋，耳鸣，咽喉肿痛，落枕。③感

冒，热病，颈项强痛。

（2）西医疾病：①高血压，脑动脉硬化，无脉症。②感冒，电光性眼炎，视网膜出血，视神经萎缩，鼻炎，耳聋，耳鸣，甲状腺肿大，吞咽困难。③癫痫，失眠。④肩周炎，脑血管病后遗症，足跟痛。

【刺灸法】向鼻尖方向斜刺 0.8 ～ 1.2 寸。

【临床应用】

（1）风池穴为足少阳、阳维脉交会穴，是治疗头部疾患的主要穴位，且疗效显著，除可用于高血压外，还可用于治疗各种头痛、眩晕、近视、鼻炎、中耳炎、耳聋以及咽炎等。

（2）另外，风池穴还可用于治疗中风、癫痫、失眠等神志病。

（3）风池穴还可治疗一些感冒、高热、颈椎病等。

【现代研究】风池穴可用于高血压病的辅助治疗：高血压是指体循环动脉血压增高，是一种常见临床综合征，可分为原发性高血压和继发性高血压。其致病原因复杂，多与饮食、情绪、遗传、吸烟等因素有关。1999 年世界卫生组织（WHO）公布：如果成人收缩压 ≥ 140 mmHg 和（或）舒张压 ≥ 90 mmHg 即诊断为高血压。

中医学并无高血压之称，因其病程长、临床表现复杂，多将高血压归于中医的"眩晕""头痛""中风""肝阳""肝风"等进行辨证论治。针灸对于服用各种降压药物未达正常血压范围且血压较稳定者、收缩压在 140 ～ 180 mmHg 舒张压在 90 ～ 110 mmHg 之间者较适用。

高血压分类：

（1）原发性高血压：是以动脉血压升高，尤其是舒张压持续升高为特点的全身性、慢性血管性疾病。头痛、头晕、乏力是较常见的一般症状。晚期患者可出现心、肾、脑等脏器不同程度的器质性损害。一般临床所称高血压病即指原发性高血压。

（2）继发性高血压：是继发于某种疾病而引起的高血压，其血压升高仅是一种症状，所以又称症状性高血压。

取穴：双侧风池穴。

用具：0.30mm×25mm 毫针。

操作：用 75% 酒精棉球常规消毒，采用指切进针法，针尖朝向鼻尖，刺入深度为 16～20 mm，采用捻转法行针，右手持针，拇指、食指向前向后捻转，指力均匀，角度为 180°～360°。得气后，留针 30 分钟，每 10 分钟捻针 1 次，治疗结束时，按压针孔，快速出针。每日 1 次，共治疗 28 日。

结果：电针风池穴对治疗高血压有显著即时降压作用。

作用机制：通过针刺风池穴调节了高血压病患者的交感神经系统，使其由兴奋转为抑制，从而通过神经体液调节，使患者心率减慢，心肌收缩力有所减弱，周围小动脉口径扩张，最终导致患者心输出量有所减少，外周阻力有所下降，血压降低。

——陈爱霞.针刺风池穴的安全性及其治疗高血压病的机制浅谈.2017，44（1）：151～154.

14. 颔厌（GB 4）手、足少阳，足阳明经之交会穴

【定位】在头部鬓发上，当头维与曲鬓弧形连线的上 1/4 与下 3/4 交点处。

【解剖】皮肤→皮下组织→耳上肌→颞筋膜→颞肌。浅层布有耳颞神经，颞浅动、静脉顶支。深层有颞深前、后神经的分支。

【主治】

（1）中医病证：①偏头痛，眩晕，癫病。②齿痛，耳鸣，口㖞。

（2）西医疾病：①偏头痛，三叉神经痛，眩晕，癫痫，面神经麻痹。②耳鸣，结膜炎，牙痛。

【刺灸法】平刺 0.5～0.8 寸。

【临床应用】

（1）配太阳、风池、列缺、外关，治偏头痛。

（2）配腰奇、水沟、百会、大椎、后溪，治顶巅痛。

（3）配丝竹空、光明、支沟、曲池、太冲，治目眩。

【现代研究】透刺治疗无先兆偏头痛：患者取正坐位，常规消毒后，以 30 号 3 寸毫针取病侧丝竹空透率谷、病侧率谷透角孙穴、病侧颔厌透悬颅穴，稍提插，得气后施捻转平补平泻手（约 200 次/分）；以 30 号 3 寸毫针刺病侧风池穴，进针约 1.5 寸，稍捻转得气后将针尖退至皮下再刺向对侧风池穴，施以平补平泻捻转手法，直至颈项部产生酸胀感。每日 1 次，15 次为 1 个疗程。总有效率 92.5%。

——韩林，何天有．透刺治疗无先兆偏头痛 40 例疗效观察．针灸临床杂志，2008，24（4）：38 ～ 39.

15. 悬厘〔GB 6〕 手、足少阳，足阳明经之交会穴。

【定位】在头部鬓发上，当头维与曲鬓弧形连线的上 3/4 与下 1/4 交点处。

【解剖】皮肤→皮下组织→耳上肌→颞筋膜→颞肌。浅层布有耳颞神经，颞浅动、静脉顶支。深层有颞深前、后神经的分支。

【主治】

（1）中医病证：①偏头痛。②目赤肿痛，耳鸣，齿痛，面痛。

（2）西医疾病：①神经衰弱，偏头痛，三叉神经痛。②耳鸣，结膜炎，鼻炎，牙痛。

【刺灸法】平刺 0.5 ～ 0.8 寸。

【临床应用】

（1）配外关、风池、太阳，治偏头痛。

（2）配翳风、听宫、听会，治耳鸣。

（3）配颊车、下关、合谷、水沟、地仓、颧髎，治面瘫、面肿。

（4）配攒竹、四白、合谷，治面目红肿。

【现代研究】指压悬厘穴治疗落枕：取悬厘、风池穴。患者取坐位，全身放松。医者立于患侧后方，同侧手拇指置于风池穴，中指置于悬厘穴，以食指为支撑，另一手托对侧额颞部为依托，两手同时用力，患侧拇指和中指按摩施压于相应的穴位，以患者受压处酸胀痛感可忍受为度。按压过程中，让患者最大限度活动头颈部。每次按压持续 1 ～ 3 分钟，每天 1 ～ 2 次，连续治疗 3 天为 1 个疗程。总有效率为 96.4%。

——向燕成，刘俊平，郭金刚．指压悬厘穴治疗落枕 112 例．人民军医，2003，46（10）：618.

16. 阳白〔GB 14〕 足少阳经、阳维脉之交会穴

【定位】在前额部，当瞳孔直上，眉上 1 寸。

【解剖】皮肤→皮下组织→枕额肌额腹。布有眶上神经外侧支和眶上动、静脉外侧支。

【主治】

（1）中医病证：①头痛，眩晕。②视物模糊，目痛，眼睑下垂，面瘫。

（2）西医疾病：①眼科疾病。②面神经麻痹或面肌痉挛，眶上神经痛等。

【刺灸法】平刺 0.3 ～ 0.5 寸。

【临床应用】

（1）配太阳、风池、外关，治偏头痛。

（2）配颧髎、颊车、合谷、地仓、攒竹、翳风，主治面神经麻痹。

（3）配睛明、太阳、攒竹，治目赤肿痛。

【现代研究】齐刺阳白加刺内地仓为主治疗周围性面瘫：主穴阳白，上、下内地仓（地仓所对口腔黏膜处上下各 0.5 寸处），足三里。配穴：头维、太阳、攒竹、地仓、迎香、翳风、合谷。主穴常规消毒后，选用 0.25mm×25mm 毫针行齐刺手法。此时患者局部有胀、重感为最佳针感，行平补平泻手法。其余穴位常规针刺，行平补平泻手法，足三里穴用徐疾补法，针上加灸。每日治疗 1 次，留针 25 分钟，每周 6 次，1 个月为 1 个疗程。1 个疗程后治愈率达 100%。

——雷红，谢爱群，高锡章 . 齐刺阳白加刺内地仓为主治疗周围性面瘫 40 例 . 中国针灸，2008，28（10）：714.

17. 瞳子髎（GB 1）手太阳，手、足少阳经之交会穴

【定位】在面部，目外眦旁，当眶外侧缘处。见图 2-26。

【解剖】皮肤→皮下组织→眼轮匝肌→颞筋膜→颞肌。浅层布有颧神经的颧面支与颧颞支。深层有颞深前、后神经和颞深前、后动脉的分支。

【主治】

（1）中医病证：①目赤肿痛，目翳，青盲，口喝。②头痛。

（2）西医疾病：①角膜炎，视网膜炎，视网膜出血，睑缘炎，屈光不正，青少年近视眼，白内障，青光眼，夜盲症，视神经萎缩。②头痛，面神经麻痹，三叉神经痛。

【刺灸法】直刺或平刺 0.3 ～ 0.5 寸。

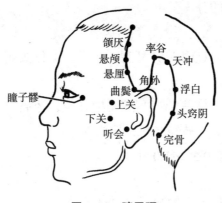

图 2-26　瞳子髎

【临床应用】

（1）配睛明、丝竹空、攒竹、四白、丘墟，治目痛、目赤、目翳。

（2）配风池、攒竹、头维、印堂、太冲、悬颅、中渚，治偏正头痛。

（3）配合谷、太阳、颧髎、四白、太冲，治三叉神经痛。

（4）配头维、翳风、阳白、颧髎、合谷，治口眼㖞斜。

【现代研究】电针治疗外展神经麻痹性复视：主穴取球后、瞳子髎、丝竹空、太阳穴。配穴血海、外关、足三里、太溪、风池穴等。选用 0.30mm×40mm 毫针，G6805-Ⅱ型电针仪。球后穴押手手指固定眼球稍向上方，直刺，将针体朝视神经孔方向缓慢刺入 30～35mm，切勿快速捻转，不提插。得气后留针 30 分钟，其间每隔 5 分钟轻缓捻转 1 分钟。瞳子髎与丝竹空为 1 对穴，太阳穴与任 1 配穴为 1 对，共 2 对穴位，针刺得气后接电针仪低频（60 次分）连续波，电针 30 分钟。每天 1 次，10 次为 1 个疗程，治疗总有效率 94.5%。

——李义.电针治疗外展神经麻痹性复视临床对比研究.中国针灸，2004，24（9）：615～617.

18.上关（GB 3）手、足少阳，足阳明经之交会穴

【定位】在耳前，下关直上，当颧弓的上缘凹陷处。

【解剖】皮肤→皮下组织→颞浅筋膜→颞深筋膜→颞筋膜下疏松结缔组织→颞肌。浅层布有耳颞神经，面神经颞支和颞浅动、静脉。深层

有颞深前、后神经的分支。

【主治】

（1）中医病证：①耳鸣，耳聋，聤耳。②偏头痛，口㖞，口噤，齿痛，面痛，癫狂痫。

（2）西医疾病：①耳鸣，耳聋，中耳炎，牙痛，下颌关节炎，颞下颌关节功能紊乱。②面神经麻痹，偏头痛，眩晕。

【刺灸法】直刺 0.5～1.0 寸。

【临床应用】

（1）配听宫、听会、翳风，治耳鸣。

（2）配下关、颊车、合谷，治牙痛。

（3）配风池、太阳、合谷、外关、丝竹空，治偏头痛。

（4）配下关、巨髎、承浆、大迎、禾髎，治疗口眼㖞斜。

【现代研究】针药结合治疗原发性面肌痉挛；取瞳子髎、上关、丝竹空、颧髎、百会、风池、肝俞、肾俞、阳陵泉、三阴交、太溪、太冲、合谷。每次选 8～10 个穴位，面部穴位毫针浅刺 2～3 分，平补平泻，肾俞、肝俞等穴行补法，百会、风池等穴行泻法。留针 30 分钟，每日 1 次，10 次为 1 个疗程，同时加服中药。治疗 16 例，总有效率 93.75%。

——陈红路.针药结合治疗原发性面肌痉挛 16 例临床观察.中国针灸，1998，18（7）：436.

19. 肩井（GB 21）手、足少阳，足阳明经与阳维脉之交会穴

【定位】在肩上，前直乳中，当大椎与肩峰端连线的中点上。

【解剖】皮肤→皮下组织→斜方肌→肩胛提肌。浅层布有锁骨上神经及颈浅动、静脉的分支或属支。深层有颈横动、静脉的分支或属支和肩胛背神经的分支。

【主治】

（1）中医病证：①落枕，头痛，眩晕，颈项强痛，肩背疼痛，上肢不遂，瘰疬。②乳痈，乳汁少，难产，胞衣不下。

（2）西医疾病：①高血压。②神经衰弱，副神经麻痹。③乳腺炎，功能性子宫出血。④颈项肌痉挛，脑血管病后遗症，小儿麻痹后遗症。

【刺灸法】直刺 0.3 ～ 0.5 寸，切忌深刺、捣刺。孕妇禁用。

【临床应用】

（1）配天宗、肩髃，治肩背痹痛。

（2）配曲池、大迎，治瘰疬。

（3）配乳根、少泽、足三里，治乳汁不下、乳痈。

（4）配风池、中渚，治颈项强痛。

【现代研究】

（1）肩井穴皮肤针拔罐治疗冈上肌肌腱炎：患者取坐位，患侧肩井穴常规消毒，用皮肤针中度叩刺 10 ～ 20 下，以微出血为度，辅以火罐拔吸 5 分钟，出血量 5 ～ 10mL。隔日治疗 1 次，5 次为 1 个疗程。2 个疗程后总有效率为 97.2%。

——金东席，李红.肩井穴皮肤针拔罐治疗冈上肌肌腱炎 37 例.中国针灸，2003，23（11）：670.

（2）点按肩井配合刺血治疗急性乳腺炎：取穴患侧肩井、天宗，患者取坐位，上肢下垂，颈胸微向前，全身放松，均匀呼吸。医者立于其背后，用拇指尖或肘部点按揉患侧肩井穴，5 分钟后用拇指按天宗穴 0.5 分钟。每日 1 次。有效率为 50%。

——邓曙光.急性乳腺炎 135 例治疗经验.中国针灸，2005，25（4）：296.

20. 维道（GB 28）足少阳经、带脉之交会穴。

【定位】在侧腹部，当髂前上棘的前下方，五枢前下 0.5 寸。

【解剖】皮肤→皮下组织→腹外斜肌→腹内斜肌→腹横肌→髂腰肌。浅层分布有旋髂浅动、静脉，第 11、12 胸神经前支和第 1 腰神经前支的外侧皮支及伴行的动、静脉。深层有旋髂深动、静脉，股外侧皮神经，第 11、12 胸神经前支和第 1 腰神经前支的肌支及相应的动、静脉。

【主治】

（1）中医病证：①少腹痛，便秘，肠痈。②阴挺，带下，疝气，月经不调。

（2）西医疾病：①妇科系统疾病，如子宫内膜炎、附件炎、盆腔炎、子宫脱垂。②肠炎，阑尾炎，习惯性便秘。③肾炎，髋关节疼痛。

【刺灸法】直刺 1.0～1.5 寸。

【临床应用】

（1）配脾俞、阴陵泉、关元、肾俞，治月经不调、带下。

（2）配归来、三阴交、百会、子宫，治子宫脱垂。

（3）配大敦、三阴交，治疝气。

【现代研究】维道穴结合温针治疗排尿异常：针刺维道（双）、气海、关元、中极、足三里、三阴交时，维道以 28 号 2.5 寸或 3 寸毫针，沿皮呈 10～20°角向曲骨穴方向平刺 2～2.5 寸深，行捻转手法，使针感向会阴部或大腿内侧放射；两穴针刺后，将 G6805 电针仪输出导线连接于双侧针柄上，选择低频连续波通电 30 分钟，强度以腹部肌肉出现规律收缩抽动、患者能耐受为宜。同时在关元、中极、足三里、三阴交等穴上针刺，并于针柄上装上 2cm 艾条，灸 3 壮，使小腹有温暖感为佳。治疗 10 次后痊愈。

——张金学，李建国. 电针维道穴结合温针治疗排尿异常 2 例. 浙江中医杂志，2005（5）：212.

21. 居髎（GB 29）足少阳经、阳跷脉之交会穴

【定位】在髋部，当髂前上棘与股骨大转子最凸点连线的中点处。

【解剖】皮肤→皮下组织→阔筋膜→臀中肌→臀小肌。浅层分布有臀上皮神经和髂腹下神经外侧皮支。深层有臀上动、静脉的分支或属支和臀上神经。

【主治】

（1）中医病证：①腰痛，下肢痿痹。②月经不调，疝气。

（2）西医疾病：①阑尾炎，胃痛，下腹痛。②睾丸炎，肾炎，膀胱炎。③子宫内膜炎，白带多。④腰痛，腿痛，髋关节及周围软组织诸疾患等。

【刺灸法】直刺 1.0～1.5 寸。可灸。

【临床应用】

（1）配环跳、委中、肾俞、风市、关元俞、阳陵泉，治腰胯痛、腰腿痹痛、下肢瘫痪。

（2）配大敦、中极、五枢，治疝气。

【现代研究】推拿结合穴位注射治疗第3腰椎横突综合征：手法用推按法（沿脊柱两侧，自上而下按揉5分钟后，沿腰部夹脊穴、足太阳膀胱经推揉3遍，重点推揉三焦俞、肾俞、气海、秩边、居髎、环跳，必要时肘部点压）、弹拨法（用拇指点按腰3横突痛点处1～2分钟：拇指抵紧骶棘肌外缘向中线拨数遍，以患者耐受为度；横突处有条索状物做与其相垂直方向的反复弹拨）、侧扳法、放松法（用擦法沿患侧夹脊穴、膀胱1及2线滚动2～3遍，轻快叩击腰臀部，点按委中穴）。取穴：阿是穴（腰2～3椎旁0.5～1.5寸处压痛点）、夹脊穴（或膀胱经选2～3穴）。用当归寄生注射液4mL，维生素B_{12}2mL，穴位注射，每穴1～2mL，总有效率100%。

——于春军.推拿结合穴位注射治疗第三横突综合征53例.中华实用中西医杂志，2002，2（4）：475.

22. 日月（GB 24）

详见"下篇　特定穴临床应用　六、募穴"。

（八）任脉交会穴

1. 承浆（CV 24）足阳明经、手阳明经、督脉、任脉之交会穴

【定位】在面部，当颏唇沟的正中凹陷处。

【解剖】皮肤→皮下组织→口轮匝肌→降下唇肌→颏肌。布有下牙槽神经的终支颏神经和颏动、静脉。

【主治】

（1）中医病证：①口喎，唇紧，齿龈肿痛，流涎，暴喑，口舌生疮，面痛。②消渴，癫病。

（2）西医疾病：①面神经麻痹，失语，脑血管病后遗症，癫痫。②牙龈炎，口腔溃疡，糖尿病，小儿遗尿。

【刺灸法】斜刺0.3～0.5寸，可灸。

【临床应用】

（1）配劳宫，治口舌生疮、口臭、口干。

（2）配风府，治感冒、头项强痛、牙痛。

（3）配委中，治衄血不止、齿龈出血。

【现代研究】针刺承浆穴治疗呃逆：承浆穴斜刺 0.5～1 寸，用提插捻转手法，强刺激，使局部产生酸胀感并向上放射。留针 30～60 分钟，每 10 分钟行针 1 次，总有效率 85%。

——李喆，针刺承浆穴治疗呃逆 20 例小结，甘肃中医，2006，19（12）：25～26.

2. 廉泉（CV 23） 阴维脉、任脉之交会穴。

【定位】在颈部，当前正中线上，结喉上方，舌骨上缘凹陷处。

【解剖】皮肤→皮下组织（含颈阔肌）→左、右二腹肌前腹之间→下颌舌骨肌→颏舌骨肌→颏舌肌。浅层布有面神经颈支和颈横神经上支的分支。深层有舌动、静脉的分支或属支，舌下神经的分支和下颌舌骨肌神经等。

【主治】

（1）中医病证：①舌强不语，舌下肿痛，舌缓涎出，舌体挛急，暴喑，吞咽困难。②口舌生疮，咽喉肿痛。

（2）西医疾病：①咽炎，舌炎，喉炎，扁桃体炎。②聋哑，舌肌麻痹，气管炎，支气管哮喘。

【刺灸法】直刺 0.5～0.8 寸，可灸。

【临床应用】

（1）配然谷，治舌下肿难言、舌纵涎出。

（2）配天井、太渊，治感冒、咳嗽、喉痹。

（3）配少商、合谷，治咽喉肿痛。

【现代研究】

（1）治疗小儿脑瘫流涎症：在采用焦氏头针方法的基础上，廉泉穴采用快速进针向舌根斜刺 0.5～0.8 寸，强刺激，快速捻转 30～60 秒后拔针，不留针；颊车穴、地穴斜刺进针 0.5～0.8 寸后，留针 30 分钟。每日 1 次，15 次为 1 个疗程，6 个疗程后总有效率 95%。

——姚献花.针刺治疗小儿脑瘫流涎症 65 例.陕西中医，2008，29（3）：340.

（2）深刺廉泉为主治疗中风后吞咽障碍：患者取坐位，选风府、风池（双）、翳风（双）穴，用 30 号 1.5 寸不锈钢针，快速刺入后，行大幅度提插捻转，使局部产生较强的酸胀麻重感，以针感向咽喉部放散为佳，即出针。再针刺廉泉，采用30号2～3寸不锈钢针快速向舌根方向刺入，针尖抵达舌根，行小幅度的提插捻转，得气后（针感多为痛胀感），留针15分钟，每5分钟行针1次。2周为1个疗程，治疗1个疗程后总有效率91.18%。

——秦鸿利. 深刺廉泉为主治疗中风后吞咽障碍临床观察. 中国当代医学，2007，6（6）：99.

3. 天突（CV 22）阴维脉、任脉之交会穴

【定位】在颈部，当前正中线上，胸骨上窝中央。

【解剖】皮肤→皮下组织→左、右胸锁乳突肌腱（两胸骨头）之间→胸骨柄颈静脉切迹上方→左右胸骨甲状肌→气管前间隙。浅层布有锁骨上内侧神经，皮下组织内有颈阔肌和颈静脉弓。深层有头臂干、左颈总动脉、主动脉弓和头臂静脉等重要结构。

【主治】

（1）中医病证：①咳嗽，哮喘，胸痛。②咽喉肿痛，暴喑，瘿气，梅核气。③噎膈。

（2）西医疾病：①咽炎，扁桃体炎，喉炎，支气管炎，支气管哮喘，支气管扩张，肺炎。②食管炎，膈肌痉挛，神经性呕吐，急性胃肠炎。③甲状腺肿大，声带麻痹，失语症，癔症。

【刺灸法】先直刺0.2～0.3寸，然后沿胸骨柄后缘，气管前缘缓慢向下刺入0.5～1寸，注意针刺方向和角度，不要向左、右方向斜刺，以防误伤肺。可灸。

【临床应用】

（1）配膻中，治哮喘、胸痹。

（2）配璇玑、风府、照海，治喉肿咽痛。

（3）配灵道、阴谷、复溜、丰隆、然谷，治咽痛久不愈、喑哑、入睡口干。

【现代研究】

（1）治疗癔病性失音：天突穴快速刺激法不留针，进针深度1.2～2.0寸，至患者有酸、麻、胀、痛感为止。大多一次治愈。

——张玉玲.以针刺"天突"穴治疗78例癔病性失音.中国社区医师，2004，6（2）：3.

（2）治疗慢性咽炎：取天突穴，嘱患者平卧位，常规消毒后，于颈部呈10°角进针，靠胸骨后方刺入1～1.5寸，轻度捻转。配穴：列缺配照海、三阴交配太冲，以上穴位均采用平补平泻法。得气后各穴皆留针半小时，中间行针1次，每日1次，15次为1个疗程。疗效满意。

——温秉强，许继叶.针刺天突穴治疗慢性咽炎41例.实用中内科杂志，2003，17（1）：61.

4.上脘（CV 13）任脉，足阳明、手太阳经交会穴

【定位】在上腹部，前正中线上，当脐中上5寸。

【解剖】皮肤→皮下组织→腹白线→腹横筋腹→腹膜外脂肪→壁腹膜。浅层主要布有第7胸神经前支的前皮支及腹壁浅静脉的属支。深层有第7胸神经前支的分支。

【主治】

（1）中医病证：①胃痛，呕吐，腹胀，吞酸，饮食不化，吐血，黄疸。②癫病。

（2）西医疾病：①急、慢性胃炎，胃痉挛，胃扩张，胃出血，消化不良，膈肌痉挛，慢性肠炎，腹膜炎。②肾炎，心绞痛，癫痫。

【刺灸法】直刺0.5～1寸，可灸。

【临床应用】

（1）配中脘，治胃脘疼痛、饮食不化。

（2）配丰隆，治心痛呕吐、伤寒吐蛔。

（3）配神门，治发狂奔走、失眠烦躁。

【现代研究】穴位埋线治疗胃下垂：主穴取上脘透中脘，天枢透胃上，脾俞透胃俞、足三里。配穴：气滞加肝俞，血瘀加膈俞，便秘加大肠俞。患者取平卧位，医者站于患者侧，所取穴位用拇指指甲按压表皮做进出针点十字标记，用碘伏常规消毒后，在标记点处用2%盐酸利多卡因做皮内麻醉，用大号三角皮针及3号免煮羊肠线从局麻点刺入皮下0.5～1.5cm（可根据不同穴位及患者的胖瘦而定），穿过穴位从对侧局麻点穿出，将线头剪断，使羊肠线完全埋入皮下组织，用苯扎氯铵贴贴敷针眼 5～7 日。一般 2 个月埋置 1 次，重度胃下垂可连埋 3～5 次。

——刘敏.穴位埋线治疗胃下垂疗效观察.山东中医杂志，2009，28（1）：45～46.

5. 中脘（CV 12）

详见"下篇　特定穴临床应用　六、募穴"。

6. 下脘（CV 10）足太阴经、任脉之交会穴

【定位】在上腹部，前正中线上，当脐中上 2 寸。

【解剖】皮肤→皮下组织→腹白线→腹横筋腹→腹壁外脂肪→壁腹膜。浅层主要布有第 9 胸神经前支的前皮支及腹壁浅静脉的属支。深层有第 9 胸神经前支的分支。

【主治】

（1）中医病证：①腹痛，腹胀，食谷不化，呕吐，泄泻。②虚肿，消瘦。

（2）西医疾病：①贲门痉挛，胃炎，胃下垂，消化不良，肠炎。②尿血。

【刺灸法】直刺 0.5～1 寸，可灸。

【临床应用】

（1）配陷谷，治肠鸣，食谷不化。

（2）配中脘，治腹坚硬胀，痞块。

（3）配足三里，治饮食不化，入腹还出。

【现代研究】平行针透穴药线植入法治疗消化性溃疡：先将 2 号医用羊肠线用中药特殊处理，再浸入 40℃ 的生理盐水中 15 分钟，使之变软后穿入缝合用半弯直针的针孔内，让其成为双股线。然后，放入 75% 的酒精中浸泡 45 分钟。再用 0.9% 的生理盐水冲洗后，按照平行针埋线的操作方法植入患者的胃俞透脾俞（双侧），下脘透上脘，太冲（单侧）穴，局部用酒精棉球消毒，创可贴包扎即可。6 个月 1 次，2 次为 1 个疗程，治愈率 98%。

——张文义.平行针透穴药线植入法治疗消化性溃疡 100 例.中华中医药学刊，2007，25（12）：2472.

7. 阴交（CV 7）任脉、冲脉、足少阴经之交会穴

【定位】在下腹部，前正中线上，当脐中下 1 寸。

【解剖】皮肤→皮下组织→腹白线→腹横筋腹→腹膜外脂肪→壁腹膜。浅层主要布有第 11 胸神经前支的前皮支和脐周静脉网。深层有第 11 胸神经前支的分支。

【主治】

（1）中医病证：①腹痛，水肿，泄泻。②月经不调，带下，疝气。

（2）西医疾病：①附件炎，功能性子宫出血，子宫内膜炎。②尿道炎，肾炎，睾丸炎。③外阴湿疹，便秘。

【刺灸法】直刺 0.5～1 寸，可灸，孕妇慎用。

【临床应用】

（1）配石门、委阳，治少腹坚痛。

（2）配涌泉，治小肠气撮痛连脐、小便淋沥不尽。

（3）配气海、大巨，治惊不得卧。

（4）配行间，治痞气、肠鸣腹痛。

【现代研究】针刺阴交透气海治疗小儿泄泻：根据患儿的胖瘦，用 30～32 号、1～1.5 寸不锈钢毫针，选准穴位，常规消毒。左手固定针尖于阴交穴上，右手持针柄以 5～25°之角捻转进针，从阴交穴透刺气海穴，先捻转后提插，5～10 秒即可，不留针，出针后用酒精棉球按压穴孔。每日 1 次，3～5 日为 1 个疗程。治疗 276 例，痊愈 201 例，显效 49 例，好转 17 例，无效 9 例，有效率达 96.7%。

——罗齐民.针刺治疗小儿泄泻 276 例.新疆中医药，1998，（1）：31.

8. 关元（CV 4）

详见"下篇　特定穴临床应用　六、募穴"。

9. 中极（CV 3）

详见"下篇　特定穴临床应用　六、募穴"。

10. 曲骨（CV 2）任脉、足厥阴经之交会穴

【定位】在下腹部，当前正中线上，耻骨联合上缘的中点处（图 2-27）。

【解剖】皮肤→皮下组织→腹白线→腹横筋腹→腹膜外脂肪→壁腹膜。浅层主要布有髂腹下神经前皮支和腹壁浅动、静脉的属支。深层主要有髂腹下神经的分支。

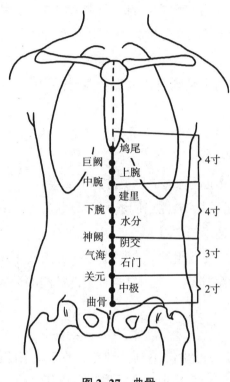

巨阙
中腕
下腕
神阙
气海
关元
曲骨

鸠尾
上腕
建里
水分
阴交
石门
中极

4寸
4寸
3寸
2寸

图2-27 曲骨

【主治】

（1）中医病证：①月经不调，痛经，带下，小便不利，遗尿，遗精，阳痿，阴囊湿疹。

（2）西医疾病：①泌尿系感染，尿潴留，前列腺炎，睾丸炎，遗精，阳痿。②痛经。

【刺灸法】直刺0.5～1寸，内为膀胱，应在排尿后进行针刺；可灸；孕妇禁针。

【临床应用】

（1）配太冲、关元、复溜、三阴交，主治赤白带下。

（2）配关元、漏谷、行间、五里、涌泉、委中、承扶，主治小便黄赤，癃闭。

（3）配急脉、归来，主治因情绪过分紧张而致的阳痿、早泄、遗精。

【现代研究】针刺曲骨治疗术后尿潴留：患者取仰卧位，屈膝，选用 28 号 3 寸毫针，以 35°角向阴部方向针刺 1.5 ～ 2 寸。体虚患者宜用呼吸补法。进针后留针 20 分钟，每 5 分钟刮针 1 ～ 2 分钟，务使针感传至阴部。出针后，再以右食指及中指点按中极、关元、归来（双侧）穴各 1 分钟，点按时由轻到重，以患者能耐受为度。治疗 2 次，有效率 100%。

——周琨，丛秀玲.针刺曲骨穴治疗术后尿潴留 30 例.中原医刊，2003，30（2）；40 ～ 41.

11. 会阴（CV 1）任脉、督脉、冲脉之交会穴

【定位】在会阴部，男性当阴囊根部与肛门连线的中点，女性当大阴唇后联合与肛门连线的中点。

【解剖】皮肤→皮下组织→会阴中心腱。浅层布有股后皮神经会阴支，阴部神经的会阴神经分支。深层有阴部神经的分支和阴部内动、静脉的分支或属支。

【主治】

（1）中医病证：①小便不利，遗尿，遗精，阳痿，月经不调，阴痛，阴痒，痔，脱肛。②溺水，产后昏迷，癫狂。

（2）西医疾病：①昏迷，溺水窒息，呼吸衰竭，癫痫。②遗尿，遗精，尿道炎，前列腺炎，睾丸炎。③子宫脱垂，阴部湿疹，痔，脱肛。

【刺灸法】直刺 0.5 ～ 1 寸，孕妇慎用；可灸。

【临床应用】

（1）配肾俞，治遗精。

（2）配蠡沟，治阴痒。

（3）配水沟、阴陵泉，治溺水窒息。

【现代研究】穴位注射治疗外阴白色病变：患者取截石位，用一次性 5mL 注射器抽出复方丹参注射液 4mL，取会阴穴，用碘酒、酒精常规消毒皮肤，直刺进针，回抽无血后推入药液。注射后患者有便意和酸胀麻感。每日注射 1 次，10 次为 1 个疗程，疗程间休息 2 ～ 3 天，一般

1个疗程好转，2～4个疗程痊愈。

——张艳芹.穴位注射复方丹参注射液治疗外阴白色病变.中原医刊，2003，30（7）：42.

（九）手太阴肺经交会穴

中府（LU 1）

详见"下篇 特定穴临床应用 六、募穴"。

（十）手厥阴心包经交会穴

天池（PC 1）手厥阴经、足少阳经之交会穴

【定位】在胸部，当第4肋间隙，乳头外1寸，前正中线旁开5寸。

【解剖】皮肤→皮下组织→胸大肌→胸小肌。浅层分布着第4肋间神经外侧皮支，胸腹壁静脉的属支（女性除有上述结构外，皮下组织内还有乳腺等组织）。深层有胸内、外侧神经，胸外侧动、静脉的分支或属支。

【主治】

（1）中医病证：①咳嗽，气喘。②乳痈，乳汁少。③胸闷，胁肋胀痛，瘰疬。

（2）西医疾病：①心绞痛，心脏外膜炎。②乳腺炎，乳汁分泌不足。③淋巴结核，腋窝淋巴结炎，肋间神经痛。

【刺灸法】斜刺或平刺0.5～0.8寸。

【临床应用】

（1）配乳根、膻中，治乳痈。

（2）配内关、心俞、厥阴俞，治心烦，心痛，胸痛。

（3）配委阳，治腋肿。

【现代研究】针刺天池对心肌缺血家兔肾上腺皮质和髓质的组化观察：结果表明，针刺天池穴可使髓质（CA）分泌，阻止CA耗竭，并可增加5'-核苷酸酶、琥珀酸脱氢酶和RNA的反应量，有增加皮质细胞功能的作用。

——刘金兰.针刺天池穴对心肌缺血家兔肾上腺皮质和髓质的组化

观察．中国针灸，1996，16（6）：51.

（十一）足太阴脾经交会穴

1. 腹哀（SP 16）足太阴、阴维脉之交会穴

【定位】在上腹部，当脐中上 3 寸，距前正中线 4 寸。

【解剖】皮肤→皮下组织→腹外斜肌→腹内斜肌→腹横肌。浅层布有第 7、8、9 胸神经前支的外侧皮支和胸腹壁静脉的属支。深层有第 7、8、9 胸神经前支的肌支及伴行的动、静脉。

【主治】

（1）中医病证：腹痛，便秘，泄泻。

（2）西医疾病：绕脐痛，消化不良，痢疾，胃溃疡，胃痉挛，胃酸过多或减少，便秘，肠出血。

【刺灸法】直刺 1.0 ～ 1.5 寸。

【临床应用】

（1）配中脘、足三里，治腹痛。

（2）配天枢、隐白，治胃痛吐酸。

【现代研究】针刺腹哀穴治疗精索静脉术后腹膜刺激征：取双侧腹哀、大横、中脘、关元等穴，针刺得气后施平补平泻法，刺激 10 分钟，再留针 10 分钟。治疗 1 例，腹痛等症状即刻缓解，进少许饮食后欣然下床。

——司呈泉．精索静脉术后腹膜刺激征案．中国针灸，1997（12）：743.

2. 大横（SP 15）足太阴经、阴维脉之交会穴

【定位】仰卧，在腹中部，脐中旁开 4 寸。

【解剖】皮肤→皮下组织→腹外斜肌→腹内斜肌→腹横肌。浅层布有第 9、10、11 胸神经前支的外侧皮支和胸腹壁静脉的属支。深层有第 9、10、11 胸神经前支的肌支及伴行的动、静脉。

【主治】

（1）中医病证：泄泻，便秘，腹痛，久痢。

（2）西医疾病：①肠炎，习惯性便秘，肠麻痹，肠寄生虫病。②四肢痉挛，流行性感冒。

【刺灸法】直刺 1.0～1.5 寸。

【临床应用】

（1）配中脘、足三里、三阴交，治腹痛、泻痢。

（2）配脾俞、三焦俞、中脘、天枢，治慢性胃痛。

（3）配四缝，或足三里，治肠道蛔虫症。

（4）配天枢、中脘、关元、足三里、三阴交，治腹痛、洞泄。

【现代研究】推拿大横治疗腹痛：患者取屈膝平卧位，拿捏大横穴，用双手提捏大横处肌肉，20 次 / 分，进行 3～5 分钟，止痛疗效堪比注射 654-2，且多于 5 分钟内显效，明显优于 654-2。

——龚小琦 . 推拿大横穴治疗内科腹痛的临床观察 . 南方护理学报，2003，10（2）：53～54.

3. 府舍（SP 13）足太阴经、足厥阴经、阴维脉之交会穴。

【定位】在下腹部，当脐中下 4.3 寸，距前正中线 4 寸。

【解剖】皮肤→皮下组织→腹外斜肌腱膜→腹内斜肌→腹横肌。浅层布有旋髂浅动、静脉的分支或属支，第 11、12 胸神经前支和第 1 腰神经前支的外侧皮支。深层有第 11、12 胸神经前支和第 1 腰神经前支的肌支及伴行的动、静脉。

【主治】

（1）中医病证：腹痛，积聚，疝气。

（2）西医疾病：①肠炎，阑尾炎，脾大，便秘。②腹股沟淋巴结炎，附件炎，睾丸炎。

【刺灸法】直刺 1.0～1.5 寸。

【临床应用】

（1）配内关、合谷、足三里、三阴交，治腹满、积聚、浮肿。

（2）配关元、阴陵泉，治子宫脱出。

【现代研究】治疗静脉曲张：采用府舍穴麻醉下静脉牵张结扎法，对照组采用传统腰麻下大隐静脉高位结扎剥脱联合激光闭合术，经过治疗，两组治愈率及疼痛评分无显著差异，试验组的手术时间、出血量、部分术后不良反应、部分术后并发症及住院天数明显低于对照组（*P*

＜ 0.01）。表明府舍穴麻醉下静脉牵张结扎治疗下肢静脉曲张临床疗效显著，可明显提高患者舒适度，缩短手术住院时间。

——李文惠.府舍穴麻醉下静脉牵张结扎治疗静脉曲张的疗效观察.中华中医药杂志，2017，32（5）：1994～1996.

4. 冲门（SP 12）足太阴经、足厥阴经之交会穴

【定位】在腹股沟外侧，距耻骨联合上缘中点3.5寸，当髂外动脉搏动处的外侧。

【解剖】皮肤→皮下组织→腹外斜肌腱膜→腹内斜肌→腹横肌→髂腰肌。浅层有旋髂浅动、静脉的分支或属支，第11、12胸神经前支和第1腰神经前支的外侧皮支。深层有股神经，第11、12胸神经前支和第1腰神经前支的肌支，旋髂深动、静脉。

【主治】

（1）中医病证：①腹痛。②子痫，崩漏，带下，疝气，乳少。

（2）西医疾病：①尿潴留，睾丸炎，精索神经痛。②子宫内膜炎，乳腺炎。③胃肠痉挛。

【刺灸法】直刺0.5～1.0寸。

【临床应用】

（1）配关元、中极、肾俞、三阴交，治尿闭。

（2）配大敦、三阴交，治睾丸胀痛。

（3）配气冲，治带下。

【现代研究】独取冲门治疗足内侧痛：取患侧冲门穴。嘱患者仰卧伸足，常规消毒，选用30号3寸毫针，直刺，行提插捻转强刺激手法，要求针感向足内侧部放射，留针30分钟，中间行针1次。总有效率100%。

——于德茹.独取冲门治疗足内侧痛.辽宁中医杂志，1997，24（4）：189.

5. 三阴交（SP 6）足太阴经、足少阴经、足厥阴经之交会穴

【定位】在小腿内侧，当足内踝尖上3寸，胫骨内侧缘后方。

【解剖】皮肤→皮下组织→趾长屈肌→胫骨后肌→长屈肌。浅层布有隐神经的小腿内侧皮支，大隐静脉的属支。深层有胫神经和胫后动、静脉。

【主治】

（1）中医病证：①月经不调，崩漏，带下，阴挺，经闭，难产，产后血晕，恶露不尽，不孕，遗精，阳痿，阴茎痛，疝气，小便不利，遗尿，水肿。②肠鸣腹胀，泄泻，便秘。③不寐，眩晕。④下肢痿痹，脚气。

（2）西医疾病：①急、慢性肠炎，细菌性痢疾，肝脾大，腹水，肝炎，胆囊炎。②肾炎，尿路感染，尿潴留，尿失禁，乳糜尿。③功能性子宫出血，痛经，更年期综合征，阴道炎，盆腔炎，胎位异常，子宫下垂，难产。④癫痫，精神分裂症，神经衰弱。⑤高血压，血栓闭塞性脉管炎。⑥荨麻疹，神经性皮炎，膝、踝关节及其周围软组织病变，糖尿病。

【刺灸法】 直刺 1.0 ～ 1.5 寸。孕妇不宜针。

【临床应用】

（1）三阴交穴为足太阴脾经腧穴，是治疗妇科疾病最常用的穴位之一，常用于治疗月经不调、功能性子宫出血、阴挺、白带异常、不孕、难产、产后恶露不尽等。

（2）三阴交穴为治疗泌尿生殖系统疾病的首选穴，可用于治疗遗精、阳痿、早泄、疝气、小便不利、尿失禁、水肿等。

（3）三阴交穴也可治疗一些与肝、脾、肾三经相关的疾病，如腹胀、腹痛、肠鸣、便秘、泄泻、失眠、神经衰弱、记忆力减退等。

（4）此外，三阴交穴还可用于治疗荨麻疹、湿疹、神经性皮炎、咽喉肿痛、脚气等。

【现代研究】

（1）电针三阴交穴治疗急性尿潴留：急性尿潴留（AUR）是膀胱内充满尿液，不能自行排尿的一种症状，分机械性梗阻和功能性梗阻两大类。

①机械性梗阻：由膀胱颈部及尿道梗阻性病变所致。如前列腺增生及其他膀胱颈梗阻、尿道损伤及尿道狭窄、膀胱结石、尿道结石、异物等，均可引起急性尿潴留。

②功能性梗阻：尿道无器质性病变，系排尿功能障碍所致。如脊髓损伤、脊髓麻醉、肛门或直肠手术后造成的排尿障碍，也可见于高热、昏迷的患者。患者主要表现为有尿意窘迫感，但不能排出尿液，下腹胀痛。

尿潴留属中医"癃闭"范畴。其发病可与膀胱、脾、肾、肝的功能密切相关，无论哪一个脏腑出现问题都会影响尿液的排出。

取穴：双侧三阴交穴。

用具：0.25mm×40mm 毫针，韩氏穴位神经刺激仪（型号 LH202H）。

操作：用 75% 酒精棉球常规消毒，直刺三阴交穴 1～1.2 寸，行捻转提插手法约 1 分钟，得气后接韩氏穴位神经刺激仪，等幅波，15 Hz，留针 20 分钟，观察周期为 4 小时。若针后 4 小时排尿状况无改善甚至加重，则宣布针刺治疗无效，应及时去医院进行导尿法导尿。

结果：对于中、重度急性尿潴留，针刺三阴交穴可以在较短时间内（平均 57.41 s+44.32 s）迅速起效。针刺三阴交穴后可增大平均和最大尿流速率，缩短因排尿障碍而延长的排尿时间，从而改善排尿状况，减少膀胱内残留尿量，缓解患者的小腹胀满症状。

作用机制：膀胱为肌性中空性器官，膀胱的平滑肌（即逼尿肌）具有收缩和舒张的节律性活动。针刺三阴交穴可以使平滑肌的肌细胞发生即时性的膜电位变化，促使平滑肌收缩及内膜黏膜皱襞的形成，从而促进排尿。

——易伟民 . 不同时点电针对急性尿潴留大鼠逼尿肌细胞凋亡的影响，针灸临床杂志，2013，29（5）：60～62

（2）电针三阴交穴治疗围绝经期综合征：围绝经期综合征，是指以女性内分泌改变引起的自主神经系统功能紊乱为主，伴有神经心理症状的症候群。围绝经期综合征的发生，与此年龄阶段的生理、病理基础以及患者体质情况、生活环境、疾病史、家庭、社会等诸因素有关，属中医"绝经前后诸症"的范畴。中医认为，女子进入"七七"之年，肾气渐虚，天癸将竭，冲任虚衰，阴阳失调而致脏腑功能失常，从而出现绝经前后诸症。以肾虚为本，肝、脾、心功能失调为标。部分妇女在围绝经期出现烘热、汗出、烦躁、失眠、易激动等症状，或相继出现心悸、高血压、阴道干涩、性欲低、尿频急、牙松动、腰背疼痛、腓肠肌痉挛、记忆力明显减退、认知障碍等症状。

取穴：双侧三阴交穴。

用具：0.30mm×40mm 毫针，韩氏穴位神经刺激仪（型号 LH202H）。

操作：用 75% 酒精棉球常规消毒，直刺 20～30mm，得气后接韩氏穴位神经刺激仪，频率 20 Hz，强度以针柄轻微颤动为度，每次 30 分钟，隔日 1 次，共治疗 10 次。

结果：电针三阴交穴对围绝经期综合征有明显的治疗作用。对烘热汗出、失眠、急躁易怒、手足心热、忧郁、头晕、头痛、心悸、皮肤瘙痒等一系列症状的有显著改善作用。

作用机制：一般认为该症状的出现与雌激素、雄激素、黄体酮、促性腺激素等的分泌变化有关。针刺三阴交穴有调节雌激素分泌，改善各症状的作用。

——夏晓红.电针三阴交治疗围绝经期综合征多中心随机对照研究，针刺研究，2008，33（4）：262～266

（3）电针三阴交可缓解分娩时的疼痛：影响分娩的因素主要有：产力、产道、胎儿及精神心理因素。若各因素均正常并能相互适应，胎儿顺利经阴道自然娩出，为正常分娩。

取穴：右侧三阴交穴。

用具：0.30mm×40mm 毫针，韩氏穴位神经刺激仪（型号 LH202H）。

操作：用 75% 酒精棉球常规消毒，针尖向上刺入 25～30 mm，接韩氏穴位神经刺激仪，一端接三阴交，一端做无端电极，固定在漏谷和地机连线中点，选择疏密波，频率 AM 2/100 Hz，强度以受术者耐受为度，留针 30 分钟。

结果：电针三阴交穴可以缩短第一产程活跃期，缓解产时的疼痛，减少产时和产后 2 小时出血量，促进乳汁分泌（尤其是产后 24 小时），且对产妇、新生儿无不良影响。

作用机制：其止痛机制可能是通过改变中枢内神经递质的含量来影响痛觉的传导。针刺分娩镇痛，对产妇心血管系统无影响，气道反射完整，对胎儿无影响，并能缩短产程，使产妇在清醒状态下分娩。电针三阴交穴用于产妇分娩虽有提高分娩质量作用，但也存在镇痛不全、针刺通电后影响产妇床上活动，以及有可能干扰胎儿监护等缺点。

——周培娟．电针三阴交缓解分娩疼痛的临床观察．北京中医药大学硕士论文，2007．

（十二）足厥阴肝经交会穴

1. 期门（LR 14）

详见"下篇　特定穴临床应用　六、募穴"。

2. 章门（LR 13）

详见"下篇　特定穴临床应用　六、募穴"。

（十三）足少阴肾经交会穴

1. 幽门（KI 21）冲脉、足少阴经之交会穴

【定位】在上腹部，当脐中上 6 寸，前正中线旁开 0.5 寸。

【解剖】皮肤→皮下组织→腹直肌鞘前壁→腹直肌。浅层布有第 6、7、8 胸神经前支的前皮支及伴行的动、静脉。深层有腹壁上动、静脉的分支或属支，第 6、7、8 胸神经前支的肌支和相应的肋间动、静脉。

【主治】

（1）中医病证：腹痛，腹胀，呕吐，泄泻。

（2）西医疾病：①神经性呕吐，胃痉挛，慢性胃炎，胃扩张，胃溃疡，痢疾，消化不良，肝炎。②乳腺炎，乳汁不通，乳汁缺乏，妊娠呕吐。③肋间神经痛等。

【刺灸法】直刺 0.5 ～ 1.0 寸。

【临床应用】

（1）配内关、梁丘，主治胃痛、呃逆、腹痛。

（2）配支沟、阳陵泉，主治胁痛、肋间神经痛。

（3）配尺泽，治咯血。

【现代研究】治疗胃下垂：针刺幽门穴，针尖沿皮下进针，平刺针尖透达神阙穴左旁 1 寸许，单向捻转，使其滞针，右手持针上提，左手虎口张开，从耻骨联合上缘自下而上推挤胃底（以使胃位置回复为目

的，一般需推挤 3～5 次），同时垫高臀部，并保持此体位 1～2 小时，随后在肚脐下垫一绷带卷并加固定，如此维持 1 周。全部病例均针刺 1 次，当即痛、胀皆减。

——张叔祥.针刺幽门穴治疗胃下垂.新中医，1994（3）：33～35.

2. 腹通谷（KI 20）冲脉、足少阴经之交会穴

【定位】在上腹部，当脐中上 5 寸，前正中线旁开 0.5 寸。

【解剖】皮肤，皮下组织，腹直肌鞘前壁，腹直肌。浅层布有腹壁浅静脉和第 6、7、8 胸神经前支的前皮支及伴行的动、静脉。深层有腹壁上动、静脉的分支或属支，第 6、7、8 胸神经前支的肌支和相应的肋间动、静脉。

【主治】

（1）中医病证：①腹痛，腹胀，呕吐。②心痛，心悸。

（2）西医疾病：①急、慢性胃炎，消化不良，胃扩张，神经性呕吐。②咳嗽，支气管哮喘，肺气肿。③癫痫、面神经麻痹，肋间神经痛。④急性舌骨肌麻痹，暴喑，笑肌萎缩，结膜炎等。

【刺灸法】直刺 0.5～1.0 寸。

【临床应用】

（1）配胃俞、足三里，治腹痛、腹胀。

（2）配内关、中脘、梁丘、足三里，治胃痛、噎膈、呕逆。

（3）配尺泽，治咯血。

3. 阴都（KI 19）冲脉、足少阳经之交会穴

【定位】在上腹部，当脐中上 4 寸，前正中线旁开 0.5 寸。

【解剖】皮肤→皮下组织→腹直肌鞘前壁→腹直肌。浅层布有腹壁浅静脉，第 7、8、9 胸神经前支的前皮支及伴行的动、静脉。深层有腹壁上动、静脉的分支或属支，第 7、8、9 胸神经前支的肌支和相应的肋间动、静脉。

【主治】

（1）中医病证：①腹痛，腹胀，便秘。②不孕。

（2）西医疾病：①支气管炎，支气管哮喘，肺气肿，胸膜炎。②腹膜炎，胃肠炎，便秘，疟疾。③不孕症，结膜炎，角膜白斑等。

【刺灸法】直刺 1.0～1.5 寸。

【临床应用】配建里、足三里，治腹胀、肠鸣、腹痛。

4. 石关（KI 18）冲脉、足少阴经之交会穴

【定位】在上腹部，当脐中上 3 寸，前正中线旁开 0.5 寸。

【解剖】皮肤→皮下组织→腹直肌鞘前壁→腹直肌。浅层布有腹壁浅静脉，第 7、8、9 胸神经前支及伴行的动、静脉。深层有腹壁上动、静脉的分支或属支，第 7、8、9 胸神经前支的肌支和相应的肋间动、静脉。

【主治】

（1）中医病证：①呕吐，腹痛，便秘。②月经不调，痛经，不孕。

（2）西医疾病：①胃痉挛，食管痉挛，膈肌痉挛，肠炎，便秘。②痛经，不孕症，盆腔炎，产后腹痛。③尿路感染，结膜炎等。

【刺灸法】直刺 1.0～1.5 寸。

【临床应用】配内关、足三里，治胃痛，呕吐，膈肌痉挛。

5. 商曲（KI 17）冲脉、足少阴经之交会穴

【定位】在上腹部，当脐中上 2 寸，前正中线旁开 0.5 寸。

【解剖】皮肤→皮下组织→腹直肌鞘前壁→腹直肌。浅层布有腹壁浅静脉，第 8、9、10 胸神经前支的前皮支及伴行的动、静脉。深层有腹壁上动、静脉的分支或属支，第 8、9、10 胸神经前支的肌支和相应的肋间动、静脉。

【主治】

（1）中医病证：腹痛，泄泻，便秘。

（2）西医疾病：胃炎，胃痉挛，胃下垂，肠炎，痢疾，便秘。

【刺灸法】直刺 1.0～1.5 寸。

【临床应用】

（1）配中脘、足三里，治胃痛、腹痛。

（1）配支沟、丰隆，治腹胀、便秘。

【现代研究】治疗肩凝症顽固性疼痛：主穴：中脘至地部，健侧商曲至人部，滑肉门至天部。患者处于仰卧位，双上肢自然置于躯干两侧，全身放松。术者用直径 0.25mm×25mm 毫针，避开血管，准确轻巧迅速刺入。进针后停留 3 ～ 5 分钟候气；然后再轻捻转 3 ～ 5 分钟行气，同时让患者轻轻活动肩部并逐渐加大活动范围；再隔 5 分钟行针 1 次。留针 30 分钟，依进针先后顺序起针。隔天治疗 1 次，治疗 5 次、10 次后分别统计肩关节疼痛特别是夜间疼痛的镇痛效果。治疗 5 次后，总有效率为 87.5%。治疗 10 次后，总有效率为 93.75%。

——陆永辉，王志红.腹针治疗肩凝症顽固性疼痛 32 例疗效观察.新中医，2004，36（12）：38.

6. 肓俞（KI 16）冲脉、足少阴经之交会穴

【定位】在腹中部，当脐中旁开 0.5 寸。

【解剖】皮肤→皮下组织→腹直肌鞘前壁→腹直肌。浅层布有脐周皮下静脉网，第 9、10、11 胸神经前支的前皮支及伴行的动、静脉。深层有腹壁上、下动、静脉吻合形成的动，静脉网，第 9、10、11 胸神经前支的肌支和相应的肋间动、静脉。

【主治】

（1）中医病证：①腹痛，腹胀，呕吐，泄泻，便秘。②月经不调，疝气，腰脊痛。

（2）西医疾病：①胃痉挛，肠炎，痢疾，习惯性便秘，肠麻痹。②膀胱炎，尿道炎。③角膜炎等。

【刺灸法】直刺 1.0 ～ 1.5 寸。

【临床应用】

（1）配大敦、横骨、归来，治疗疝气痛。

（2）配内关、合谷、足三里、天枢，治急慢性腹泻。

【现代研究】针刺肓俞穴治疗腰椎间盘突出症：患者仰卧位，取双侧的肓俞穴。常规消毒后，用 26 ～ 28 号 2 寸不锈钢毫针直刺，进针时押手拇食指尖抵住局部皮肤，刺手用力向下直刺进针，进针深度为 1.5 寸，慢按紧提 6 次，再退出 5 分，紧按慢提 9 次，这样反复行针 1 钟后留针，留针时间为 30 分钟，期间再行针 1 次，每日治疗 1 次，8 日为 1 个疗程共治疗 2 个疗程，疗程间休息 2 日。总有效率为 93.33%。

——许广里，宋柏林，刘春禹.针刺肓俞穴治疗腰椎间盘突出症性疼痛的动态数理量化研究.吉林中医药，2008，28（12）：900 ～ 901.

7. 中注（KI 15）冲脉、足少阴经之交会穴

【定位】在下腹部，当脐中下 1 寸，前正中线旁开 0.5 寸。

【解剖】皮肤→皮下组织→腹直肌鞘前壁→腹直肌。浅层布有脐周皮下静脉网和第 10、11、12 胸神经前支的前皮支及伴行的动、静脉。深层有腹壁下动、静脉的分支或属支，第 10、11、12 胸神经前支的肌支和相应的肋间动、静脉。

【主治】

（1）中医病证：①腹痛，便秘，泄泻。②腰痛，月经不调，痛经。

（2）西医疾病：①卵巢炎，输卵管炎。②痢疾，肠炎，便秘。③睾丸炎，结膜炎，角膜炎等。

【刺灸法】直刺 1.0 ～ 1.5 寸。

【临床应用】

（1）配支沟、足三里，治腹痛，大便秘结。

（2）配次髎、三阴交，治月经不调。

【现代研究】治疗透析中高血压：临床研究治疗组（采用头针配合中注穴治疗透析中高血压）和对照组（采用口服降压药治疗），各 34 例。治疗后，治疗组总有效率为 91.18%，可见头针配合中注穴治疗透析中高血压，为患者治疗透析中高血压提供新的治疗途径。

——邢立军. 头针配合中注穴治疗透析中高血压 68 例临床观察. 大医生，2018，（3）：3 ～ 4.

8. 四满（KI 14）冲脉、足少阴经之交会穴

【定位】在下腹部，当脐中下 2 寸，前正中线旁开 0.5 寸。

【解剖】皮肤→皮下组织→腹直肌鞘前壁→腹直肌。浅层布有腹壁浅动、静脉的分支或属支，第 10、11、12 胸神经前支的前皮支和伴行的动、静脉。深层有腹壁下动、静脉的分支或属支，第 10、11、12 胸神经前支的肌支和相应的肋间动、静脉。

【主治】

（1）中医病证：①月经不调，带下，痛经。②遗尿，遗精，白浊，疝气。③便秘，腹痛，水肿。

（2）西医疾病：①痛经，不孕症，产后恶露不尽，遗尿，遗精。②

肠炎，痢疾，便秘。③角膜白斑，水肿等。

【刺灸法】直刺 1.0～1.5 寸。

【临床应用】

（1）配太冲、中极、膈俞，治崩漏。

（2）配中脘、梁门、膈俞、中都，治腹部积聚肿块。

【现代研究】针灸治疗女性不孕症：取关元、气海、中极、四满、大赫、神阙，肾俞（双）、命门、次髎（双）、太溪。手法均用补法，神阙穴只灸不针，腹部穴位均用温和灸，针关元穴时须使针尖向下进针 2 寸左右，要求针感向会阴扩散。针刺须在患者排空膀胱后进行。腰部 5 穴也用针上加温和灸。针次髎穴使针感传至骶尾部，最好传至会阴。每次留针 1 小时。10～15 天为 1 个疗程，疗程间可休息 3～10 天。治疗于每次月经后 12 天左右进行。治愈率 97%。

——常静玲 . 针灸治疗女性不孕症 32 例 . 上海针灸杂志，1998，17（1）：26.

9. 气穴〔KI 13〕冲脉、足少阴经之交会穴

【定位】在下腹部，当脐中下 3 寸，前正中线旁开 0.5 寸。

【解剖】皮肤→皮下组织→腹直肌鞘前壁→腹直肌。浅层布有腹壁浅动、静脉的分支或属支，第 11、12 脑神经前支和第 1 腰神经前支的前皮支及伴行的动、静脉。深层有腹壁下动、静脉的分支或属支，第 11、12 胸神经前支的肌支和相应的肋间动、静脉。

【主治】

（1）中医病证：①月经不调，带下，经闭，崩漏，遗精，阳痿，小便不通。②泄泻。

（2）西医疾病：①不孕症，腰痛。②尿路感染，肾炎，遗精，阳痿，阴茎痛，膀胱麻痹。③痢疾，急性胃肠炎。④角膜炎等。

【刺灸法】直刺 1.0～1.5 寸。

【临床应用】

（1）配关元、三阴交，治闭经。

（2）配天枢、上巨虚，治泄泻、痢疾。

10. 大赫（KI 12）冲脉、足少阴经之交会穴

【定位】在下腹部，当脐中下 4 寸，前正中线旁开 0.5 寸。

【解剖】皮肤→皮下组织→腹直肌鞘前壁→锥状肌上外侧缘→腹直肌。浅层布有腹壁浅动、静脉的分支或属支，第 11、12 胸神经和第 1 腰神经前支的前皮支及伴行的动、静脉。深层有腹壁下动、静脉的分支或属支，第 11、12 胸神经前支的肌支和相应的肋间动、静脉。

【主治】

（1）中医病证：遗精，阳痿，阴挺，月经不调，痛经，带下。

（2）西医疾病：①痛经，子宫脱垂，盆腔炎，不孕症等。②遗精，阳痿，睾丸炎。③痢疾，急性胃肠炎等。

【刺灸法】直刺 1.0～1.5 寸。

【临床应用】

（1）配关元、三阴交，治月经不调、阴茎疼痛。

（2）配命门、中封，治遗精、滑精、阳痿。

【现代研究】治疗膀胱无力型女性尿道综合征：用 3 寸 30 号不锈钢针垂直刺入大赫、水道穴，要求针感传至尿道口。针刺后连接电针治疗仪，每次通电 20 分钟。隔日 1 次，10 次为 1 个疗程。总有效率为 91.67%。

——申东原．针刺大赫、水道治疗膀胱无力型女性尿道综合征的临床研究．针刺研究，2004，29（2）：153-155.

11. 横骨（KI 11）冲脉、足少阴经之交会穴

【定位】在下腹部，当脐中下 5 寸，前正中线旁开 0.5 寸。

【解剖】皮肤→皮下组织→腹直肌鞘前壁→锥状肌→腹直肌。浅层布有髂腹下神经前皮支，腹壁浅静脉的属支。深层有腹壁下动、静脉的分支或属支和第 11、12 胸神经前支的分支。

【主治】

（1）中医病证：①少腹胀痛，小便不利，遗尿。②遗精，阳痿，疝气，腰痛，阴痛，闭经，月经不调。

（2）西医疾病：①遗尿，尿潴留，尿道炎，睾丸炎，遗精，阳痿。②盆腔炎，附件炎。③角膜炎等。

【刺灸法】直刺 1.0～1.5 寸。

【临床应用】

（1）配阴陵泉、三阴交，治小便不利，尿道炎。

（2）配肾俞、关元，治遗精，阳痿。

【现代研究】治疗老年性夜尿频：取横骨穴，配曲骨、气海穴。嘱患者仰卧位，常规消毒后，取 2 寸毫针直刺横骨穴及曲骨、气海穴位，针刺得气后，右手拇食二指捻针，一前一后捻转，大指向前时用力较大，捻转幅度也大，大指向后用力较小，捻转的幅度也小，捻转次数行九阳数，要求针感向会阴部放射。留针 50 分钟，中间行针 1 次。每日 1 次，15 次为 1 个疗程，共治疗 2 个疗程，每个疗程间休息 2 天。总有效率 93%，明显高于艾灸同组穴位（83%）。

——宋柏林，许广里，张睿洋.针刺横骨穴治疗老年性夜尿频的临床观察吉林中医药.2008，28（12）：905～906。

十一、马丹阳天星十二穴

1. 足三里（ST 36）

详见"下篇　特定穴临床应用　一、五输穴"。

2. 内庭（ST 44）

详见"下篇　特定穴临床应用　一、五输穴"。

3. 曲池（LI 11）

详见"下篇　特定穴临床应用　一、五输穴"。

4. 合谷（LI 4）

详见"下篇　特定穴临床应用　二、原穴"。

5. 委中（BL 40）

详见"下篇　特定穴临床应用　一、五输穴"。

6. 承山（BL 57）

【定位】在小腿后区，腓肠肌两肌腹与肌腱交角处。

【解剖】皮肤→皮下组织→腓肠肌→比目鱼肌。浅层有腓肠内侧皮神经分支及小隐静脉；深层有胫神经，腓肠内侧神经干及胫后动、静脉。

【主治】

（1）中医病证：腹痛，疝气，痔疾，便秘，癫病，腰背痛，腿痛转筋，脱肛等。

（2）西医疾病：①疝气、痔疮、脱肛等。②坐骨神经痛，腰背痛，腓肠肌痉挛及周围软组织疾病。

【刺灸法】直刺 1.0～1.5 寸。

【临床应用】

（1）配金门、仆参、承筋，治霍乱转筋。

（2）配中渚、三间、偏历、厉兑、承筋、京骨、昆仑、飞扬、隐白，治头热、鼽衄。

（3）配条口、足三里、承筋，治足下热、不能久立。

（4）配二白，治痔疮。

（5）配肾俞、委中，治腰脊背痛。

【现代研究】

（1）治疗肾绞痛：取患侧承山穴，用 2 寸毫针垂直刺入，施以提插捻转泻法，每 5～10 分钟运针 1 次，至绞痛消失或明显缓解，患者能安静休息后出针。针刺 25 例，总有效率 92%。

——宁志华. 针刺承山穴治疗肾绞痛疗效观察. 新中医，1996，28（3）：36.

（2）治疗痛经：痛经发作时，毫针直刺双侧承山穴，徐徐捻转进针，以有强烈针感并得气后留针 15 分钟。再捻转针柄 1 次，加强刺激，再留针 15 分钟，时到起针。每日 1 次。疼痛难忍不能坚持留针者，每日针 2 次，不留针。疼痛缓解后，每日 1 次，留针。月经周期针刺 3～5 日为 1 个疗程，针刺 3 个疗程。治疗 120 例，总有效率 97.5%。

——张玉芬，陈银藏. 针刺承山穴治疗痛经 120 例分析. 河北中医，1994，17（1）：41.

7. 太冲（LR 3）

详见"下篇　特定穴临床应用　一、五输穴"。

8. 昆仑（BL 60）

详见"下篇　特定穴临床应用　一、五输穴"。

9. 环跳（GB 30）

【定位】在股外侧部，侧卧屈股，当股骨大转子最凸点与骶管裂孔连线的外 1/3 与中 1/3 交点处（图 2-28）。

【解剖】皮肤→皮下组织→臀大肌→坐骨神经→股方肌。浅层分布有臀上皮神经。深层有坐骨神经，臀下神经，股后皮神经和臀下动、静脉等。

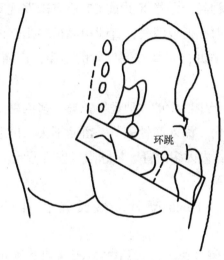

图 2-28　环跳穴

【主治】

（1）中医病证：下肢痿痹，半身不遂，腰腿痛。

（2）西医疾病：①坐骨神经痛，下肢麻痹，脑血管病后遗症，腰痛，腿痛，髋关节及周围软组织疾病。②感冒，神经衰弱，风疹，湿疹。

【刺灸法】直刺 2.0 ～ 3.0 寸。

【临床应用】

（1）治疗下肢痿痹、半身不遂、腰腿痛、坐骨神经痛。

（2）治疗大腿外侧的带状疱疹，以及妇科白带过多等病。

（3）泻环跳治疗癔症性瘫痪。取 0.25mm×75mm 长毫针，行常规消毒，从环跳穴进针刺向外生殖器方向，刺入 60mm 左右，得气后用泻法，使针感向下肢放射，运针 2～3 分钟后起针。

（4）捣刺环跳穴治疗白带异常。取双侧环跳穴，常规消毒后，用 0.30mm×80mm 毫针刺入约 60mm，得气后用强烈捣刺手法，使针感由环跳向下扩散到腘窝或脚跟，且患者感到极度酸麻，留针 15～20 分钟。每日 1 次。

【现代研究】治疗原发性坐骨神经痛：原发性坐骨神经痛是指坐骨神经通路及分布区的疼痛综合征，疼痛位于臀部、大腿后侧、小腿后外侧和足外侧，多发于单侧。发病年龄常在 20～60 岁，其中 40 岁左右最多见。原发性坐骨神经痛是指 X 线或 CT 检查未发现腰椎、骶髂、髋关节病变，而跟腱反射减低或消失，直腿抬高试验阳性，常伴有自臀部沿大腿后侧及小腿外侧并向足背外侧放射的疼痛，疼痛可为刺痛、酸痛、胀痛、隐痛或冷痛。

坐骨神经痛属于中医学的"痹证"范畴。多因感受风寒湿邪，或闪挫撞击，或积累陈伤，深入筋骨关节，留而不去，以致经络受损、气血阻滞、不通则痛；其内因多由肾、督脉阳气虚衰所致。

取穴：患侧环跳穴。

用具：0.30mm×80mm 毫针，韩氏穴位神经刺激仪（型号 LH202H）。

操作：患者取侧卧位，穴位用 75% 酒精棉球常规消毒后，采用右手拇、食、中三指握住针柄，左手拇、食指握住针身，左手无名指固定穴位，进针时两手同时操作，右手稍捻转向下输送，左手拇、食二指迅速将针垂直刺入环跳穴内，进针 60mm，以针感放射至足部为度，然后接韩氏穴位神经刺激仪，选用疏密波，频率为 4～20Hz，脉冲宽度 0.5ms，电压 6V，输出强度以患者能够耐受为度，留针 30 分钟，每日 1 次，共 10 次。

结果：电针环跳穴治疗原发性坐骨神经痛在镇痛方面和改善临床症状方面均有良好的临床疗效。

——尹秋生. 双针环跳穴为主治疗坐骨神经痛 40 例. 中国针灸，

2002 增刊：90～91.

10. 阳陵泉（GB 34）

详见"下篇　特定穴临床应用　一、五输穴"。

11. 通里（HT 5）

详见"下篇　特定穴临床应用　三、络穴"。

12. 列缺（LU 7）

详见"下篇　特定穴临床应用　三、络穴"。

十二、孙真人十三鬼穴

1. 人中（水沟）（GV 26）

详见"下篇　特定穴临床应用　十、交会穴"。

2. 少商（LU 11）

详见"下篇　特定穴临床应用　一、五输穴"。

3. 隐白（SP 1）

详见"下篇　特定穴临床应用　一、五输穴"。

4. 大陵（PC 7）

详见"下篇　特定穴临床应用　一、五输穴"。

5. 申脉（BL 62）

详见"下篇　特定穴临床应用　八、八脉交会穴"。

6. 风府（GV 16）

详见"下篇　特定穴临床应用　十、交会穴"。

7. 颊车（ST 6）

【定位】在面部，下颌角前上方一横指（中指）（图 2-29）。

【解剖】皮肤→皮下组织→笑肌→咬肌。浅层分布有耳大神经分支，耳颞神经（下颌神经分支）；深层分布有面神经下颌支，下颌神经咬肌支，面动脉。

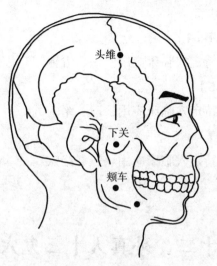

图 2-29　颊车穴

【主治】

（1）中医病证：口眼㖞斜，颊肿，齿痛，牙关紧闭，颈项强痛，失音。

（2）西医疾病：三叉神经痛，面神经麻痹，面肌痉挛，腮腺炎。

【刺灸法】直刺 0.3 ～ 0.5 寸，或向地仓斜刺 1 ～ 1.5 寸。

【临床应用】

（1）配合谷、颧髎、巨髎、地仓，治口眼㖞斜。

（2）配合谷、翳风，治痄腮。

（3）配水沟、百会、承浆、合谷，治牙关紧闭。

（4）配合谷、内庭，治胃火牙痛。

（5）配太溪，治肾虚牙痛。

8. 承浆（CV 24）

详见"下篇　特定穴临床应用　十、交会穴"。

9. 劳宫（PC 8）

详见"下篇　特定穴临床应用　一、五输穴"。

10. 上星（GV 23）

【定位】在头部，前发际正中直上 1 寸。

【解剖】皮肤→皮下组织→帽状腱膜→腱膜下疏松组织。布有额神经的分支和额动、静脉的分支或属支。

【主治】

（1）中医病证：头晕，头痛，目赤肿痛，面赤肿，迎风流泪，鼻渊，鼻痛，鼻衄，鼻痔，热病汗不出，疟疾。

（2）西医疾病：额窦炎，鼻息肉，角膜白斑，前额神经痛，神经衰弱。

【刺灸法】平刺 0.3 ～ 0.5 寸。

（1）配合谷、足三里，治鼻渊、眩晕。

（2）配肝俞，治目泪出、多眵。

（3）配百会、囟会、承光，治鼻塞不闻香臭、头痛。

【现代研究】上星透百会治疗多种疾病：取 0.3mm×75mm 毫针，从上星穴沿皮透刺至百会穴，施以小幅度高频率捻转补法 1 分钟，酌情留针，随症配穴，可治疗顽固性失眠、偏头痛、老年腰椎退行性变、颈性眩晕等，疗效可靠。

——刘宝芳 . 上星透百会临床应用举隅 . 针灸临床杂志，2007，23（5）：38 ～ 39.

11. 会阴（CV 1）

详见"下篇　特定穴临床应用　十、交会穴"。

12. 玉门头

【定位】女性外阴部，当阴蒂头处。

【解剖】皮肤→皮下组织→阴蒂头处。

【主治】

（1）中医病证：阴疮，癫狂。

（2）西医疾病：①抑郁症，昏迷，癫痫。②阴部湿疹。

【刺灸法】点刺 0.1 ～ 0.3 寸。

13. 曲池

详见"下篇　特定穴临床应用　一、五输穴"。

14. 海泉（EX-HN 11）

【定位】在口腔内，舌下系带中点处。

【解剖】黏膜→黏膜下组织→舌肌。布有下颌神经的舌神经，舌下神经和面神经鼓索的神经纤维及舌动脉的分支舌深动脉和舌静脉的属支舌深静脉。

【主治】

（1）中医病证：重舌肿胀，舌缓不收，喉痹，呕吐，呃逆，腹泻，消渴。

（2）西医疾病：抑郁症、高热、单乳蛾、消化系统疾病、糖尿病。

【刺灸法】用圆利针或细三棱针点刺出血。

【临床应用】

（1）配十宣穴、金津穴、玉液穴，治重舌肿胀。

（2）配少商穴、合谷穴，治单乳蛾。

（3）配聚泉穴，治呃逆。

（4）配脾俞穴、金津穴、玉液穴，治消渴。

【现代研究】治疗抑郁症：皮肤常规消毒，先针上星、百会，快速斜刺进针，平补平泻，其次针刺郄门、通里，直刺0.5～1寸，施提插捻转泻法；然后直刺涌泉0.5寸，用泻法；最后点刺舌面后出针，点刺海泉穴出血后留针，留针时间为30分钟。治疗抑郁症效良好。

——李春琴.针灸海泉穴为主治疗抑郁症1则.吉林中医药，2012，32（4）：413～414.

附录　特定穴歌诀

（一）五输穴歌诀

井荥输经合五穴，系由肢端向肘膝，
按其脉气小到大，第一所出为井穴，
二溜为荥三注输，所行为经入为合。
少商鱼际与太渊，经渠尺泽肺相连；
商阳二三间合谷，阳溪曲池大肠牵；
厉兑内庭陷谷胃，冲阳解溪三里随；
隐白大都足太阴，太白商丘并阴陵；
少冲少府属于心，神门灵道少海寻；
少泽前谷后溪腕，阳谷小海小肠经；
至阴通谷束京骨，昆仑委中膀胱知；
涌泉然谷与太溪，复溜阴谷肾所遗；
中冲劳宫心包络，大陵间使传曲泽；
关冲液门中渚焦，阳池支沟天井找；
窍阴侠溪临泣胆，丘墟阳辅阳陵泉；
大敦行间太冲看，中封曲泉属于肝。

（二）原穴歌诀

阳明大肠合谷强，胃经疼痛取冲阳。
太阳小肠原腕骨，膀胱原穴京骨上。
三焦阳池胆丘墟，肺觅太渊脾太白。

心包疾发大陵治，肝原太冲按摩良。
少阳心经神门在，肾寻太溪是良方。
督脉无原求百会，任脉膻中乳中央。

（三）络穴歌诀

列缺偏历肺大肠，通里支正心小乡，
心包内关三焦外，公孙丰隆脾胃详，
胆络光明肝蠡沟，大钟肾络膀飞扬，
脾有大络名大包，任络尾翳督长强。

（四）郄穴歌诀

郄是孔隙义，气血深藏聚，
病证反应点，临床能救急。
阳维郄阳交，阴维筑宾居。
阳跷走跗阳，阴跷交信毕。
肺郄孔最大温溜，脾郄地机胃梁丘。
心郄阴郄小养老，肝郄中都胆外丘。
心包郄门焦会宗，胱金门肾水泉求。

（五）背俞穴歌诀

大杼为一风门二，
肺三包四心俞五，
督六膈七八下无，
九肝十胆脾胃俞，
十三三焦十四肾，
十五椎下膀胱居，
大肠关元十六七，
骶后孔中小肠一，
膀胱中膂白环俞。

（六）募穴歌诀

大肠天枢肺中府，小肠关元心巨阙，
膀胱中极肾京门，肝募期门胆日月，
胃募中脘脾章门，三焦募在石门穴，
膻中穴是包络募，从阴引阳是妙诀。

（七）八会穴歌诀

脏会章门腑中脘，髓筋绝骨阳陵泉。
骨会大杼脉太渊，血会膈俞气膻中。

（八）八脉交会穴歌诀

公孙冲脉胃心胸，内关阴维下总同，
临泣胆经连带脉，阳维目锐外关逢。
后溪督脉内眦颈，申脉阳跷络亦通，
列缺任脉行肺系，阴跷照海膈喉咙。

（九）下合穴歌诀

胃经下合三里乡，上下巨虚大小肠，
膀胱当合委中穴，三焦下合属委阳，
胆经之合阳陵泉，腑病用之效必彰。

（十）马丹阳天星十二穴歌诀

三里内庭穴，曲池合谷接；委中承山配，太冲昆仑穴；
环跳与阳陵，通里并列缺；合担用法担，合截用法截；
三百六十穴，不出十二诀；治病如神灵，浑如汤泼雪；
北斗降真机，金锁教开彻，至人可传授，匪人莫浪说，
三里膝眼下，三寸两筋间，能通心腹胀，善治胃中寒，
肠鸣并泄泻，腿肿膝胻酸，伤寒羸瘦损，气蛊及诸般，
年过三旬后，针灸眼便宽，取穴当审的，八分三壮安。
内庭次指外，本属足阳明，能治四肢厥，喜静恶闻声，

瘾疹咽喉痛，数欠及牙疼，疟疾不能食，针着便惺惺。
曲池拱手取，屈肘骨边求，善治肘中痛，偏风手不收，
挽弓开不得，筋缓莫梳头，喉闭促欲死，发热更无休，
遍身风癣癞，针着即时瘳。合谷在虎口，两指歧骨间，
头疼并面肿，疟病热还寒，齿龋鼻衄血，口噤不开言，
针入五分深，令人即便安。委中曲䐐里，横纹脉中央，
腰痛不能举，沉沉引脊梁，酸痛筋莫展，风痹复无常，
膝头难伸屈，针入即安康。承山名鱼腹，腨肠分肉间，
善治腰疼痛，痔疾大便难，脚气并膝肿，辗转战疼酸，
霍乱及转筋，穴中刺便安。太冲是大趾，节后二寸中，
动脉知生死，能医惊痫风，咽喉并心胀，两足不能行，
七疝偏坠肿，眼目似云朦，亦能疗腰痛，针下有神功。
昆仑足外踝，跟骨上边寻，转筋腰尻痛，暴喘满冲心，
举步行不得，一动即呻吟，若欲求安乐，须于此穴针。
环跳在髀枢，侧卧屈足取，折腰莫能顾，冷风并湿痹，
腿胯连膝痛，转侧重欷歔，若人针灸后，顷刻病消除。
阴陵居膝下，外廉一寸中，膝肿并麻木，冷痹及偏风，
举足不能起，坐卧似衰翁，针入六分止，神功妙不同。
通里腕侧后，去腕一寸中，欲言声不出，懊恼及怔忡，
实则四肢重，头腮面颊红，虚则不能食，暴暗面无容，
毫针微微刺，方信有神功。列缺腕侧上，次指手交叉，
善疗偏头患，遍身风痹麻，痰涎频上壅，口噤不开牙，
若能明补泻，应手即如拿。

（十一）十三鬼穴歌诀

百邪癫狂所为病，针有十三穴须认，
凡针之体先鬼宫，次针鬼信无不应，
一一从头逐一求，男从左起女从右。
一针水沟鬼宫停，左边下针右出针；
第二手大指甲下，名鬼信刺三分深；

三针足大趾甲下，名曰鬼垒入二分；

四针掌上大陵穴，入寸五分为鬼心；

五针申脉为鬼路，火针三分七锃锃；

第六却寻大杼（大椎）上，入发一寸名鬼枕；

七刺耳垂下五分，名曰鬼床针要温；

八针承浆名鬼市，从左出右君须记；

九针劳宫为鬼窟，十针上星名鬼堂；

十一阴下缝三壮，女玉门头为鬼藏；

十二曲池名鬼臣，火针仍要七锃锃；

十三舌头当舌中，此穴须名是鬼封。

手足两边相对刺，若逢孤穴只单通，

此是先师真口诀，狂猖恶鬼走无踪。

主要参考文献

1.黄帝内经·灵枢［M］.北京：中国古籍出版社，2003.

2.黄帝内经·素问［M］.北京：中国古籍出版社，2003.

3.皇甫谧.针灸甲乙经［M］.北京：人民卫生出版社，2006.

4.许慎.说文解字［M］.徐铉校.上海：上海古籍出版社，2007.

5.徐凤.针灸大成［M］.北京：人民卫生出版社，2002.

6.宋兴，刘渊.中医经典导读丛书·难经［M］.成都：四川科学技术出版社，2008.

7.叶霖.难经正义［M］.北京：人民卫生出版社，1990.

8.殷克敬.针灸时间医学［M］.北京：人民卫生出版社，2007.

9.刘聪.皇甫谧针灸甲乙经校注［M］.北京：学苑出版社，2007.

10.赵京生.针灸经典理论阐释［M］.上海：上海中医药大学出版社，2000.

11.王罗珍，李鼎.奇经八脉考校注［M］.上海：上海科学技术出版社，1999.

12.王富春，洪杰.经穴治病明理［M］.北京：科学技术文献出版社，2000.

13.郭长春，张莉.针灸学现代研究与应用［M］.北京：学苑出版社，1998.

14.杨继洲.针灸大成［M］.北京：人民卫生出版社，1973.

15.赵京生.八脉交会穴概念术语考证［M］.北京：人民卫生出版社，2012.

16.郭霭春.黄帝内经灵枢校注语译［M］.天津：天津科学技术出版社，1999.

17.张永臣，贾春生.针灸特定穴理论与实践［M］.北京：中国中医药出版社，2014.

18.殷克敬，王强虎.医灯续传:《内》《难》针灸译注［M］.西安：西安交通大学出版社，2016.

19.孙国杰.针灸学.2版.［M］.北京：人民卫生出版社，2011.

20.郑其伟，程莘农.八会穴穴名考［J］.中国针灸，1982，（4）：37.

21.张春晓，张永臣.浅论针灸甲乙经对腧穴学贡献［J］.江西中医药，2011，

（7）：7.

22. 常小荣，赵钊 . 论针灸甲乙经特定穴的学术价值 [J]. 湖南中医药大学学报，2014，（34）：7.

23. 沈峰 . 浅析特定穴的意义 [J]. 时珍国医国药，2017，（28）：4.

24. 黄建军 . 窦默的穴法理论特色探析 [J]. 中国针灸，1995，（15）：1.

25. 沈雪勇 . 手三阳经合穴缘何少用于腑病治疗 [J]. 中国针灸，1998：8.

26. 赵京生，史欣德 . 下合穴理论研究 [J]. 中国针灸，2011，（31）：7.

27. 殷克敬 . 五输穴浅解 [J]. 中国针灸，1981：10.

28. 殷克敬 . 下合的临床应用 [J]. 中医杂志，1983：12.

29. 殷克敬 . 子午流注针法探源 [J]. 陕西中医学院学报，2003，（26）：1.

30. 殷克敬，王忠华 . 皇甫谧在经穴诊断的发展对后世的影响 [J]. 甘肃医药，1983，增刊 .

31. 殷克敬 . 五输穴应用解疑 [J]. 陕西中医函授，1989，（5）：26.

32. 黄建军，程凯 . 原穴与脏腑相关性探析 [J]. 中国针灸，2001，（21）：6.

33. 赵文麟，谢晓臣 . 内经十二原本义探析 [J]. 北京中医药大学学报，2015，（38）：6.

34. 赖新生 . 原穴探义 [J]. 针灸临床杂志，1994，（10）：4.

35. 李俊，赵吉平 . 背俞穴浅析 [J]. 中医药临床杂志，2005，（17）：3.

36. 刘小艳，孙睿睿 . 募穴临床应用及作用机理研究概况 [J]. 湖南中医杂志，2016，（53）：11.

37. 梁珍惠，范郁山 . 八会穴配伍临床研究概况 [J]. 云南中医药杂志，2015，（36）：5.

38. 郑晓宇 . 马丹阳天星十二穴配伍机理研究 [J]. 辽宁中医药大学硕士论文，2014.

39. 张留超 . 鬼门十三针针灸学术思想探析 [J]. 中国中医基础医学杂志，2012，（18）：9.

40. 焦新民，殷克敬 . 孙真人十三鬼穴的临床应用 [J]. 陕西中医，1988，（77）：5.

41. 郑晓宇 . 马丹阳天星十二穴 [J]. 实用中医内科杂志，2014，（28）：6.

42. 张永臣，张学成 . 马丹阳及天星十二穴 [J]. 山东中医药大学学报，2016，（40）：3.